全国高职高专院校护理类专业核心教材
高等职业教育活页式、工作手册式教材

护理技能综合实训

（供护理、助产专业用）

主　编　彭月娥
副主编　林晓莉　向巧君　唐玫瑰
编　者　（以姓氏笔画为序）
王　敏（长沙卫生职业学院）
向巧君（长沙市第一医院）
阳晓丽（海南医学院）
李华英（湘潭医卫职业技术学院）
肖　艳（娄底职业技术学院）
林晓莉（山东中医药高等专科学校）
唐玫瑰（湖南省人民医院）
席海芳（永州职业技术学院）
徐　颖（中南大学湘雅二医院）
龚卫红（中南大学职工医院）
彭月娥（长沙卫生职业学院）

中国健康传媒集团
中国医药科技出版社

内容提要

本教材是“全国高职高专院校护理类专业核心教材”之一。本教材以生命过程为轴线，将护理技能分为母婴护理、儿童护理、成人护理、老人护理四大模块，全书贯穿“立德树人、以人为本”的编写理念，案例导入介绍护理专业必备的核心技能，内容丰富，与临床护理工作实际保持一致、与护士执业资格考试紧密衔接，融入“护爱生命”等思政元素，适用性强，图文并茂、形式新颖，便学易教。本教材为书网融合教材，纸质教材有机融合电子教材、教学配套资源（PPT、微课、视频、图片）、题库系统、数字化教学服务（在线教学、在线作业、在线考试），使教学资源更加多样化、立体化。

本教材供高职高专院校护理、助产专业使用。

图书在版编目（CIP）数据

护理技能综合实训/彭月娥主编．—北京：中国医药科技出版社，2021.12

全国高职高专院校护理类专业核心教材

ISBN 978－7－5214－2933－6

Ⅰ.①护…　Ⅱ.①彭…　Ⅲ.①护理学－高等职业教育－教材　Ⅳ.①R47

中国版本图书馆 CIP 数据核字（2021）第252386号

美术编辑　陈君杞

版式设计　友全图文

出版　**中国健康传媒集团**｜中国医药科技出版社

地址　北京市海淀区文慧园北路甲22号

邮编　100082

电话　发行：010－62227427　邮购：010－62236938

网址　www. cmstp. com

规格　889mm×1194mm $^{1}/_{16}$

印张　19 $^{1}/_{2}$

字数　581千字

版次　2021年12月第1版

印次　2022年8月第2次印刷

印刷　三河市万龙印装有限公司

经销　全国各地新华书店

书号　ISBN 978－7－5214－2933－6

定价　59.00元

出版说明

为了贯彻党的十九大精神，落实国务院《国家职业教育改革实施方案》文件精神，将“落实立德树人根本任务，发展素质教育”的战略部署要求贯穿教材编写全过程，充分体现教材育人功能，深入推动教学教材改革，中国医药科技出版社在院校调研的基础上，于2020年启动“全国高职高专院校护理类、药学类专业核心教材”的编写工作。在教育部、国家药品监督管理局的领导和指导下，在本套教材建设指导委员会和评审委员会等专家的指导和顶层设计下，根据教育部《职业教育专业目录（2021年）》要求，中国医药科技出版社组织全国高职高专院校及其附属机构历时1年精心编撰，现该套教材即将付梓出版。

本套教材包括护理类专业教材共计32门，主要供全国高职高专院校护理、助产专业教学使用；药学类专业教材33门，主要供药学类、中药学类、药品与医疗器械类专业师生教学使用。其中，为适应教学改革需要，部分教材建设为活页式教材。本套教材定位清晰、特色鲜明，主要体现在以下几个方面。

1. 体现职业核心能力培养，落实立德树人

教材应将价值塑造、知识传授和能力培养三者融为一体，融入思想道德教育、文化知识教育、社会实践教育，落实思想政治工作贯穿教育教学全过程。通过优化模块，精选内容，着力培养学生职业核心能力，同时融入企业忠诚度、责任心、执行力、积极适应、主动学习、创新能力、沟通交流、团队合作能力等方面的理念，培养具有职业核心能力的高素质技能型人才。

2. 体现高职教育核心特点，明确教材定位

坚持“以就业为导向，以全面素质为基础，以能力为本位”的现代职业教育教学改革方向，体现高职教育的核心特点，根据《高等职业学校专业教学标准》要求，培养满足岗位需求、教学需求和社会需求的高素质技术技能型人才，同时做到有序衔接中职、高职、高职本科，对接产业体系，服务产业基础高级化、产业链现代化。

3. 体现核心课程核心内容，突出必须够用

教材编写应能促进职业教育教学的科学化、标准化、规范化，以满足经济社会发展、产业升级对职业人才培养的需求，做到科学规划教材标准体系、准确定位教材核心内容，精炼基础理论知识，内容适度；突出技能应用能力，体现岗位需求；并紧密结合各类职业资格认证要求。

4. 体现数字资源核心价值，丰富教学资源

提倡校企“双元”合作开发教材，积极吸纳企业、行业人员加入编写团队，引入一些岗位微课或者视频，实现岗位情景再现；提升知识性内容数字资源的含金量，激发学生学习兴趣。免费配套的“医药大学堂”数字平台，可展现数字教材、教学课件、视频、动画及习题库等丰富多样化、立体化的教学资源，帮助老师提升教学手段，促进师生互动，满足教学管理需要，为提高教育教学水平和质量提供支撑。

编写出版本套高质量教材，得到了全国知名专家的精心指导和各有关院校领导与编者的大力支持，在此一并表示衷心感谢。出版发行本套教材，希望得到广大师生的欢迎，对促进我国高等职业教育护理类相关专业教学改革和人才培养做出积极贡献。希望广大师生在教学中积极使用本套教材并提出宝贵意见，以便修订完善，共同打造精品教材。

全国高职高专院校护理类专业核心教材

建设指导委员会

全国高职高专院校护理类专业核心教材

评审委员会

数字化教材编委会

主　编　彭月娥　向巧君

副主编　王　敏　阳晓丽　唐玫瑰

编　者　(以姓氏笔画为序)

王　敏（长沙卫生职业学院）

向巧君（长沙市第一医院）

阳晓丽（海南医学院）

李华英（湘潭医卫职业技术学院）

肖　艳（娄底职业技术学院）

吴　彦（湖南省人民医院）

林晓莉（山东中医药高等专科学校）

唐玫瑰（湖南省人民医院）

席海芳（永州职业技术学院）

徐　颖（中南大学湘雅二医院）

龚卫红（中南大学职工医院）

彭月娥（长沙卫生职业学院）

前 言

护理技能在临床护理和护理专业教学中具有极其重要的地位，是护生的必备技能，是护理专业的核心课程。

本教材按照“立德树人”的要求，贯穿“以人为本”的人文护理理念，采用案例导入的方法，引导学生主动思考、正确进行护理问题的判断和完成相应任务，并将思政元素融入到考核标准中。技能实训标准规范，注重培养学生职业意识。每项护理技能的内容贴合临床需求，突出培养护生从事护理工作必备的职业素养和关键能力，以人的生命过程为轴线将护理技能分为母婴护理、儿童护理、成人护理、老人护理四大模块等共计68项护理技能，每项技能包括完成任务、实施条件、考核时量、考核标准，内容有理论问题的分析判断、有每项护理技能的考核标准，适用性强；每项技能与护士执业资格考试紧密结合，融入了护士执业资格考试模拟题。有拓展知识深度和广度的“看一看”、有精选重点知识点的“练一练”、有培养学生应用相关知识解决实际问题提升能力的“想一想”、有珍爱生命共享健康的“护爱生命”、有融入护士执业资格考试模拟题的“目标检测”、有“提纲挈领”总结重点内容的“知识回顾”思维导图等。层次分明，可读性强，图表丰富，便学易教。理论学习与实践操作一体化，本教材较好地体现了“做中教，做中学，做中求进步”的职业教育特色。

为了尽可能保证教材内容与临床护理工作实际保持一致，编写团队由职业院校专业教师和来自三级甲等医院的临床护理专家共同参与。本教材适合护理、助产专业使用。

本教材包含四个模块，母婴护理模块由李华英编写、唐玫瑰主审；儿童护理模块由席海芳编写、王敏主审；成人护理模块由肖艳、彭月娥、王敏、林晓莉编写，由徐颖、龚卫红、彭月娥、阳晓丽主审；老人护理模块由阳晓丽编写、向巧君主审。

本教材编写过程中，得到兄弟院校和单位的大力支持，全体参编教师、临床专家积极努力、通力合作，在此致以衷心的感谢。

限于编者的能力和水平，书中难免存在不足之处，恳请使用本教材的各位师生和护理同仁给予批评指正，以便修订和完善。

编　者

2021年9月

目 录

第一章　母婴护理

第一节　暖箱的使用

PPT

学习目标

素质目标：

（1）具备高度的责任心，敬业精神。

（2）语言柔和恰当，态度和蔼可亲。

知识目标：

（1）掌握早产儿的基础护理问题和主要护理措施。

（2）熟悉早产儿的特点和护理效果评价。

（3）了解早产儿家属的心理护理。

能力目标：

（1）能够迅速、准确对患儿情况进行初步评估。

（2）能按照暖箱的应用要求进行正确操作。

（3）准确评估患儿身体状况，做好复温处理。

导学情景

情景描述：患儿，女性，孕 34 周平产出生，出生体重 1.98kg，Apgar 评分 1 分钟为 6 分，10 分钟为 7 分，吸奶无力，体格检查：体温 35.8℃，心肺无异常，腹平软。

情景分析：结合体格检查、实验室检查，患者诊断为早产儿。早产儿体温调节中枢尚未发育成熟，加之机体抵抗外界环境应激刺激能力薄弱等因素的影响，低体温的发生仍是造成早产儿死亡的重要危险因素。因此，采取有效的干预措施以加强早产儿保暖是改善其预后的关键。

讨论：请问该患儿存在哪些主要的护理问题？应采取哪些有针对性的护理措施？

学前导语：由于早产儿体温中枢发育不完善，体温调节功能差，皮下脂肪薄，体表面积相对较大，散热快；而新陈代谢相对较低，产热不足，使得早产儿很容易出现低体温。因此，早产儿的保暖极为重要，暖箱是早产儿保温治疗的关键器械。护理工作者需要知晓早产儿的主要护理问题、针对性的护理措施、正确的暖箱操作技能。护士应如何正确使用早产儿暖箱？

一、完成任务

（一）任务一

请对患儿进行护理评估，提出主要的护理问题，制定有针对性的护理措施，并评估护理措施的有效性。

（二）任务二

请为患儿正确使用暖箱。

二、实施条件

类型	基本实施条件	备注
场地	①模拟病房；②模拟治疗室；③处置室	—
资源	①病床；②模拟人；③处置室备有生活垃圾桶、医用垃圾桶	—
用物	①免洗手消毒液；②温箱；③蒸馏水；④床单	工作服、帽子、口罩、挂表
带教老师	每 15 名学生配备一名带教老师	—

三、考核时量

20 分钟：其中用物准备 10 分钟，操作 10 分钟。

四、考核标准

（一）任务 1 考核标准

1. 护理评估 检查患者有无气促、发绀？听诊患者肺部有无啰音？体温稍低，脐部有无渗血？双下肢有无硬肿，水肿？

2. 护理问题

（1）有体温过低的危险　与体温调节功能差，皮下脂肪薄有关。

（2）营养失调　低于机体需要量（早产儿喂养困难）。

（3）知识缺乏　家属对早产儿喂养、护理知识缺乏。

（4）有感染的危险　与早产儿机体抵抗力有关。

（5）潜在并发症　呼吸暂停，透明膜病，坏死性小肠炎，颅内出血，皮肤完整性受损。

3. 护理目标

（1）住院期间患儿营养状况正常。

（2）住院期间患儿体温恢复正常。

（3）住院期间患儿未出现感染。

（4）住院期间患儿不发生并发症。

4. 护理措施

（1）病情观察　密切监测呼吸、心率、体温等。准确记录 24 小时出入量，每日晨起空腹测体重一次，并记录，维持有效的呼吸，有缺氧症状者给予氧气吸入。

（2）环境护理　早产儿室内温度应保持在 24～26℃，相对湿度为 55%～65%；根据早产儿体重，成熟度及病情，给予不同的保暖措施。

（3）合理喂养　早产儿最宜母乳喂养，无法母乳喂养的以早产儿配方乳为宜，喂养量根据早产儿耐受力而定。

（4）用药护理　预防出血，肌内注射维生素 K_1，连用 3 天。

（5）生活护理　预防感染，加强口腔、皮肤、脐部及臀部的护理，定期检查尿布，及时清洗更换。

（6）预防感染　早产儿室实行保护性隔离，加强消毒管理，防止交叉感染，严格遵守操作规程。

（7）健康指导　加强对家属宣教，喂养、保暖及早产儿常规护理知识。在全力救治早产儿生命的同时，应该更多地关心家属的心理健康状况，与家属及时有效的沟通可以减轻家属的焦虑与抑郁症状，同时也促进医患关系的和谐发展，并提高了人性化医疗服务质量。

5. 护理效果评价

（1）出院前患儿营养状况正常。

（2）出院前患儿能维持正常体温。

（3）住院期间患儿未出现感染。

（4）住院期间患儿未出现窒息。

（5）住院期间患儿未出现并发症。

（二）任务 2 考核标准（暖箱的使用）

准备时间：10 分钟；完成时间：10 分钟（表 1－1）。

表 1－1　暖箱的使用操作示范

考核内容		技术要求
评估及准备	环境	无阳光直射或风吹，避免靠近火炉或者暖气。室温不宜过低，以免暖箱大量散热
	用物	暖箱、蒸馏水、床单、免洗手消毒液
	患儿	1. 评估患儿胎龄、体重及身体状况
		2. 穿单衣，裹尿布
	操作者	穿戴整齐，修剪指甲，洗手，戴口罩
操作过程	入箱前准备	1. 检查暖箱的性能是否完好，做好消毒工作
		2. 将适量的蒸馏水加入水槽内至水位指示线
		3. 铺好箱内婴儿床的棉垫、床单（出生体重低于 1000g 的早产儿，箱内一切用物均需经过高压消毒）
		4. 根据患儿的胎龄、体重将暖箱调温至所需温度预热入箱前调节好温湿度：湿度保持在 55% ~65% 之间；一般体重在 1501 ~2000g 者，暖箱温度在 30 ~32℃；体重在 1001 ~1500g 者，暖箱温度在 32 ~34℃；体重 < 1000g 者，暖箱温度宜在 34 ~36℃。监测患儿体温，一般在 32 ~36℃之间
		5. 入箱前，核对患儿姓名、床号
	入箱护理	1. 清洁患儿皮肤，穿单衣、裹好尿布放于箱内
		2. 密切观察患儿面色、呼吸、心率、体温变化，记录体温和箱温
		3. 各种操作集中进行尽量少开箱门以免箱内温度波动
		4. 接触患儿前必须洗手，每日清洁暖箱，更换水槽中蒸馏水，每周紫外线照射 30 分钟消毒一次
		5. 注意患儿暖箱使用安全，严格交接班，出现问题及时妥善处理
	出箱后护理	1. 检查患儿全身情况，根据室温给患儿穿上适宜的衣物，注意保暖
		2. 患儿出暖箱后应密切注意体温、体重及吸奶等情况
		3. 暖箱消毒
		4. 洗手记录，整理用物
	出暖箱条件	1. 体重达 2000g 左右或以上，体温正常者
		2. 室温 24 ~26℃时，患儿能保持正常体温
		3. 患儿在暖箱内生活 1 个月以上，体重虽然不到 2000g，但一般情况良好
评价		1. 准备齐全、有序、合理
		2. 患儿安全，无损伤
		3. 操作规范、动作轻巧、准确、安全，能掌握相关理论
		4. 在规定时间内完成

看一看

早产儿视网膜病变（retinopathy of prematurity，ROP）主要是发生在早产儿和低体质量儿的一种未成熟视网膜发生异常新生血管和纤维增生性的视网膜病变，是导致儿童盲和视力损害的主要原因。

流行病学研究显示，我国每年有30万~40万早产儿出现视网膜病变，其中6%~13%伴有致盲风险。早产儿的专业护理及ROP的规范诊疗为降低青少年儿童屈光不正、斜弱视等发病率起着关键作用，所以各科相关医生应该加强重视，从初级预防抓起，专业式护理、规范性诊疗，使ROP得到早发现、早诊断、早干预、早矫治，实现减少“可避免盲和视力损伤”的战略目标。

练一练

早产儿不可长期氧疗的原因是

A. 可出现氧依赖　　B. 影响肺发育

C. 影响呼吸中枢发育　　D. 防止发生视网膜病变

E. 以上均不正确

答案解析

想一想

早产儿放保暖箱中，如何根据患儿体重调节箱温？

答案解析

护爱生命

新生儿硬肿症又名寒冷损伤综合征，主要发生在寒冷季节或重症感染时，多于生后1周内发病，早产儿多见。新生儿硬肿症在发达国家少见，在我国发病率为6.7%，病死率占34%，低体温和皮肤硬肿是本病的主要表现，重症者可因继发肺出血、休克及多脏器功能衰竭而死亡。

由于寒冷损害是新生儿硬肿症的主要原因，正确复温是治疗的重要措施，护理水平及保温条件的改善已经有效地降低了该病的发病率。因此，医护人员在对新生儿进行相关临床护理操作中，应注意保暖措施做到位，早产儿以及低体重儿应置于温箱中，选择适当环境温度正确的复温。

目标检测

重点回顾

1. 新生儿硬肿症主要的致病因素是

A. 肺炎　　B. 腹泻　　C. 黄疸　　D. 贫血　　E. 寒冷

2. 早产儿高浓度持续吸氧的主要危害是引起

A. 脑水肿　　B. 肺水肿　　C. 失明　　D. 高氧血症　　E. 脑坏死

3. 一女婴，胎龄35周，出生体重为2400g，身长46cm，胎毛多，足底纹理少，大阴唇不能覆盖小阴唇，此婴儿为

A. 足月儿　　B. 足月小样儿　　C. 早产儿　　D. 过期产儿　　E. 大于胎龄儿

4. 早产儿特点应除外

A. 体重在2500g以下　　B. 身长不足47cm

C. 乳房有结节　　D. 耳壳软骨发育软

E. 足底纹少

5. 早产儿的呼吸特点是

A. 皮肤发亮，水肿毳毛多
B. 皮肤红润，皮下脂肪丰满，毳毛少
C. 肝葡萄糖醛酸基转移酶活性低
D. 呼吸常不规则，甚至呼吸暂停
E. 男女足月新生儿生后3～5天出现乳腺肿大

第二节　新生儿沐浴

PPT

学习目标

素质目标：

(1) 服装鞋帽整洁、举止端庄。

(2) 态度和蔼，语言亲切，沟通有效。

知识目标：

(1) 掌握新生儿的主要护理问题、主要护理措施以及沐浴的操作方法。

(2) 熟悉新生儿的护理效果评价，以及沐浴及晨间护理内容。

(3) 了解新生儿沐浴的目的。

能力目标：

(1) 能准确评估新生儿全身情况，与新生儿家长进行有效沟通。

(2) 能正确为新生儿沐浴，并根据个体情况做好脐部、皮肤和臀部护理。

导学情景

情景描述：某女，28岁，顺产一男婴。新生儿出生后第二天，生命体征平稳，遵医嘱对新生儿进行沐浴。

情景分析：该新生儿为足月新生儿，已出生一天，现一般情况好，适合进行沐浴。出生后的新生儿往往需要进行沐浴，可以清洁皮肤、促进血液循环、增加身体的舒适度，预防感染，促进新生儿四肢的活动，为新生儿作全身体格评估。沐浴前向产妇以及家属明确表达了沐浴操作护理的目的，取得了家属的积极配合。

讨论：请问给新生儿沐浴的操作方法及注意事项是什么？

学前导语：最佳的沐浴方式能给新生儿带来舒适的体验，获得安全感，产生舒适感并喜爱上沐浴。新生儿沐浴是新生儿护理的一项基础护理操作。因此，护理工作者需要知晓新生儿沐浴过程中的主要护理问题、针对性的护理措施、正确的沐浴技能。护士应如何为新生儿沐浴？

一、完成任务

（一）任务一

请你对新生儿进行护理评估，并提出主要的护理问题。从病情观察、协助治疗、心理护理、人文沟通及教育等方面针对首优护理问题提出有针对性的护理措施，并评估护理措施的有效性。

（二）任务二

请正确完成新生儿沐浴。

二、实施条件

类型	基本实施条件	备注
场地	①模拟新生儿护理室；②处置室	—
资源	新生儿沐浴用物：①沐浴室；②新生儿沐浴模型；③新生儿床单位；④背景音乐；⑤新生儿家长（标准化家长）；⑥医疗垃圾桶、生活垃圾桶；⑦室温计	—
用物	①围裙；②新生儿衣服；③纸尿裤；④包被；⑤浴巾2条；⑥大毛巾1条；⑦小毛巾2条；⑧洗发沐浴液；⑨水温计1个；⑩指甲剪；⑪无菌棉签若干；⑫75%乙醇；⑬免洗手消毒液；⑭病历本；⑮笔；⑯皮肤消毒剂（按需准备）；⑰5%鞣酸软膏（按需准备）	工作服、帽子、口罩、挂表
带教老师	每15名学生配备一名带教老师	—

三、考核时量

30分钟：其中用物准备10分钟，操作20分钟。

四、考核标准

（一）任务1考核标准

1. 护理评估 评估新生儿出生后器官功能是否完善？适应能力如何？保暖如何？有无护理不当和消毒隔离制度不严？

2. 护理问题

（1）有窒息的危险 与呛奶、呕吐有关。

（2）有体温改变的危险 与体温调节中枢发育不完善有关。

（3）有感染的危险 与新生儿免疫功能不足及皮肤黏膜屏障功能有关。

3. 护理目标

（1）住院期间患儿不发生窒息。

（2）住院期间患儿能维持正常体温。

（3）住院期间患儿不发生感染。

4. 护理措施

（1）保持呼吸道通畅 新生儿娩出后，一切操作均应在保暖条件下进行。在新生儿开始呼吸前应迅速清除口、鼻的黏液及羊水，以免引起吸入性肺炎。保持新生儿舒适体位，如仰卧位时避免颈部前屈或过度后仰，俯卧位头侧向一侧。专人看护，经常检查鼻孔是否通畅，清除鼻孔内分泌物，避免物品阻挡新生儿口鼻腔或按压其胸部。

（2）维持体温的稳定

1）保暖：新生儿出生后应立即擦干身体，用温暖的毛巾包裹，以减少辐射、对流及蒸发散热，并应因地制宜采取不同的保暖措施，使新生儿处于“适中温度”。保暖方法有戴帽、母体胸前怀抱、母亲“袋鼠”式怀抱，应用热水袋，婴儿暖箱和远红外辐射床等。此外接触新生儿的手、仪器、物品等均应保持温度。

2）新生儿室条件：新生儿室应安置在阳光充足、空气流通的朝南区域。室内最好备有空调和空气净化设备，保持室温在22～24℃，相对湿度在55%～65%，每张床最好用3平方米的空间，床间距宜注意在1米以上。

（3）预防感染

1）建立消毒隔离制度和完善的清洗设施：要求人人严格遵守，入室更衣换鞋，接触新生儿前后勤洗手，避免交叉感染。每季度对工作人员做1次咽拭子培养，对带菌者及患感染性疾病者应暂时调离新生儿室。病室应该使用湿式法进行日常清洁，每天用紫外线行空气消毒30分钟以上，并要定期进行全面的清洁消毒。

2）脐部的处理：一般在新生儿分娩后立即结扎脐带，遵守无菌操作，消毒处理好脐残端。同时应每天检查脐部，涂以75%乙醇，使其干燥。如有感染可用3%过氧化氢洗净后，再用2%碘酊消毒，或局部使用抗生素。

3）皮肤的护理：新生儿出生后，初步处理皮肤皱褶处的血迹，擦干皮肤后给予包裹。每天沐浴1次，达到清洁皮肤和促进血液循环的目的。同时检查皮肤黏膜完整性及有无肛旁脓肿等情况。

（4）健康指导　新生儿自身各系统的功能发育尚不成熟，适应性差，抗感染的能力也弱，易患各种疾病且病死率高，是生命最脆弱的时期，所以新生儿保健非常重要。家长应注意新生儿的保暖、喂养、护理、预防新生儿感染等。还要注意新生儿的正常生理现象如生理性体重下降、生理性黄疸、马牙等。

5. 护理效果评价

（1）住院期间该新生儿没有发生窒息。

（2）住院期间该新生儿体温维持正常。

（3）住院期间该新生儿没有发生感染。

（二）任务2考核标准［新生儿沐浴（盆浴）操作］

准备时间：10分钟；完成时间：20分钟（表1－2）。

表1－2　新生儿沐浴（盆浴）操作规范

<table>
<tr><th colspan="2">考核内容</th><th>技术要求</th></tr>
<tr><td rowspan="6">评估及准备</td><td rowspan="3">新生儿</td><td>1. 核对新生儿基本信息</td></tr>
<tr><td>2. 评估新生儿皮肤、喂奶时间和睡眠情况等</td></tr>
<tr><td>3. 向家长解释沐浴的目的、时间和注意事项</td></tr>
<tr><td>环境</td><td>明亮、清洁、安静，室温调至26～28℃；操作前半小时湿式清洁治疗车和操作台</td></tr>
<tr><td>操作者</td><td>着装整洁，戴好帽子，取下手上的饰品，修剪指甲，洗手，戴口罩</td></tr>
<tr><td>用物</td><td>用物准备齐全：①围裙；②新生儿衣服；③纸尿裤；④包被；⑤浴巾2条；⑥大毛巾1条；⑦小毛巾2条；⑧洗发沐浴液；⑨水温计1个；⑩指甲剪；⑪无菌棉签若干；⑫75%乙醇；⑬免洗手消毒液；⑭病历本；⑮笔；⑯皮肤消毒剂（按需准备）；⑰5%鞣酸软膏（按需准备）</td></tr>
<tr><td rowspan="3">操作过程</td><td rowspan="3">沐浴前准备</td><td>1. 操作者系好围裙，调试水温至39～41℃，在盆底垫一条大毛巾</td></tr>
<tr><td>2. 将新生儿置于散包台上，解开包被，再次核对新生儿胸牌、手圈（床号、姓名、性别、日龄）</td></tr>
<tr><td>3. 在散包台上脱去新生儿衣服（保留纸尿裤），检查新生儿全身、四肢活动情况及皮肤有无红肿、糜烂、出血点等异常情况，然后用浴巾包裹新生儿全身</td></tr>
</table>

续表

考核内容		技术要求
操作过程	沐浴	1. 抱起新生儿，左手拇指与其余四指分开托住新生儿头枕部，左上臂夹住新生儿下半身，确保新生儿安全后将打湿的小毛巾挤干叠成方块状，用示指挑起小毛巾擦拭左眼（由内眦→外眦），更换小毛巾擦拭部位后，以同法清洗右眼；清水洗净小毛巾挤干后依次按顺序擦拭左侧额头→鼻翼→面部→下颏→外耳，更换小毛巾擦拭部位以同样的方法清洗右侧面部
		2. 左手拇指与中指分别将新生儿双耳廓折向前方，并轻轻按住，堵住外耳道口，将头移近盆边，用湿毛巾擦湿头发，右手取少许洗发液，揉搓头发，然后用清水冲净、擦干
		3. 将新生儿抱回散包台，解开浴巾，取下纸尿裤，操作者左手握住新生儿左肩及腋窝处，使新生儿头颈部枕于操作者前臂，用右手握住新生儿左大腿，将新生儿轻放入水中
		4. 松开右手，用小毛巾淋湿新生儿全身，按照颈下、前胸、腋下、腹、手、腿、脚、会阴的顺序取少许沐浴液擦拭后清水冲净
		5. 换右手握住新生儿左肩及腋窝处，使新生儿头及下颏靠在操作者右前臂上，同样的方法清洗后颈、背部及臀部，洗毕将新生儿抱起放于浴巾中，迅速包裹拭干全身
	沐浴后的处理	1. 观察新生儿脐部情况，如脐带断端是否有出血、渗液等。脐部情况正常时用消毒棉签蘸75%乙醇消毒脐带残端及脐周皮肤两次（如果脐窝和脐根部有粘连时应从脐根部呈螺旋动作擦拭）。如果脐部有渗出物，提起脐轮先用干棉签将脐部断端里面的残留水分擦拭干净，再用75%乙醇消毒两次。如果有感染遵医嘱选择相应的消毒剂处理
		2. 为新生儿兜好纸尿裤，穿好衣服，检查手圈字迹是否清楚，视情况修剪指甲，裹好包被
		3. 脱去围裙，将新生儿抱回母亲处，告知新生儿沐浴过程中的情况，交代新生儿沐浴后注意事项
		4. 整理用物，按要求初步处理用物。消毒双手并记录新生儿沐浴情况
评价		1. 新生儿、环境、自身、用物的评估及准备工作到位
		2. 操作规范，手法正确，动作熟练，操作过程中新生儿安全
		3. 和新生儿及家属沟通有效，取得合作
		4. 态度和蔼，仪表举止大方，关爱新生儿
		5. 在规定时间内完成

看一看

刚生下来的新生儿，皮肤上有一层白色的、油腻的物质称为胎脂。胎脂有保护皮肤、防止细菌感染及保温的作用。皮肤褶皱多的大腿根、腋下及脖子等处胎脂较厚，应略加擦拭，以防胎脂分解成脂肪酸刺激局部皮肤而发生糜烂，其他部位的胎脂不宜擦去。

练一练

新生儿第一次接种乙肝疫苗的时间是

A. 10～12 小时　　B. 12 小时

C. 12～24 小时　　D. 24 小时内

E. 24～48 小时

答案解析

想一想

婴儿沐浴时需要注意哪些情况？

答案解析

护爱生命

新生儿沐浴是产后新生儿护理的一项基础操作，亦是家庭护理中必不可少的常规技能。优质的沐浴能够帮助新生儿清除经产道分娩沾染的分泌物与血迹，保持皮肤清洁，促进其新陈代谢，从而增加抵抗力，沐浴后的抚触更有利于新生儿皮肤感觉神经的发育与完善。然而，新生儿沐浴时外界触摸、肢体位置改变、解除襁褓后的安全缺失、躯体温度变化以及淋浴流动水的喷洒均会刺激其出现不适与疼痛，急性的疼痛与不适甚至可诱发新生儿急性反复脑室出血、代谢性酸中毒和电解质失衡等应激反应，因此护理人员应尽可能为其提供完整的舒适护理，增加新生儿沐浴的安全感及舒适感。

目标检测

重点回顾

1. 患儿，女，日龄4天，足月顺产。现该患儿反应低下，拒乳，哭声低弱，下肢及臀部皮肤暗黄、发硬，压之凹陷，拟诊为寒冷损伤综合征。在进一步收集的评估资料中，对判断病情最有价值的是
   A. 体重　B. 体温　C. 呼吸　D. 脉搏　E. 血压
2. 1～3个月的婴儿洗澡时室温应在
   A. 18℃左右　B. 20℃左右　C. 24～26℃间　D. 28～29℃时为宜　E. 30～32℃为宜
3. 给婴儿洗澡时，顺序正确的选项是
   A. 先放冷水，再放热水，再放婴儿
   B. 先放冷水，再放婴儿，再放热水
   C. 先放婴儿，再放热水，再放冷水
   D. 先放热水，再放婴儿，再放冷水
   E. 先放热水，再放冷水，再放婴儿
4. 婴儿发生腹泻后，如果是母乳喂养，需要
   A. 继续喂下去，母乳可以自然消除腹泻
   B. 减少喂奶次数
   C. 增加水量
   D. 母亲改变饮食结构
   E. 停止
5. 卡介苗初种的时间一般为
   A. 出生时　B. 3个月　C. 4～6个月　D. 8～12个月　E. 2岁

第三节　新生儿抚触

微课

PPT

学习目标

素质目标：

(1) 感情真挚，关心爱护婴儿。

(2) 温柔抚触。

知识目标：

(1) 掌握新生儿抚触的主要护理问题、主要护理措施及抚触的步骤。

(2) 熟悉新生儿抚触的护理效果评价和注意事项。

(3) 了解新生儿抚触的作用。

能力目标：

(1) 能向家长积极宣传新生儿抚触的作用。

(2) 能熟练进行新生儿抚触，与家长进行良好的交流和健康指导。

导学情景

情景描述：某女，产一男婴，足月出生5天，一般情况良好，无异常发现。请按护理程序对新生儿进行抚触护理。

情景分析：该新生儿出生5天，一般情况好，适合进行抚触护理。新生儿抚触是通过对新生儿的皮肤、机体进行触摸，从而对感觉器官的发育产生刺激，使新生儿的生理成长以及神经系统反应得到增长，增加对外部环境的认知。已经向产妇以及家属明确表达了抚触操作护理的目的，取得了家属的积极配合。

讨论：请问新生儿抚触护理的操作及注意事项有哪些？

学前导语：新生儿抚触护理指的是护理人员对新生儿皮肤进行有技巧的抚摸，通过对头部、面部、背部、腹部、胸部等位置的抚触，可更好地促使新生儿消化系统、骨骼发展、肌肉以及神经等方面的发育。因此，护理工作者需要知晓新生儿抚触过程中的主要护理问题、针对性的护理措施、正确的抚触护理技能。护士应如何为新生儿抚触？

一、完成任务

（一）任务一

请你对该新生儿进行护理评估，并提出主要的护理问题，从病情观察、协助治疗、心理护理、人文沟通及教育等方面针对首优护理问题提出有针对性的护理措施，并评估护理措施的有效性。

（二）任务二

请正确完成新生儿抚触。

二、实施条件

类型	基本实施条件	备注
场地	①模拟新生儿护理室；②处置室	—
资源	①抚触台；②新生儿抚触模型；③新生儿床单位；④背景音乐；⑤新生儿家长（标准化家长）；⑥医疗垃圾桶、生活垃圾桶；⑦室温计	—
用物	①尿片；②新生儿衣裤；③浴巾；④婴儿润肤油；⑤免洗手消毒液；⑥病历本；⑦笔	工作服、帽子、口罩、挂表
带教老师	每15名学生配备一名带教老师	—

三、考核时量

30分钟：其中用物准备15分钟，操作15分钟。

四、考核标准

（一）任务1考核标准

1. 护理评估　评估新生儿出生后器官功能是否完善？适应能力如何？保暖如何？有无护理不当和消毒隔离制度不严？皮肤状况是否适合抚触？

2. 护理问题

（1）有窒息的危险　与呛奶、呕吐有关。

（2）有体温改变的危险　与体温调节中枢发育不完善有关。

（3）有感染的危险　与新生儿免疫功能不足及皮肤黏膜屏障功能有关。

3. 护理目标

（1）住院期间该新生儿不发生窒息。

（2）住院期间该新生儿能维持正常体温。

（3）住院期间该新生儿不发生感染。

4. 护理措施

（1）保持呼吸道通畅　新生儿娩出后，一切操作均应在保暖条件下进行。在新生儿开始呼吸前应迅速清除口、鼻的黏液及羊水，以免引起吸入性肺炎。保持新生儿舒适体位，如仰卧位时避免颈部前屈或过度后仰，俯卧位头侧向一侧。专人看护，经常检查鼻孔是否通畅，清除鼻孔内分泌物，避免物品阻挡新生儿口鼻腔或按压其他胸部。

（2）维持体温的稳定

1）保暖：新生儿出生后应立即擦干身体，用温暖的毛巾包裹，以减少辐射、对流及蒸发散热，并应因地制宜采取不同的保暖措施，使新生儿处于“适中温度”。保暖方法有戴帽、母体胸前怀抱、母亲“袋鼠”式怀抱，应用热水袋，婴儿暖箱和远红外辐射床等。此外接触新生儿的手、仪器、物品等均应保持温度。

2）新生儿室条件：新生儿室应安置在阳光充足、空气流通的朝南区域。室内最好备有空调和空气净化设备，保持室温在22～24℃，相对湿度在55%～65%，每张床最好用3平方米的空间，床间距宜注意在1米以上。

（3）预防感染

1）建立消毒隔离制度和完善的清洗设施：要求人人严格遵守，入室更衣换鞋，接触新生儿前后勤洗手，避免交叉感染。每季度对工作人员做1次咽拭子培养，对带菌者及患感染性疾病者应暂时调离新生儿室。病室应该使用湿式法进行日常清洁，每天用紫外线行空气消毒30分钟以上，并要定期进行全面的清洁消毒。

2）脐部的处理：一般在新生儿分娩后立即结扎脐带，遵守无菌操作，消毒处理好脐残端。同时应每天检查脐部，涂以75%乙醇，使其干燥。如有感染可用3%过氧化氢洗净后，再用2%碘伏消毒，或局部使用抗生素。

3）皮肤的护理：新生儿出生后，初步处理皮肤皱褶处的血迹，擦干皮肤后给予包裹。每天沐浴1次，达到清洁皮肤和促进血液循环的目的。同时检查皮肤黏膜完整性及有无肛旁脓肿等情况。

（4）健康指导　新生儿自身各系统的功能发育尚不成熟，适应性差，抗感染的能力也弱，易患各种疾病且病死率高，是生命的最脆弱时期，所以新生儿保健非常重要。家长应注意新生儿的保暖、喂养、护理、预防新生儿感染等。还要注意新生儿的正常生理现象如生理性体重下降、生理性黄疸、马牙等。

5. 护理效果评价

（1）住院期间该新生儿没有发生窒息。

（2）住院期间该新生儿体温维持正常。

（3）住院期间该新生儿没有发生感染。

（二）任务2考核标准（新生儿抚触操作）

准备时间：15分钟；完成时间：15分钟（表1－3）。

表 1-3 新生儿抚触操作规范

考核内容		技术要求
评估及准备	新生儿	1. 核对新生儿基本信息
		2. 抚触时间选择恰当，最好选择新生儿喂奶后 1~2 小时，最好是沐浴后
	环境	3. 保持室温在 26~28℃，相对湿度在 55%~65%
	操作者	1. 着装整洁
		2. 手上无饰品，指甲已修剪，七步洗手法清洁双手
	用物	用物准备齐全：①抚触台；②新生儿抚触模型；③新生儿床单位；④背景音乐；⑤医疗垃圾桶、生活垃圾桶；⑥室温计；⑦尿片；⑧新生儿衣裤；⑨浴巾；⑩婴儿润肤油；⑪免洗手消毒液；⑫病历本；⑬笔
操作过程	抚触前准备	1. 调节室温至 26~28℃
		2. 解开新生儿包被，核对信息后再解开包被
		3. 检查新生儿全身情况
		4. 口述沐浴情况
		5. 将新生儿仰卧位放浴巾上，注意保暖
	头面部抚触	1. 倒适量润肤油于掌心，摩擦均匀，搓暖双手
		2. 头面部按顺序抚触，动作娴熟，避开囟门；表情交流自然
	胸部抚触	双手交叉进行胸部抚触，力度合适，避开乳头；表情交流自然
	腹部抚触	双手依次进行腹部抚触，动作娴熟，表情交流自然、真切
	上肢抚触	手臂、手腕、手指、掌心、手背等不同部位抚触方法正确，表情交流自然
	下肢抚触	大腿、小腿、踝部、足跟、脚趾、脚掌心、足背抚触方法正确，表情交流自然
	背部抚触	1. 调整新生儿体位为俯卧位
		2. 背部和脊柱抚触方法正确，新生儿舒适
	臀部抚触	臀部抚触方法正确
	抚触后处理	1. 检查新生儿皮肤情况（口述：兜好尿布，注意保暖）
		2. 新生儿安置妥当，与家属沟通有效
		3. 医用垃圾初步处理正确
		4. 消毒洗手方法正确，记录及时
评价		1. 与家属沟通有效，取得合作
		2. 态度和蔼，关爱新生儿，操作过程中与新生儿在情感、语言、目光等方面的交流自然
		3. 仪表举止大方得体，关爱新生儿，体现整体护理理念
		4. 操作规范，动作熟练
		5. 在规定时间内完成

看一看

皮肤早接触是指在新生儿出生后，使其裸露地趴在父亲或母亲裸露的胸部接触一段时间。新生儿皮肤早接触可使新生儿感觉神经得到刺激，激活神经中枢功能趋于成熟，减少其害怕程度。研究发现，新生儿在适宜温度、湿度的环境中，直接与父亲袒露的胸腹接触，会给予新生儿温暖、舒适的环境，使新生儿生命体征趋于稳定，减轻应激反应，减少啼哭时间，促进母乳顺利喂养，还有助于父亲融入角色。新生儿脱离母体环境后生理和心理需要护理，新生儿与母亲早接触的重要性已得到广泛认知，但父婴早接触的临床应用还处于萌芽状态。但不可否认，父婴早接触具有实际效果，值得产科和妇幼保健护理领域深入探讨。

练一练

下列不属于新生儿抚触的作用是

A. 促进婴儿的生长发育　　B. 促进婴儿的神经系统发育

C. 增强免疫能力　　D. 新生儿黄疸的增加

E. 提高应激能力

答案解析

想一想

抚触对婴儿的作用主要有哪些?

答案解析

护爱生命

小儿推拿可以改善儿童体质、提高机体免疫力，增强孩子机体的自然抗病能力，预防病毒感染。现阶段伴随我国医疗技术不断发展，小儿推拿理论不断完善，完全符合现代人们健康生活需求，在现代医学中的应用价值也越来越显著。目前，该疗法已成为国际儿童保健、治疗的重要方法之一。

小儿推拿是我国中医学的重要组成部分，是历代医家在诊疗疾病中的宝贵经验与智慧结晶。作为当代医护人员在护理中应该充分运用小儿推拿，守护千万宝宝的健康。继而有望使小儿推拿疗法走向世界医学舞台，为全世界儿童健康做出贡献。

目标检测

重点回顾

1. 新生儿生理性体重下降占总体重的百分比是

A. 2% ~5%　　B. 3% ~9%　　C. 5% ~10%　　D. 2% ~15%　　E. 7% ~20%

2. 新生儿特殊生理状态不包括

A. 生理性体重下降　B. 生理性黄疸　　C. 马牙　　D. 乳腺肿大　　E. 口周青紫

3. 健康足月新生儿生后 2 天，对其脐部的护理，错误的是

A. 勤换尿布　　B. 脐部保持清洁、干燥

C. 接触新生儿前后要洗手　　D. 严格执行无菌操作技术

E. 用 3% 过氧化氢清洗脐部

4. 婴儿最早出现的感觉是

A. 视觉　　B. 听觉　　C. 嗅觉　　D. 皮肤感觉　　E. 温度觉

5. 婴儿头部骨缝的闭合时间是

A. 6 ~8 个月　　B. 4 ~6 个月　　C. 3 ~4 个月　　D. 12 个月　　E. 18 个月

第四节　面罩给氧

PPT

学习目标

素质目标：

（1）急救意识强。

（2）体现人文关怀。

知识目标：

（1）掌握新生儿窒息的主要护理问题、主要护理措施。

（2）熟悉新生儿窒息的病因、治疗原则。

（3）了解新生儿窒息的护理评估、氧疗的基本知识。

能力目标：

（1）能够迅速、准确对新生儿呼吸情况进行初步评估。

（2）能按照气囊面罩的使用操作规范，正确进行操作。

（3）能准确评估气囊面罩使用后通气效果。

导学情景

情景描述：某女，孕 31 周，产一男婴，该男婴出生后 1 分钟，全身皮肤苍白，呼吸弱而不规则，心率 60 次/分，四肢瘫软，喉反射消失，胎脂少。

情景分析：根据 Apgar 评分和体格检查发现该新生儿是新生儿重度窒息。新生儿窒息是一种以酸中毒、低氧血症为主要病理改变的疾病，窒息新生儿在娩出后 1 分钟左右会出现呼吸、循环障碍，若不及时采取有效的抢救措施则有可能死亡，及时有效的抢救护理措施可以最大程度的挽救患儿的生命。

讨论：请问新生儿存在哪些主要的护理问题？应采取哪些有针对性的护理措施？

学前导语：新生儿窒息是围生期新生儿死亡和致残的主要原因之一，心肺复苏抢救护理流程可以有效改善新生儿窒息情况，而气囊面罩加压给氧人工通气就是新生儿复苏中重要的环节，是建立新生儿呼吸的首选方法。护理工作者需要知晓新生儿窒息的主要护理问题、针对性的护理措施、正确的心肺复苏技能。护士应如何正确地为患儿面罩给氧？

一、完成任务

（一）任务一

请对新生儿进行护理评估，提出主要的护理问题，制定有针对性的护理措施，并评估护理措施的有效性。

（二）任务二

请为新生儿使用气囊面罩。

二、实施条件

类型	基本实施条件	备注
场地	①模拟病房；②模拟治疗室；③处置室	—

续表

类型	基本实施条件	备注
资源	①病床；②模拟人；③处置室备有生活垃圾桶、医用垃圾桶	—
用物	①性能完好的气囊面罩（呼吸囊、6个阀门、氧气面罩、衔接管、储气袋）；②氧气装置；③氧气连接管；④纱布；⑤听诊器；⑥治疗盘；⑦挂表；⑧弯盘；⑨护理记录单；⑩笔；⑪手消毒剂	工作服、帽子、挂表
带教老师	每15名学生配备一名带教老师	—

三、考核时量

10分钟：其中用物准备5分钟，操作5分钟。

四、考核标准

（一）任务1考核标准

1. 护理评估　询问孕母健康情况，胎儿有无宫内窒息，胎动是否正常？分娩时有无脐带绕颈？羊水是否浑浊？听诊新生儿双肺呼吸是否清音？患儿父母文化程度，对本病的病因、性质、治疗及预后的认识程度如何？

2. 护理问题

（1）自主呼吸受损　与缺氧所致的呼吸中枢抑制有关。

（2）气体交换受损　与呼吸道内存在羊水、黏液有关。

（3）体温过低　与缺氧、环境温度低有关。

（4）有感染的危险　与免疫力低下有关。

（5）焦虑、恐惧（家长）　与病情危重及预后不良有关。

3. 护理目标

（1）住院期间患儿能维持自主呼吸。

（2）住院期间患儿气体交换正常。

（3）住院期间患儿体温保持正常。

（4）住院期间患儿不发生感染。

（5）住院期间家长能正确认识疾病，焦虑缓解。

4. 护理措施

（1）维持自主呼吸，保持呼吸道通畅　积极配合医生按程序实施复苏：清理呼吸道，以正压通气建立呼吸，恢复循环，药物治疗，评价。

（2）保暖　立即揩干体表的羊水及血迹，减少散热。病情稳定后置暖箱中保暖。

（3）预防感染　加强环境管理，操作过程中应严格执行无菌消毒隔离制度。

（4）心理护理　向家长介绍疾病基本知识，指导家长正确对待疾病，配合治疗，保持稳定情绪，心理疏导。

（5）健康指导　做好产前检查，对高危胎儿进行监护注意观察新生儿一般情况，发现问题，及时诊治，定期随访；指导家长积极对有后遗症的患儿进行感知、视听、语言和动作的训练。

5. 护理效果评价

（1）出院前该患儿自主呼吸恢复，呼吸道通畅。

（2）出院前该患儿体温恢复正常范围。

（3）住院期间该患儿未发生感染。

（4）住院期间家长对疾病不感到恐惧，焦虑得以缓解。

（二）任务2考核标准（气囊面罩的使用）

准备时间：5分钟；完成时间：5分钟（表1-4）。

表1-4 气囊面罩的使用操作规范

<table>
<tr><th colspan="2">考核内容</th><th>技术要求</th></tr>
<tr><td rowspan="6">评估及准备</td><td rowspan="3">新生儿</td><td>1. 快速同步评估肤色、呼吸、心率；心率<100次/分，无呼吸或喘息样呼吸</td></tr>
<tr><td>2. 解释病情，取得家属配合</td></tr>
<tr><td>3. 呼救，计时</td></tr>
<tr><td>环境</td><td>现场环境符合操作要求</td></tr>
<tr><td>操作者</td><td>着装整洁，戴好帽子，口罩</td></tr>
<tr><td>用物</td><td>用物准备齐全：①性能完好的气囊面罩（呼吸囊、6个阀门、氧气面罩、衔接管、储气袋）；②氧气装置；③氧气连接管；④纱布；⑤听诊器；⑥治疗盘；⑦挂表；⑧弯盘；⑨护理记录单；⑩笔；⑪手消毒剂</td></tr>
<tr><td rowspan="21">操作过程</td><td>连接气囊面罩</td><td>正确连接气囊面罩各部件，将气囊面罩放置于新生儿头侧</td></tr>
<tr><td>摆放体位</td><td>将新生儿摆放仰卧位，肩部垫高2~3cm，使颈部轻微后仰15度（口述）</td></tr>
<tr><td>清理气道</td><td>立即清理口、咽、鼻及气道分泌物，先吸口腔，后吸鼻腔，吸引时间不超过10s</td></tr>
<tr><td>开放气道</td><td>选择合适的方法开放气道，多采用仰额抬颏法，使头部后仰，下颌角和耳垂连线与地面的夹角呈30°角</td></tr>
<tr><td rowspan="2">连接氧气</td><td>1. 调节氧流量为8~10L/min</td></tr>
<tr><td>2. 连接氧气与气囊面罩</td></tr>
<tr><td>固定氧气面罩</td><td>采用EC手法固定氧气面罩：一只手拇指与示指将氧气面罩紧扣于新生儿口鼻，保证密闭无漏气。中指、无名指、小指放于新生儿耳垂下下颌角处，将下颌向上托起，保持气道打开</td></tr>
<tr><td rowspan="3">挤压球囊</td><td>1. 另一只手单手规律挤压呼吸囊（20~30次），充分正压通气30s</td></tr>
<tr><td>2. 挤压频率：40~60次/分</td></tr>
<tr><td>3. 手指压放时间比1∶1.5</td></tr>
<tr><td rowspan="3">通气观察</td><td>1. 挤压时观察新生儿胸廓有无隆起</td></tr>
<tr><td>2. 单向阀门是否打开</td></tr>
<tr><td>3. 氧气面罩内是否呈气雾状</td></tr>
<tr><td rowspan="3">评估有效指征</td><td>1. 30s后再次评估，恢复自主呼吸，心率>100次/分</td></tr>
<tr><td>2. 面色、口唇、甲床、皮肤色泽转为红润</td></tr>
<tr><td>3. 血氧饱和度改善，维持在90%以上（口述）</td></tr>
<tr><td rowspan="5">操作后处理</td><td>1. 将新生儿放入保温箱保暖，进一步生命支持（口述）</td></tr>
<tr><td>2. 向家属介绍病情</td></tr>
<tr><td>3. 整理用物，医用垃圾分类处理</td></tr>
<tr><td>4. 洗手并记录</td></tr>
<tr><td>5. 气囊面罩正确消毒后备用（口述）</td></tr>
<tr><td colspan="2" rowspan="5">评价</td><td>1. 使用气囊面罩通气有效</td></tr>
<tr><td>2. 动作规范，操作熟练，急救意识强</td></tr>
<tr><td>3. 态度严谨，突发事件处理合适</td></tr>
<tr><td>4. 沟通有效，解释合理</td></tr>
<tr><td>5. 在规定时间内完成</td></tr>
</table>

看一看

窒息是导致新生儿死亡、脑性瘫痪及智力障碍的主要原因之一。脑性瘫痪（简称“脑瘫”）是由于大脑发育不成熟或先天性发育缺陷或获得性非进行性脑损伤所致，会伴有感知觉、交流、行为障碍、癫痫以及继发性肌肉骨骼问题，其在我国的发病率为1.8%~4%。

脑瘫对儿童智力和身体发育均有一定影响，若是得不到及时康复治疗很容易导致终身残疾，给患儿及其家庭和社会带来极大影响。

练一练

新生儿重度窒息，经咽喉镜、气管插管吸净呼吸道羊水、黏液，并进行了心内注射抢救，此患儿复苏后护理，哪项不妥

A. 继续保暖　　B. 继续间断给氧

C. 新生儿保持侧卧位　　D. 预防感染

E. 保持清洁及时沐浴

答案解析

想一想

如何判断缺氧改善?

答案解析

护爱生命

新生儿呼吸窘迫综合征（NRDS）是常见的呼吸系统疾病，患儿多以吸气性三凹征、气促及进行性呼吸困难等表现为主，是导致新生儿特别是早产儿死亡的重要原因。目前氧疗是治疗NRDS的常用方法，面罩给氧作为无创辅助呼吸支持技术，能够快速减轻NRDS患儿临床症状，改善肺氧合功能及血气指标，有利于提高患儿抢救成功率，改善预后。

尤为需要注意的是在无创辅助呼吸治疗的过程中，护理人员具有十分重要的作用，对于患儿来说，身体各项功能尚未发育完全，机体抵抗力较弱，病情容易反复，在这种条件下，就要求护理人员要熟练掌握呼吸机的操作，具有丰富的专业知识和临床经验，以提高患儿的治疗效果。

目标检测

重点回顾

1. 新生儿窒息复苏步骤中最关键的是

A. 清理呼吸道　　B. 建立呼吸

C. 维持正常循环　　D. 药物治疗

E. 评估

2. 一新生儿，孕37周，吸引器助产出生，出生时羊水被胎粪污染，四肢青紫，心率98次/分，呼吸20次/分，四肢略屈曲，拍打足底有皱眉动作，最可能的诊断是

A. 新生儿窒息　　B. 新生儿败血症

C. 新生儿破伤风　　D. 新生儿硬肿症
E. 新生儿低血钙

3. 一新生儿，孕37周，吸引器助产出生，出生时羊水被胎粪污染，四肢青紫，心率98次/分，呼吸20次/分，四肢略屈曲，拍打足底有皱眉动作。评判该患儿的窒息程度，常用的方法是
A. 头颅CT　　B. 呼吸监护
C. 生后1分钟进行Apgar评分　　D. 心电监护
E. 脑脊液检查

4. 早产儿，生后6小时，第二产程延长，吸引器助产，出生时窒息2分钟，复苏后嗜睡、尖叫，查体：体温36℃，口周略青，前囟饱满，心肺（－），该患儿不适宜的护理措施是
A. 保持安静，尽量避免惊扰　　B. 烦躁不安、惊厥时使用镇静剂
C. 抗生素预防感染　　D. 可使用维生素K_1，以控制出血
E. 降低颅内压

5. 新生儿窒息复苏步骤中贯穿整个复苏过程的是
A. 清理呼吸道　B. 建立呼吸　C. 维持正常循环　D. 药物治疗　E. 评估

PPT

第五节　光疗箱的使用

学习目标

素质目标：
（1）严谨细心、爱岗敬业。
（2）尊重新生儿家属。

知识目标：
（1）掌握新生儿黄疸的常见护理诊断和主要护理措施。
（2）熟悉新生儿黄疸的病因、治疗原则。
（3）了解胆红素脑病的相关知识。

能力目标：
（1）能够迅速、准确对新生儿情况进行初步评估。
（2）能准确地为新生儿听出护理诊断与实施护理措施。
（3）按光疗箱的应用要求进行正确操作。

导学情景

情景描述：新生儿，女性，出生6天。3天前发现巩膜黄染，颜面、躯干也逐渐出现黄染。入院诊断为新生儿生理性黄疸。

情景分析：黄疸发病原因不同、预后各异，严重者可造成永久性中枢神经系统损害。已经向家属明确表达了新生儿黄疸护理的目的，取得了家属的积极配合。因此，应该尽快采取有效的护理干预措施促进新生儿症状的快速恢复。

讨论：请问该新生儿存在哪些主要的护理问题？应采取哪些有针对性的护理措施？

学前导语：新生儿黄疸是新生儿的一种常见疾病，由胆红素代谢异常，导致胆红素水平升高，出现黏膜、皮肤黄染，若不及时治疗，将损伤新生儿的神经系统，诱发胆红素性脑病，影响新生儿的智

力发育和健康成长。针对新生儿黄疸，蓝光照射是一种疗效显著的常用手段，安全性高、伤害小。护理工作者需要知晓新生儿黄疸的主要护理问题、针对性的护理措施、正确的光疗箱操作技能。护士应如何正确给予新生儿光疗箱进行蓝光照射？

一、完成任务

（一）任务一

请对新生儿进行护理评估，并提出主要的护理问题，从病情观察、协助治疗、心理护理、人文沟通及教育等方面针对首优护理问题提出有针对性的护理措施，并评估护理措施的有效性。

（二）任务二

请为新生儿给予光疗箱。

二、实施条件

类型	基本实施条件	备注
场地	①模拟病房；②模拟治疗室；③处置室	—
资源	①病床；②模拟人；③处置室备有生活垃圾桶、医用垃圾桶	—
用物	①遮光眼罩；②尿布；③狭条胶布数条；④体温计；⑤灭菌蒸馏水	工作服、帽子、口罩、挂表
带教老师	每 15 名学生配备一名带教老师	—

三、考核时量

20 分钟：其中用物准备 10 分钟，操作 10 分钟。

四、考核标准

（一）任务 1 考核标准

1. 护理评估　询问母亲既往有无不明原因的流产、早产、死胎或重度黄疸新生儿的分娩史？新生儿出生时的 Apgar 评分和母婴血型？新生儿大小便颜色？有无用药情况？有无接触诱发物？有无抽搐？

2. 护理问题

（1）潜在并发症　胆红素脑病。

（2）皮肤完整性受损　与脐部感染有关。

（3）体温升高　与感染有关。

3. 护理目标

（1）出院时新生儿胆红素水平恢复正常，胆红素脑病的早期征象得到及时发现和处理。

（2）住院期间新生儿脐部干燥、无红肿、渗液。

（3）出院时新生儿体温恢复正常。

4. 护理措施

（1）降低胆红素，防止胆红素脑病　指导新生儿母亲进行正确的母乳喂养；遵医嘱实施光照疗法，并做好相应护理；遵守医嘱给予白蛋白和酶诱导剂；合理安排补液计划，根据不同补液内容调节相应的速度，切忌快速输入高渗性药物。

（2）观察病情　观察皮肤黏膜、巩膜的色泽。观察有无拒食嗜睡、肌张力减退等胆红素脑病的早期表现，如有立即通知医生，做好抢救准备。观察大小便次数、量及性质，促进粪便及胆红素排出。

（3）维持体温稳定　调节环境温度及湿度，给予物理降温；遵医嘱使用抗生素；做好保护性隔离，避免交叉感染。

（4）脐部护理　先用3%过氧化氢消毒，再用75%的乙醇消毒脐部。

（5）健康指导　加强围生期保健，预防早产，窒息，感染及溶血；红细胞 G6PD 缺陷者，指导忌食蚕豆及其制品、衣物保管时勿放樟脑丸，并注意药物的选用，以免诱发溶血；讲解新生儿黄疸的特点，指导观察和评估新生儿黄疸进展，使家长了解新生儿病情、治疗和预后，取得配合；对后遗症的新生儿，指导早期康复治疗与护理。

5. 护理效果评价

（1）出院时该新生儿黄疸消退、体温正常。

（2）住院期间该新生儿没有发生胆红素脑病、脐部正常。

（3）出院时该新生儿家长已经能正确照护患儿。

（二）任务2 考核标准（蓝光照射的操作）

准备时间：10 分钟；完成时间：10 分钟（表1－5）。

表1－5　光疗箱的使用操作示范

考核内容		技术要求
评估及准备	环境	关闭门窗，温度适宜，无阳光直射或风吹
	用物	已清洁消毒的光疗箱、蒸馏水、遮光眼罩、尿布、体温计
	患儿	1. 向儿童及家长解释操作目的，取得配合
		2. 评估患儿日龄、体重、黄疸的程度和范围、生命体征及精神反应等
	操作者	穿戴整齐，修剪指甲，洗手，戴口罩
操作过程	入箱前准备	1. 核对医嘱与新生儿信息
		2. 准备光疗箱内湿化器水箱内加灭菌蒸馏水，接通电源，检查灯管亮度，设定箱内温度至30～32℃，设定相对湿度为55%～65%
	入箱	1. 将新生儿全身裸露，用尿布遮盖会阴部，佩戴遮光眼罩，放入已预热好的光疗箱床中央
		2. 妥善处理输液及监护设备，打开灯管开关，开始光疗，记录开始照射时间
	入箱护理	1. 使新生儿皮肤均有受光，使用单面光疗箱应每2小时更换体位1次，如仰卧、侧卧、俯卧交替更换，若俯卧照射时要有专人巡视，以免新生儿口鼻受压而影响呼吸
		2. 光疗过程中，需随时观察新生儿眼罩、会阴遮盖物是否移位，皮肤有无破损
		3. 加强巡视，每2小时测体温1次，需观察，新生儿体温保持在36.5～37.5℃为宜，或根据病情、体温情况随时测量，若体温超过38.5℃，需暂停光疗
		4. 注意观察新生儿精神状态、呼吸、脉搏、肌张力、黄疸程度的变化、大小便情况及皮肤颜色变化，出现异常情况及时报告医生
		5. 按需喂哺，于两次喂奶间期喂水，以保证营养和水分供给
	出箱后护理	1. 光照完毕，关闭灯管，取下眼罩，更换尿布，检查并清洁皮肤，穿好已预热的衣服，核对无误后抱回病床
		2. 记录光疗结束时间及灯管使用时间
		3. 光疗箱维护切断电源，将湿化器水箱内水倒尽，消毒光疗箱，备用
		4. 洗手记录，整理用物

续表

考核内容	技术要求
评价	1. 准备齐全、有序、合理
	2. 新生儿安全，无损伤
	3. 操作规范、动作轻巧、准确、安全，能掌握相关理论
	4. 在规定时间内完成

看一看

为什么 ABO 溶血病多发生在第一胎，而 Rh 溶血病第一胎很少发生？

A、B 血型的抗原物质广泛存在于自然界中，若母体 A、B 抗原的物质，则会因接触这类抗原物质而产生相应的抗 A、抗 B 的 IgG 抗体，妊娠时经胎盘进入胎儿血循环引起溶血，所以约 50% 的 ABO 溶血病发生在第一胎。

自然界中无 Rh 血型类抗原物质，Rh 抗体只能由人类红细胞 Rh 抗原刺激产生。当胎儿红细胞的 Rh 血型和母亲不合时。若胎儿红细胞所具有的抗原为母体所缺少。一旦母体的免疫系统通过胎盘接触了胎儿红细胞表面的抗原，就会产生相应的血型抗体。由于初次致敏，免疫反应发展慢，且产生的 IgM 抗体不能通过胎盘，待母体产生 IgG 抗体时。胎儿已经娩出，故这类母亲生下的第一胎，一般不会发生 Rh 溶血病。

练一练

蓝光治疗新生儿高胆红素血症主要机制是

A. 防止继续溶血　　B. 降低血清结合胆红素

C. 替代换血疗法　　D. 降低血清未结合胆红素

E. 替代药物疗法

答案解析

想一想

光疗过程中应该注意的事项？

答案解析

护爱生命

红臀又称尿布皮炎，轻症红臀可引起新生儿局部疼痛不适，常伴哭闹、拒乳、寝食不安，给新生儿及家长带来较多的痛苦；婴幼儿红臀发生后，引发局部感染，严重者甚至并发脓毒血症，给临床护理工作带来较大的挑战。

红蓝光治疗仪属于光照疗法的一种形式，它能够提高局部皮肤的血液供给，刺激皮肤细胞本身的自愈功能。红蓝光治疗仪应用于新生儿红臀，具有操作简单、使用方便、无创伤、新生儿易接受、安全性高等特点，同时减轻患儿痛苦和家长担忧，促进患儿早日康复，也减少住院天数，减轻经济负担，提高了患儿家长满意度，值得临床进一步推广。

重点回顾

目标检测

1. 新生儿胆红素的代谢特点不包括

A. 胆红素产生过多
B. 肝细胞摄取游离胆红素能力差
C. 肝酶系统发育不完善
D. 肠壁吸收胆红素增加
E. 肾功能不完善

2. 女婴，生后第3天出现皮肤轻度黄染，一般情况良好，血清胆红素170μmol/L，该女婴可能的诊断是

A. 新生儿败血症
B. 新生儿溶血症
C. 先天性胆道闭锁
D. 新生儿肝炎
E. 生理性黄疸

3. 以下哪项不是病理性黄疸产生的原因

A. 先天性胆道闭锁
B. 先天性食管闭锁
C. 新生儿肝炎综合征
D. 新生儿溶血
E. 新生儿败血症

4. 一新生儿，生后2天出现黄疸，5天稍重，以后逐渐减轻，10天后消失，患儿吃奶、睡眠好，可能的诊断是

A. 生理性黄疸　B. 病理性黄疸　C. 感染性黄疸　D. 新生儿肝炎　E. 以上都不是

5. 使用蓝光箱时，灯管与新生儿皮肤的距离应为

A. 10～15cm　B. 15～20cm　C. 30～50cm　D. 55～60cm　E. 60～70cm

6. 新生儿黄疸的高峰时间是

A. 生后1～2天　B. 生后2～4天　C. 生后4～5天　D. 生后6～8天　E. 生后8～10天

第六节　会阴擦洗

PPT

学习目标

素质目标：

（1）语言柔和恰当，态度和蔼亲切。

（2）有较强保护患者隐私的意识，关爱患者。

知识目标：

（1）掌握产褥期会阴擦洗的基础护理问题和主要护理措施。

（2）熟悉会阴擦洗操作的特点和护理效果评价。

（3）了解会阴擦洗的操作目的。

能力目标：

（1）能迅速、准确地对产褥期女性进行护理评估。

（2）能按照会阴擦洗的步骤进行正确操作。

（3）能对产褥期女性进行健康宣教。

导学情景

情景描述： 某女，30 岁，会阴侧切分娩一活女婴，产后 2 天，自诉下腹部阵发性胀痛，哺乳时加剧。查：T 37.3℃，P 84 次/分，BP 113/83mmHg，R 18 次/分，子宫底脐下 2 指，收缩良好，恶露为红色，量少，无臭味。会阴切口无红肿，无脓性分泌物。乳房充盈可，无胀痛。

情景分析： 该产妇处于产褥期第二天，行会阴侧切术后，需要进行常规的会阴伤口的预防性护理。预防性护理就是把护理工作做在会阴切口感染发生之前，这样才能有效地控制切口感染的发生。

讨论： 请问该产妇存在哪些主要的护理问题？应采取哪些有针对性的护理措施？

学前导语： 会阴擦洗是常见的基础护理操作之一，主要协助产后及术后患者擦洗会阴，去除会阴分泌物，促进伤口愈合，增加舒适度，预防或减少感染的发生。因此，护理工作者需要知晓产褥期女性的主要护理问题、针对性的护理措施、正确评估会阴情况。护士应如何正确给予产褥期女性会阴擦洗？

一、完成任务

（一）任务一

请对该产妇进行护理评估，提出主要的护理问题，制定有针对性的护理措施，并评估护理措施的有效性。

（二）任务二

请为该产妇会阴擦洗。

二、实施条件

类型	基本实施条件	备注
场地	①模拟病房；②模拟治疗室；③处置室	环境符合操作要求
资源	①病床；②标准化患者；③处置室设有洗手设备、生活垃圾桶、医用垃圾桶；④屏风	设备完好、准备齐全
用物	①一次性无菌会阴垫；②一次性手套 1 副；③无菌包（内含会阴擦洗盘 1 个，盘内放置消毒弯盘 1 个、治疗碗 1 个、无菌镊子 2 把、若干消毒干棉球、若干无菌纱布）；④0.5% 碘伏溶液；⑤洗手液	操作者工作服、帽子、口罩
带教老师	每 15 名学生配备一名带教老师	—

三、考核时量

20 分钟：其中用物准备 10 分钟，操作 10 分钟。

四、考核标准

（一）任务 1 考核标准

1. 护理评估

（1）询问并查询产妇妊娠期有无感染；分娩过程是否顺利；产后出血量及会阴撕裂程度。

（2）了解产妇产前及产后 3 天内 T、P、R、BP 情况；了解宫底高度及子宫收缩情况；观察恶露的量、颜色及气味；检查会阴伤口愈合情况、水肿的严重程度；检查乳房有无平坦或凹陷乳头，有乳房胀痛或乳汁淤积的程度。

（3）了解产妇的心理状况及社会支持状况。

2. 护理问题

(1) 疼痛　与产后宫缩痛、会阴伤口红肿及乳房胀痛有关。

(2) 舒适的改变　与产后宫缩痛、会阴切开及恶露有关。

(3) 焦虑　与担心产褥期恢复预后有关。

(4) 有感染的危险　与会阴切口有关。

3. 护理目标

(1) 产后宫缩痛 2～3 天逐渐减轻消失。

(2) 住院期间产妇表示不适程度逐渐减轻。

(3) 住院期间产妇情绪逐渐稳定，能够配合治疗护理。

(4) 住院期间产妇会阴切口不发生感染。

4. 护理措施

(1) 一般护理　提供良好的休息环境，指导产妇有足够的营养和睡眠，鼓励产妇适当活动，做产后保健操，促进康复。

(2) 病情观察　密切监测生命体征变化，注意子宫收缩、宫底高度、恶露情况。

(3) 会阴护理　①密切观察会阴侧切伤口，注意有无感染；②勤换会阴垫，大便后用水清洗，保持会阴部清洁，用 0.05% 聚维酮碘液或 0.2% 苯扎溴铵溶液会阴擦洗每日 2－3 次；③嘱产妇取会阴伤口对侧卧位。

(4) 母乳喂养指导　对产妇进行母乳喂养知识和技能的评估，鼓励并指导母乳喂养。

(5) 心理护理　向产妇及家属讲解产褥期相关知识，减轻患者的心理负担，缓解焦虑心情。

(6) 健康指导　告知产妇注意保持外阴的清洁，勤换会阴垫、内裤及被褥等；鼓励产妇多饮水，克服会阴伤口疼痛，及早下床活动，多进行缩肛运动；指导产褥期保健操；计划生育指导：产褥期内禁止性生活，产后 6 周选择合适的避孕措施；产后 42 日复查。

5. 护理效果评价

(1) 产后宫缩痛 2 天后自然消失。

(2) 产妇出院前会阴伤口愈合程度好，舒适度增加。

(3) 住院期间产妇情绪稳定，主动参与新生儿及自我护理。

(4) 住院期间产妇体温正常，未发生感染。

(二) 任务 2 考核标准（会阴擦洗的操作）

准备时间：10 分钟；完成时间：10 分钟（表 1－6）。

表 1－6　会阴擦洗操作示范

考核内容		技术要求
评估及准备	患者	1. 核对患者信息
		2. 告知会阴擦洗的目的，解释并取得合作，确认无碘剂过敏
		3. 嘱患者排空膀胱
	环境	4. 评估患者会阴情况：会阴有无红肿，有无尿失禁，患者对擦洗液是否过敏，分泌物有无异味
	操作者	清洁、安静，温湿度适宜，保护患者隐私（用布帘或屏风遮挡）
	用物	着装整洁，洗手，戴口罩
		用物准备齐全：①一次性无菌会阴垫；②一次性手套 1 副；③无菌包（内含会阴擦洗盘 1 个，盘内放置消毒弯盘 1 个、治疗碗 1 个、无菌镊子 2 把、若干消毒干棉球、若干无菌纱布）；④0.5% 碘伏溶液；⑤免洗手消毒液

续表

考核内容		技术要求
操作过程	会阴擦洗过程	1. 协助患者脱去对侧裤脚盖在近侧腿部，对侧腿用盖被遮盖，充分暴露外阴部
		2. 协助患者取屈膝仰卧位，双膝屈曲向外分开，暴露外阴，屏风遮挡。按压子宫，了解宫底高度，观察恶露颜色、性质、量（口述）
		3. 撤原有会阴垫，臀下垫一次性无菌会阴垫
		4. 打开无菌包，将消毒棉球放置弯盘内，倒入碘伏溶液
		5. 将会阴擦洗盘放置床边，戴一次性手套，将一个消毒弯盘置于患者会阴部
		6. 用一把无菌镊子夹取干净的药液棉球，再用另一把镊子夹住棉球进行擦洗
		7. 第 1 遍要求由外向内、自上而下、先对侧后近侧，按照阴阜→大腿内侧上 1/3→大阴唇→小阴唇→会阴及肛门的顺序擦洗
		8. 第 2 遍要求由内向外、自上而下、先对侧后近侧，按照伤口→小阴唇→大阴唇→阴阜→大腿内侧上 1/3→会阴、肛周，每擦洗一个部位更换一个棉球
		9. 第 3 遍顺序同第 2 遍
	操作后处理	1. 撤去用物，协助患者穿好裤子，取舒适体位，整理床单位
		2. 整理用物
		3. 消毒双手，脱口罩、记录
评价		1. 操作规范，动作熟练
		2. 态度和蔼，关心体贴，注意隐私保护
		3. 语言亲切，沟通有效，患者合作，健康教育合适
		4. 在规定时间内完成

看一看

《关于优化生育政策促进人口长期均衡发展的决定》，作出“实施一对夫妻可以生育三个子女政策及配套支持措施”的重要战略部署。继单独两孩和全面两孩政策后，这是我国生育政策又一次重大调整。

优化生育政策、实施三孩政策有助于进一步释放生育潜力，减缓人口老龄化，增加劳动力供给，加强家庭内部支持功能，促进人口长期均衡发展。

练一练

关于产褥期乳汁的变化叙述错误的是

A. 初乳是指产后 7 天内分泌的乳汁

B. 产后第 2 周分泌的乳汁为过度乳

C. 初乳呈黄色、半透明

D. 过度乳呈白色

E. 产后 20 天内分泌的乳汁为初乳

答案解析

想一想

产妇产后访视的时间？访视的内容？

答案解析

护爱生命

产后会阴护理一般方法为聚维碘酮会阴擦洗，每日 2 次。此外，还需要指导产妇便后用水清洗会阴，保持会阴清洁。但产褥期特殊的生理变化，产妇产后一周内的尿量明显增多，每次排尿后清洗会阴受到活动范围等条件的制约无法实现，况且大部分产妇产后因会阴水肿，清洗时不敢用力，难以实现自我清洁，不但降低了产妇的心身舒适度，也增加了感染的风险。

温开水冲洗会阴的清洁方式成本低廉、操作简单、不受时间地点限制，可以多次施用，产妇自行操作即可，有利于产妇产后的生理和心理康复，可有效实现母婴健康。

目标检测

重点回顾

1. 未母乳喂养或未做到及时有效的母乳喂养的产妇，通常可于产后 3 ~ 4 天因乳房血管、淋巴管极度充盈出现发热现象，称为

   A. 产褥热　B. 产后热　C. 泌乳热　D. 急性乳腺炎　E. 产褥感染

2. 某产妇自然分娩后即将出院，护士对其进行产褥期健康教育，正确的是

   A. 多食辛辣食品　B. 保证足够睡眠　C. 居室门窗关闭　D. 禁止洗澡洗头　E. 严格卧床休息

3. 产后血性恶露持续的时间是

   A. 1 ~ 2 天　B. 3 ~ 4 天　C. 8 ~ 10 天　D. 10 ~ 15 天　E. 15 ~ 20 天

4. 产后第一天子宫底的位置位于

   A. 脐上一指　B. 脐上二指　C. 平脐　D. 脐下一指　E. 脐下二指

5. 产褥期的时长一般为

   A. 2 周　B. 4 周　C. 6 周　D. 8 周　E. 10 周

第七节　四步触诊

PPT

学习目标

素质目标：

（1）态度和蔼，关心体贴，注意保护隐私。

（2）语言亲切，动作轻柔。

知识目标：

（1）掌握妊娠期女性的基础护理问题、主要护理措施及护理效果评价。

（2）熟悉四步触诊的目的、方法和要求。

（3）了解妊娠期保健知识的主要内容。

能力目标：

（1）能告知孕妇四步触诊的目的、配合方法及注意事项，以取得孕妇的配合。

（2）能为孕妇正确实施四步触诊，并根据检查结果判断胎儿大小与孕周是否相符，确定胎位及先露入盆情况。

（3）能在检查过程中做好孕妇的心理护理，并实施健康指导。

导学情景

情景描述：某女，27 岁，停经 32^{+1}周，来院产前检查。初步诊断：妊娠 32^{+1}周，G1P0。

情景分析：某女，妊娠 32^{+1}周，需常规做产前检查。作为孕产期保健的重要组成部分，产前检查在监测孕妇和胎儿变化、预防和发现并发症、保护母婴健康方面起着重要作用。因此，采取定期有效的产前检查的护理能够有效减少高危产妇母婴并发症的发生率和母婴死亡率。

讨论：请问该孕妇存在哪些主要的护理问题？应采取哪些有针对性的护理措施？

学前导语：产前检查是保证孕妇顺利妊娠，保障母婴健康，提高生育质量的重要工作，产前检查的作用是帮助孕妇及其家人了解孕期相关知识，识别孕期高危风险，以提高孕妇及其家人配合度，预防和早期发现妊娠期并发症及减少出生缺陷儿的发生。因此护理工作者需要知晓产前检查的主要护理问题、针对性的护理措施和正确评估护理效果，护士应如何正确操作产前检查中的四步触诊检查？

一、完成任务

（一）任务一

请对该孕妇进行护理评估，提出主要的护理问题，制定有针对性的护理措施，并评估护理措施的有效性。

（二）任务二

请为该孕妇进行四步触诊。

二、实施条件

类型	基本实施条件	备注
场地	①模拟病房；②模拟治疗室；③处置室	—
资源	①病床；②标准化患者；③处置室设有洗手设备、生活垃圾桶、医用垃圾桶；④屏风	—
用物	①软尺；②笔；③孕产妇保健手册；④手消毒剂	工作服、帽子、口罩
带教老师	每 15 名学生配备一名带教老师	—

三、考核时量

20 分钟：其中用物准备 10 分钟，操作 10 分钟。

四、考核标准

（一）任务 1 考核标准

1. 护理评估

（1）询问并查询孕妇健康史（一般资料、既往史、月经史、家族史、配偶的健康状况、孕产史、本次妊娠过程），预产期的推算。

（2）身体状况评估：全身检查（一般情况、测身高、体重、血压，了解孕妇营养情况及有无水肿等），产科检查（腹部检查、骨盆测量、阴道检查）。

（3）心理社会评估：孕妇对妊娠态度、感受，有无异常心理反应；孕妇的社会支持系统，家庭功能评价；孕妇寻求健康指导的程度、动力。

（4）高危因素评估（年龄、残疾、遗传性病史、既往孕产史、合并症或并发症）。

2. 护理问题

（1）孕妇

1）焦虑：与担忧自身及胎儿的健康和安全，害怕不能胜任母亲职责因素有关。

2）知识缺乏：孕妇缺乏妊娠期保健知识。

（2）胎儿

1）营养失调。

2）有受伤的危险：与遗传、感染、中毒、胎盘功能异常有关。

3. 护理目标

（1）孕妇获得孕期保健知识，维持母婴处于健康状态。

（2）孕妇情绪稳定，对妊娠、分娩有自信心，掌握有关育儿知识，能适应母亲角色。

4. 护理措施

（1）一般护理　确定孕妇和胎儿的健康状况，估计和核对孕期或胎龄；告知孕妇产检的意义，建立围生保健卡，制定产前检查计划，定期产前检查预约产检时间。

（2）心理护理　通过分娩知识的学习、分娩信念的建立、分娩技术的练习，取得良好的正性心理体验，指导孕妇完成母性心理发展任务。

（3）症状护理

1）恶心、呕吐：应少量多餐，避免油腻或有特殊气味的食物，严重者及时去医院就诊。

2）尿频、尿急：常发生于妊娠初 3 月及末 3 月。

3）白带增多：排除感染，指导孕妇保持外阴清洁，穿透气性好的棉质内衣并经常更换。

4）水肿及下肢静脉曲张：嘱孕妇注意休息，抬高下肢，避免两腿交叉或过久站位，以促进静脉回流，适当限盐，不必限水。如果下肢明显水肿，或经休息后不见消退者，应及时检查。

5）便秘：定时排便，多摄取含水分和纤维素高的食物，适当运动。不可随意使用泻药，以免引起流产或早产。

6）腰背痛：指导孕妇保持正确的坐、站、走路的姿势，穿平底鞋。尽量避免弯腰工作，定期做产前运动。

7）下肢痉挛：指导孕妇孕 7 月时增加钙和维生素 D 的摄入，注意腿部保暖，避免疲劳。发生下肢肌肉痉挛，嘱孕妇多做腿部背屈运动，并给予局部热敷，按摩，直至痉挛消失。

8）仰卧位低血压综合征：指导孕妇以左侧卧位休息，必要时吸氧，避免长时间仰卧位睡眠。

9）失眠：散步，梳头，泡脚，喝牛奶。

10）生理性贫血：应适当增加含铁丰富的食物。如动物肝脏、瘦肉、蛋黄、豆类等。孕 4 个月及时补铁，可口服硫酸亚铁，同时服用维生素 C 促进铁的吸收。

（4）健康指导

1）清洁：勤洗澡，勤换内衣，注意外阴部清洁。

2）劳动、休息、衣着：妊娠 28 周后应适当减轻工作量，避免重体力劳动和夜班，每日保证 8～9 小时睡眠及 1～2 小时午休；衣着要宽松舒适，勤洗澡，勤换内衣，以淋浴为宜，避免盆浴，以防污水进入阴道造成感染。

3）胎动计数：是孕妇自我监护胎儿宫内情况最简便有效的方法，胎动次数≥6 次/2 小时为正常，<6 次/2 小时或减少 50%，提示胎儿缺氧可能，及时就医。

4）孕期用药：妊娠 12 周内是药物的致畸期，用药应慎重。妊娠 12 周后药物可能存在对生殖系统和神经系统的影响，用药需在医生指导下选择。

5）性生活指导：妊娠前 3 个月与末 3 个月避免性生活，预防发生流产、早产、感染与胎膜早破等。

6）营养指导：膳食要多样化，调配合理全面，以易消化吸收、清淡为宜，避免辛辣刺激性食物；孕中晚期适量增加奶、鱼、禽、蛋、瘦肉的摄入。

7）乳房护理：妊娠 24 周后用温水清洗乳头，除去污垢涂以油脂，以防乳头皲裂。乳头内陷者应尽早经常提起乳头向外牵拉，避免发生吸允困难，孕 28 周后进行乳房按摩。

8）避免接触毒物和病毒感染：妊娠早期，特别是妊娠 8 周前，有害毒物接触及病毒感染，易导致胎儿畸形，应尽量远离或避免。

9）禁烟酒：适当进行户外活动和运动，愉快孕育新生命，积极准备母乳喂养。

10）胎教：妊娠 4 个月起主动给胎儿有益的信息刺激。

11）识别异常症状：孕妇出现下列症状，如阴道出血、寒战发热、头痛、眼花、胸闷、心悸、气短，液体突然自阴道流出，胎动突然减少等应立即就诊。

12）分娩准备指导：孕妇及其家庭成员于妊娠后期备齐产妇及新生儿所需物品，选择好分娩医院和到达医院的交通工具以及临时联络方式。如果出现腹痛或阴道流水，应立即平卧，迅速送往医院。

5. 护理效果评价

（1）孕妇已经获得孕期保健知识，维持母婴处于健康状态。

（2）孕妇情绪已经稳定，对妊娠、分娩有自信心，已经掌握有关育儿知识，能适应母亲角色。

（二）任务 2 考核标准（四步触诊的操作）

准备时间：10 分钟；完成时间：10 分钟（表 1－7）。

表 1－7　四步触诊的操作示范

考核内容		技术要求
评估及准备	孕妇	1. 核对孕妇信息，了解妊娠情况、心理状态、合作程度
		2. 向孕妇解释检查目的和配合方法
		3. 嘱孕妇排空膀胱
	环境	符合产前检查室要求
	操作者	1. 着装整洁
		2. 修剪指甲，七步洗手法洗手
	用物	用物准备齐全：①床单位；②孕妇产前检查模型；③医疗垃圾桶、生活垃圾桶；④屏风；⑤软尺；⑥笔；⑦孕产妇保健手册；⑧手消毒剂
操作过程	测量宫高和腹围	1. 拉上布帘或屏风遮挡
		2. 协助孕妇于平卧位，头部稍垫高，双腿略屈曲稍分开，暴露腹部
		3. 测量宫高（耻骨联合上缘中点到子宫底的距离），读数准确
		4. 测量腹围（以脐水平绕腹部一周），读数准确
		5. 判断宫高、腹围是否与孕周相符（口述）
	第一步手法	1. 双手置子宫底部，了解子宫外形并测得宫底高度，然后以两手指腹相对轻推，判断宫底部的胎儿部分。检查方法正确，动作轻柔
		2. 子宫底部胎儿部分判断正确

续表

考核内容		技术要求
操作过程	第二步手法	1. 左右手分别置于腹部左右侧，一手固定，另一手轻轻深按检查，两手交替，分辨胎背及胎儿四肢的位置。检查方法正确，动作轻柔
		2. 胎背与肢体位置判断正确
	第三步手法	1. 右手拇指与其余4指分开，置于耻骨联合上方握住胎先露部，进一步查清是胎头或胎臀，左右推动以确定是否衔接。检查方法正确，动作轻柔
		2. 胎先露部位及衔接情况判断正确
	第四步手法	1. 左右手分别置于胎先露部的两侧，向骨盆入口方向向下深按，再次核对胎先露部的诊断是否正确，并确定胎先露部入盆的程度。检查方法正确，动作轻柔
		2. 核实胎先露部位，判定胎先露部入盆程度正确
	操作后处理	1. 协助孕妇穿好衣裤后缓慢坐起，询问感受
		2. 整理用物
		3. 消毒双手
		4. 告知检查结果并记录，健康指导正确，预约下次检查时间
评价		1. 语言亲切，沟通有效，孕妇合作，健康指导合适
		2. 态度和蔼，关心体贴，注意隐私保护
		3. 仪表举止大方得体，关爱患者，体现整体护理理念
		4. 操作规范，动作熟练
		5. 在规定时间内完成

看一看

染色体异常是导致新生儿出生缺陷的主要原因，其包括染色体数目异常、染色体大片段缺失/重复、致病性基因组拷贝数变异等。出生缺陷导致患者家庭陷入沉重的经济负担和精神压力，也给社会带来了巨大的难题。遗传因素导致的出生缺陷目前尚无有效的治疗手段，只能通过产前筛查和诊断预防患儿的出生缺陷。

无创产前检测技术（NIPT）是针对孕妇外周血中母体与胎儿游离DNA片段，利用下一代高通量测序技术与生物信息分析技术，分析胎儿是否发生染色体非整倍体变异的一项产前筛查技术，该技术开创了产前筛查的新时代，并迅速得到全球的普遍认可，对降低出生缺陷率，减少不必要的有创性产前诊断率具有重要意义。

练一练

通过四步触诊法，不可以估计的是

A. 骨盆大小　　B. 子宫底高度　　C. 胎产式

D. 胎先露是否衔接　　E. 羊水量

答案解析

想一想

什么是仰卧位低血压综合征？

答案解析

护爱生命

胎儿出生体重是新生儿病死率预测的重要参数，准确地估算胎儿体重对于妊娠结局的判断尤为重要。产前准确估计胎儿体重对于选择分娩时机，以及选择分娩方式以获得良好的围产结局具有重要意义。通过四步触诊法测量宫高、腹围来估算胎儿体重，不仅可以作为判断能否正常分娩的一个重要指标，而且实施简单，经济实用，为大多数临床产科医师所常用。但是此法预测体重与新生儿实际体重之间的标准差较大，四步触诊法小于实际体重值。分析原因可能由于测量中受孕产妇的身高、胖瘦、腹壁脂肪厚度、先露高低等多种因素影响，以致这种方法估计胎儿体重不够精确。由于此法方便快捷，简单易行，适宜作为临床筛选应用。

目标检测

重点回顾

1. 某孕妇，孕32周，四步触诊法触诊为枕右前位，其胎心音听诊的部位应在
   A. 脐下左侧　B. 脐上左侧　C. 脐下右侧　D. 脐上右侧　E. 脐周
2. 妊娠晚期孕妇休息时宜采取的体位是
   A. 自由体位　B. 仰卧位　C. 半卧位　D. 左侧卧位　E. 坐位
3. 某孕妇，孕31周，经查体骶左前位，胎心音听诊的部位应在
   A. 脐下左侧　B. 脐上左侧　C. 脐下右侧　D. 脐上右侧　E. 脐周
4. 某孕妇，孕37周，经四步触诊检查宫底圆而硬，有浮球感；耻骨联合上方软而宽，不规则，胎背位于母体右侧，若护士需要听胎心，应在哪个部位
   A. 脐下左侧　B. 脐上左侧　C. 脐下右侧　D. 脐上右侧　E. 脐周
5. 某孕妇，孕27周，产前检查一切正常，咨询自我监护胎儿情况最简单的方法，应指导其采用的是
   A. 胎儿听诊　B. 自我计数胎动　C. 称体重
   D. B超检查　E. 激素测定

第八节　快速血糖测定

PPT

学习目标

素质目标：

（1）遵守原则，认真仔细，爱岗敬业。

（2）关爱患者，动作轻柔。

知识目标：

（1）掌握妊娠期糖尿病患者的基础护理问题和主要护理措施。

（2）熟悉快速血糖测试的目的、方法及注意事项和护理效果评价。

（3）了解糖尿病对妊娠的影响。

能力目标：

（1）能根据患者的病情，选择血糖测定的时间和部位，操作前确保快速血糖仪能有效使用。

（2）能严格遵守查对制度、无菌技术操作原则，动作熟练规范，准确地完成快速血糖测定。

（3）能根据病情正确判断血糖测定结果的临床意义，同时进行健康指导。

导学情景

情景描述： 患者，女性，31岁，停经23周因多尿、多饮、多食3个月于2013年6月3日以妊娠期糖尿病（GDM）收入院。

情景分析： 患者被诊断为妊娠期糖尿病。妊娠期糖尿病对孕妇和胎儿均会产生重要影响，若血糖控制不佳会导致孕妇和胎儿出现各种不良结局，有效控制患者病情是改善孕妇和胎儿预后的重要方式。因此，对于妊娠期糖尿病治疗和护理具有重要作用。

讨论： 请问患者存在哪些主要的护理问题？应采取哪些有针对性的护理措施？

学前导语： 妊娠期糖尿病是怀孕期间发生的特殊类型的糖尿病，占妊娠合并糖尿病的90%以上。如果GDM孕妇在孕期不及时采取干预措施，则可能对孕妇及胎儿造成各种不良影响。因此，妊娠期糖尿病患者血糖控制至关重要。护理工作者需要知晓妊娠期糖尿病患者的主要护理问题、针对性的护理措施及正确评估护理效果，采取有效的治疗和护理措施。护士应如何正确快速测定妊娠期糖尿病患者的血糖值？

一、完成任务

（一）任务一

请你对患者进行护理评估，提出主要的护理问题，制定有针对性的护理措施，并评估护理措施的有效性。

（二）任务二

请给患者进行快速血糖的测定。

二、实施条件

类型	基本实施条件	备注
场地	①模拟病房；②模拟治疗室；③处置室	—
资源	①床单位；②孕妇产前检查模型；③医疗垃圾桶、生活垃圾桶；④屏风	—
用物	①血糖仪、采血笔及针头、配套试纸；②75%乙醇；③免洗手消毒液；④无菌棉签；⑤记录本；⑥治疗单；⑦笔；⑧弯盘	操作者工作服、帽子、口罩
带教老师	每15名学生配备一名带教老师	—

三、考核时量

16分钟：其中用物准备8分钟，操作8分钟。

四、考核标准

（一）任务1考核标准

1. 护理评估 评估孕妇糖尿病病史及家族史，有无复杂性外阴阴道假丝酵母菌病、不明原因反复流产、死胎、巨大儿或分娩足月新生儿呼吸窘迫综合征史、胎儿畸形、新生儿死亡等不良孕产史等；本次妊娠经过、病情管理及目前用药情况；有无胎儿偏大或羊水过多等潜在高危因素。同时注意评估有无肾脏、心血管系统及视网膜病变等合并症的症状及体征。

2. 护理问题

（1）有血糖不稳定的危险　与血糖代谢异常有关。

(2) 知识缺乏　缺乏血糖监测、妊娠合并糖尿病自我管理等的相关知识。

3. 护理目标

(1) 孕妇及家人能够描述个体化饮食方案，体重增长保持正常范围。

(2) 孕妇及家人能描述监测血糖的方法，掌握发生高血糖及低血糖的症状及应对措施，维持母儿健康。

4. 护理措施

(1) 健康教育　通过多媒体授课、手机短信、微信建群、健康教育短片、床边一对一等多种方式进行妊娠期糖尿病相关知识宣教。指导孕妇正确控制血糖，提高自我监护和自我护理能力，共同制订有针对性的健康教育干预计划，使孕妇掌握注射胰岛素的正确方法，药物作用的药峰时间，配合饮食及合适的运动和休息，并能自行血糖或尿糖测试，讲解妊娠合并糖尿病对母儿的危害，预防各种感染的方法，指导孕妇听一些优美抒情的音乐，在专业人员指导下，进行孕期瑜伽练习，保持身心愉悦。教会孕妇掌握高血糖及低血糖的症状及紧急处理步骤，鼓励其外出携带糖尿病识别卡及糖果，避免发生不良后果。

(2) 孕期母儿监护　指导孕妇每周测量体重、宫高、腹围；每天监测血压，定期监测胎心音等，确保胎儿安全。

(3) 营养治疗　通过个体化的饮食方案实现血糖控制，饮食方案的设计应综合考虑个人饮食习惯、体力活动水平、血糖水平及孕妇妊娠期生理学特点，在限制碳水化合物摄入的同时保证充足的营养供给和产妇体重适当增加，并将血糖维持在正常水平，减少酮症的发生。

(4) 运动干预　安全有效的运动有利于改善妊娠糖尿病患者对葡萄糖的有效利用，改善葡萄糖代谢异常，降低血糖水平。

(5) 合理用药　多数 GDM 孕妇通过饮食、运动等生活方式干预，使血糖达标，不能达标的 GDM 患者，为避免低血糖或酮症酸中毒的发生，首选胰岛素治疗。

(6) 心理支持　维护孕妇自尊，积极开展心理疏导。糖尿病孕妇了解糖尿对母儿的危害后，可能会因无法完成“确保自己及胎儿安全顺利地度过妊娠期和分娩期”而产生焦虑、恐惧及低自尊的反应，严重者造成身体意象紊乱。

5. 护理效果评价

(1) 孕妇及家人掌握饮食治疗原则，营养摄入满足营养需求，母婴健康。

(2) 孕妇血糖控制良好，无并发症发生。

（二）任务 2 考核标准（快速血糖测定的操作）

准备时间：8 分钟；完成时间：8 分钟（表 1－8）。

表 1－8　快速血糖测定（妊娠期）技术操作规范

考核内容		技术要求
评估及准备	患者	1. 核对医嘱单、治疗卡、患者床号、姓名
		2. 向患者解释并取得合作
		3. 评估患者全身情况、进食情况、心理状态、对疾病知识了解程度
	环境	4. 采血部位选择恰当，符合患者意愿，评估采血部位皮肤情况
	操作者	环境清洁，光线充足，温、湿度适宜
		1. 操作者仪表准备（衣帽整齐，戴口罩）
	用物	2. 洗手或手消毒
		用物准备齐全：①血糖仪、采血笔及针头、配套试纸；②75% 乙醇；③免洗手消毒液；④无菌棉签；⑤记录本；⑥治疗单；⑦笔；⑧弯盘

续表

<table>
<tr><th colspan="2">考核内容</th><th>技术要求</th></tr>
<tr><td rowspan="12">操作过程</td><td rowspan="3">采血前</td><td>1. 再次核对患者姓名、床号</td></tr>
<tr><td>2. 做好解释，安慰患者</td></tr>
<tr><td>3. 开机，检查血糖仪性能是否良好，确认血糖仪条码与试纸条码一致，将试纸插入机内</td></tr>
<tr><td rowspan="6">采血</td><td>1. 正确选择采血部位，75% 乙醇消毒皮肤，待干</td></tr>
<tr><td>2. 正确安装采血针头，调节合适档位深度</td></tr>
<tr><td>3. 快速采血，减轻患者痛苦</td></tr>
<tr><td>4. 用干棉签拭去第 1 滴血，将第 2 滴血轻触试纸测试区</td></tr>
<tr><td>5. 读取血糖值</td></tr>
<tr><td>6. 取出试纸，关闭仪器</td></tr>
<tr><td rowspan="3">采血后</td><td>1. 整理用物，针头丢入锐器盒，试纸丢入医用垃圾桶内集中处理</td></tr>
<tr><td>2. 洗手，记录测试结果并告知患者，做相关解释</td></tr>
<tr><td>3. 给予饮食、运动及血糖监测方法的相关健康指导</td></tr>
<tr><td colspan="2" rowspan="5">评价</td><td>1. 患者安全、满意</td></tr>
<tr><td>2. 操作规范，动作熟练、轻柔</td></tr>
<tr><td>3. 沟通有效，配合良好，健康指导内容和方式合适</td></tr>
<tr><td>4. 语言亲切，态度和蔼，关爱患者</td></tr>
<tr><td>5. 在规定时间内完成</td></tr>
</table>

看一看

糖尿病合并妊娠可引起胎儿心脏畸形，是先天性心脏病重要的非遗传性风险因素；但其发病机制尚不清楚。近来研究表明：高糖作为重要的致畸因子，可影响心内膜垫形成和神经嵴细胞发育；心脏氧化应激损伤、心肌细胞凋亡增加、细胞外基质合成增多以及心脏发育相关基因表达改变是其重要致病机制。

练一练

确诊妊娠合并糖尿病，空腹血糖值应为

A. 2 次或 2 次以上空腹血糖≥5. 8mmol/L

B. 1 次空腹血糖≥5. 8mmol/L

C. 2 次或 2 次以上空腹血糖 <5. 8mmol/L

D. 2 次或 2 次以上空腹血糖≥6. 8mmol/L

E. 2 次或 2 次以上空腹血糖≥7. 8mmol/L

答案解析

想一想

妊娠合并糖尿病新生儿的护理措施有哪些?

答案解析

护爱生命

2020 年 11 月 14 日是第 14 个联合国糖尿病日，宣传主题是“护士与糖尿病”。旨在强化护理工作者在糖尿病健康管理中的重要作用，有效干预糖尿病危险因素，促进高危人群和患者的早期发现与干预，提高糖尿病患者自我管理能力，切实降低糖尿病危害，保护人民群众身体健康。

目标检测

重点回顾

1. 38 周妊娠合并糖尿病，胎膜早破 2 小时入院，首选处理方法是
   A. 应用抗生素　B. 缩宫素点滴　C. 了解血糖水平　D. 尽快剖宫产　E. 地塞米松 10mg 静脉滴注
2. 妊娠合并糖尿病产妇的新生儿，娩出 30 分钟内主要的护理措施是
   A. 早吸吮　B. 母乳喂养　C. 喂白开水　D. 不需喂哺　E. 滴服 25% 的葡萄糖液
3. 妊娠合并糖尿病需使用药物治疗时应选用下列哪种药物
   A. 格列本脲　B. 消渴丸　C. 胰岛素　D. 苯乙双胍　E. 以上都可以
4. 某孕妇，28 岁，孕期检查中发现血糖 14mmol/L，诊断为妊娠合并糖尿病，患者最可能存在的护理问题是
   A. 活动无耐力　B. 自理能力缺陷　C. 营养失调　D. 体液过多　E. 气体交换受损
5. 妊娠糖尿病的高危因素与以下哪种因素无关
   A. 肥胖　B. 糖尿病家族史　C. 孕妇身高　D. 孕妇出生体重　E. 有死胎或巨大儿史

第九节　会阴湿热敷

PPT

学习目标

素质目标：

（1）遵守原则，动作轻柔。

（2）态度和蔼，体贴患者。

知识目标：

（1）掌握会阴侧切患者的基础护理问题和主要护理措施。

（2）熟悉湿热敷操作的特点和护理效果评价。

（3）了解患者家属的心理护理。

能力目标：

（1）能正确评估患者伤口局部情况，了解患者心理状况和合作程度。

（2）能选择合适的湿敷溶液，温度适宜，防止烫伤。

（3）能及时评价热敷效果，评估结果准确，解释合理。

导学情景

情景描述： 患者，女性，29 岁，会阴侧切分娩一活男婴，产后 2 天，自诉下腹部阵发性胀痛，哺乳时加剧。会阴切口微红，明显水肿，无脓性分泌物。乳房充盈可，无胀痛。

情景分析： 该患者会阴侧切伤口红肿，应尽早进行护理。会阴侧切术已成为产科常见手术，但会阴侧切术后常发生局部红肿疼痛，甚至感染严重影响产妇的康复及早期活动。因此，采取有效的会阴切口的护理是降低会阴切口感染率，减轻疼痛，促进切口愈合的关键。

讨论： 请问该患者存在哪些主要的护理问题？应采取哪些有针对性的护理措施？

学前导语： 阴道分娩后会阴切口疼痛及水肿在临床上十分常见，若不进行适当的治疗，疼痛会使产妇精神紧张、焦虑、活动受限或切口感染，长时间疼痛还可以影响产妇饮食，睡眠及母乳喂养，危害母婴健康。因此护理工作者需要知晓会阴侧切患者的主要护理问题、针对性的护理措施，采取有效的治疗和护理措施缓解会阴切口的疼痛及水肿。护士应如何正确给予会阴侧切患者湿热敷？

一、完成任务

（一）任务一

请对患者进行护理评估，提出主要的护理问题，制定有针对性的护理措施，并评估护理措施的有效性。

（二）任务二

请为患者进行会阴湿热敷。

二、实施条件

类型	基本实施条件	备注
场地	①模拟病房；②模拟治疗室；③处置室	—
资源	①病床；②标准化患者；③处置室设有洗手设备、生活垃圾桶、医用垃圾桶；④屏风	—
用物	①一次性垫巾 1 块；②一次性治疗巾 1 块；③会阴垫 1 块；④无菌弯盘 2 个；⑤镊子 2 把；⑥无菌纱布若干；⑦棉垫；⑧大小棉签各一包；⑨医用凡士林；⑩0.2% 碘伏；⑪装有煮沸的 50% 硫酸镁或 95% 乙醇的治疗碗；⑫无菌治疗碗（杯）一个；⑬水温计；⑭免洗手消毒液；⑮必要时备热源袋或红外线灯	工作服、帽子、口罩
带教老师	每 15 名学生配备一名带教老师	—

三、考核时量

20 分钟：其中用物准备 10 分钟，操作 10 分钟。

四、考核标准

（一）任务 1 考核标准

1. 护理评估

（1）询问并查询产妇妊娠期有无感染，分娩过程是否顺利，产后出血量及会阴撕裂程度。

（2）了解产妇产前及产后 3 天内 T、P、R、BP 情况；了解宫底高度及子宫收缩情况；观察恶露的量、颜色及气味；检查会阴伤口愈合情况、水肿的严重程度；检查乳房有无平坦或凹陷乳头，乳房胀痛或乳汁淤积的程度。

（3）了解产妇的心理状况及社会支持状况。

2. 护理问题

（1）疼痛　与产后宫缩痛、会阴伤口红肿及乳房胀痛有关。

（2）舒适的改变　与产后宫缩痛、会阴切口及恶露有关。

（3）焦虑　与担心产褥期恢复预后有关。

（4）有感染的危险　与会阴切口红肿有关。

3. 护理目标

（1）产后宫缩痛2～3天逐渐减轻消失。

（2）产妇表示不适程度逐渐减轻。

（3）产妇情绪逐渐稳定，能够配合治疗护理。

（4）产妇会阴水肿消失，不发生感染。

4. 护理措施

（1）一般护理　提供良好的休息环境，指导产妇有足够的营养和睡眠，鼓励产妇适当活动，做产后保健操，促进康复。

（2）病情观察　密切监测生命体征变化，注意子宫收缩、宫底高度、恶露情况。

（3）会阴护理　①密切观察会阴侧切伤口，注意水肿程度及有无感染；②勤换会阴垫，大便后用水清洗，保持会阴部清洁，用0.05%聚维酮碘液或0.2%苯扎溴铵会阴擦洗每日2～3次；③嘱产妇取会阴伤口对侧卧位；④遵医嘱予50% $MgSO_4$ 会阴湿热敷或远红外线灯照射每日2次，促进水肿的消退及伤口愈合。

（4）母乳喂养指导　对产妇进行母乳喂养知识和技能的评估，鼓励并指导母乳喂养。

（5）心理护理　向产妇及家属讲解产褥期相关知识，减轻患者的心理负担，缓解焦虑心情。

（6）健康指导　告知产妇注意保持外阴的清洁，勤换会阴垫、内裤及被褥等。鼓励产妇多饮水，克服会阴伤口疼痛，及早下床活动，多进行缩肛运动。

5. 护理效果评价

（1）产后宫缩痛2天后自然消失。

（2）产妇出院前会阴水肿消退，舒适度增加。

（3）住院期间产妇情绪稳定，主动参与新生儿及自我护理。

（4）住院期间产妇体温正常，会阴水肿消失，未发生感染。

（二）任务2 考核标准（会阴湿热敷的操作）

准备时间：10分钟；完成时间：10分钟（表1－9）。

表1－9　会阴湿热敷的操作示范

考核内容		技术要求
评估及准备	患者	1. 核对床号、姓名，了解患者会阴伤口水肿面积或血肿大小、检查伤口有无感染，评估患者心理状态及合作程度
		2. 解释会阴湿热敷的目的与配合方法
		3. 协助患者排空膀胱，清洁会阴
	环境	清洁、安静，温湿度适宜，保护患者隐私（用布帘或屏风遮挡）
	操作者	1. 着装整洁，戴好帽子、口罩
		2. 修剪指甲，按七步洗手法洗手
	用物	①一次性垫巾1块；②一次性治疗巾1块；③会阴垫1块；④无菌弯盘2个；⑤镊子2把；⑥无菌纱布若干；⑦棉垫；⑧大小棉签各一包；⑨医用凡士林；⑩0.2%碘伏；⑪装有煮沸的50%硫酸镁或95%乙醇的治疗碗；⑫无菌治疗碗（杯）一个；⑬水温计；⑭免洗手消毒液；⑮必要时备热源袋或红外线灯

考核内容		技术要求
操作过程	再次核对	再次核对患者姓名并解释，取得合作
	会阴擦洗	1. 无菌治疗碗（杯）内倒入适量 0.2% 碘伏液，放入大棉签
		2. 协助患者取膀胱截石位暴露会阴
		3. 臀下垫一次性垫巾及治疗巾
		4. 0.2% 碘伏液棉签行会阴擦洗，清洁局部伤口
	湿热敷	1. 在受敷部位涂凡士林后盖一层无菌纱布
		2. 将 4 ~ 6 块无菌纱布块浸入 50% 硫酸镁或 95% 乙醇溶液中
		3. 双手各持 1 把镊子将纱布拧至不滴水，展开纱布，敷在患处，覆盖 4 ~ 6 块
		4. 在会阴湿热敷纱布块外面盖棉垫保温
		5. 每隔 3 ~ 5 分钟更换湿热敷垫一次，湿热敷时间为 15 ~ 30 分钟，亦可用热源袋放在棉垫外或用红外线灯照射以维持湿热敷温度
		6. 湿热敷完毕，移去敷料，擦去皮肤上凡士林，观察湿热敷处皮肤情况
		7. 更换清洁会阴垫
	操作后处理	1. 协助患者穿好衣裤，取舒适体位，整理床单位
		2. 初步处理用物，洗手，取口罩
		3. 记录热敷时间和效果
	注意事项	1. 湿热敷时，应在会阴擦洗、局部伤口清洁后进行
		2. 湿热敷的温度一般为 41 ~ 48℃
		3. 湿热敷面积应是病损范围的 2 倍
		4. 湿热敷过程中应定期检查热源袋是否完好，防止烫伤，对于休克、虚脱、昏迷及术后感觉不灵敏的患者尤应注意
		5. 湿热敷过程中，随时评价热敷效果
评价		1. 操作规范，动作熟练
		2. 态度和蔼，关心体贴，与患者及家属沟通有效
		3. 保护患者隐私，患者舒适、安全
		4. 湿热敷溶液温度适宜，皮肤无烫伤
		5. 在规定时间内完成

看一看

“无创助产技术”（hand-off）理念是由美国加州太平洋医疗中心的范渊达教授提出，其原理是分娩时不保护会阴，而是按照分娩的自然过程，控制分娩的速度，使胎头在娩出时对阴道产生的压力均匀分布，帮助产妇在宫缩间期缓慢娩出胎儿，减少人为阻力保护会阴引起的母婴伤害。

无创助产技术关键是指导产妇正确用力，会阴体在没有外力干扰下能均匀受力，随着宫缩在胎头俯屈和仰伸的合力下，原来很厚且弹性很差的会阴组织会变得很薄且富有弹性，助产士单手控制胎头娩出速度，使胎头缓慢地娩出阴道。

练一练

会阴湿热敷可用于以下哪些情况

A. 会阴部水肿　　B. 会阴血肿的吸收期

C. 会阴伤口硬结　　D. 会阴伤口早期感染

E. 以上都不是

答案解析

想一想

会阴侧切时会切到哪些肌肉？

答案解析

护爱生命

产后严重的乳房肿胀会引起乳房疼痛、变硬、婴儿衔接困难、排乳汁受阻等问题，缓解产妇乳房肿胀的临床护理研究是妇产科关注的热点问题。将硫酸镁湿敷法联合一般湿热敷法用于乳房肿胀，改善效果显著。其原理可能与50%硫酸镁具备阻断乙酰胆碱释放存在一定联系。50%硫酸镁湿敷法临床上可促使乳房血液循环，减缓乳汁淤积的功效。硫酸镁湿敷法联合一般湿热敷法有助于缓解产后乳房肿胀，提升母乳喂养成功率，值得临床推广应用。

目标检测

重点回顾

1. 通常自然分娩产妇在产后多久便可下床适当活动
   A. 12小时　B. 13小时　C. 14小时　D. 15小时　E. 20小时
2. 某初产妇，足月顺产，阴道分娩，会阴1度裂伤，产后两天裂伤缝合处水肿明显，会阴护理措施中正确的是
   A. 冲洗阴道、会阴　B. 外用消炎膏药
   C. 50%硫酸镁湿敷伤口　D. 坐浴，2次/日
   E. 取伤口侧卧位
3. 某初产妇，第二产程，何时应开始保护会阴
   A. 宫口开全时　B. 胎头拨露使会阴后联合紧张时
   C. 胎头着冠时　D. 胎头仰伸时
   E. 阴道口见胎头时
4. 为了避免会阴的损伤，将分娩带给母亲的伤害降到最低，在接生时会采取什么方法
   A. 会阴侧切　B. 会阴横切　C. 会阴竖切　D. 会阴斜切　E. 会阴正中切
5. 侧切伤口青紫肿痛处理时，早期用冰袋冷敷，后期可用50%何种溶液湿热敷，并每天观察伤口愈合情况
   A. 乙醇　B. 高锰酸钾　C. 盐水　D. 硫酸镁　E. 盐酸

书网融合……

微课　习题

第二章　儿童护理

第一节　母乳喂养指导

PPT

学习目标

素质目标：

（1）仪表举止优美，对肺炎患儿耐心、细心。

（2）操作熟练，方法正确，动作轻柔。

（3）态度和蔼，关心爱护家属及患儿，沟通有效，指导效果良好，体现出人文关怀。

知识目标：

（1）掌握肺炎患儿的主要护理问题、主要护理措施。

（2）熟悉肺炎患儿的护理效果评价。

（3）了解肺炎患儿的护理评估、肺炎患儿的基本知识。

能力目标：

（1）能按照患儿要求正确指导母亲母乳喂养；能准确进行哺乳后指导。

（2）能从病情观察、协助治疗、心理护理、人文沟通及教育等方面提出有针对性的护理措施，并评估护理措施的有效性。

导学情景

情景描述：患儿，男性，7个月，因“发热、咳嗽4天，气促1天”入院。患儿6天前无明显诱因出现发热、咳嗽，体温波动在38.6～39.5℃，咳嗽呈阵发性，有痰不易咳出，伴有流涕、鼻塞。近1天来，患儿咳嗽渐加重，伴有喘憋，咳嗽时偶有痰液咳出，痰液黏稠色黄。体格检查：T 39.0℃，P 150次/分，R 45次/分，精神萎靡，咽部充血，口周发绀，鼻翼煽动，有轻度的三凹征。听诊双肺可闻及较密集中细湿啰音。诊断：肺炎。

情景分析：结合体格检查、实验室检查和既往病史等，患儿诊断为肺炎。了解肺炎的种类、原因、症状，并采用正确的护理措施。

讨论：请问患儿存在哪些主要的护理问题？应采取哪些有针对性的护理措施？

学前导语：肺炎一年四季均可发生，以冬春季节最为多见，不仅发病率高，病死率也高，占我国儿童死亡原因的第一位，是我国儿童保健重点防治的“四病”之一。护理人员需知晓肺炎患儿的主要护理问题、针对性的护理措施、提倡母乳喂养，能指导家属合理喂养。

一、完成任务

（一）任务一

请对患儿进行护理评估，提出主要的护理问题，制定有针对性的护理措施，并评估护理措施的有效性。

（二）任务二

请按照患儿目前要求正确指导母亲母乳喂养。

二、实施条件

类型	实施条件	备注
场地	①模拟病房；②模拟治疗室；③处置室	—
资源	①治疗台；②病床；③SP（标准化患者）；④生活垃圾桶、医用垃圾桶；⑤治疗车、治疗盘；⑥屏风	—
用物	母乳喂养指导用物：①床单位；②婴儿床单位；③产妇；④靠背椅；⑤踏板；⑥处置室设有洗手设备、医用垃圾桶、生活垃圾桶；⑦哺乳抱枕；⑧屏风；⑨室温计	工作服、帽子、口罩、挂表
带教老师	每15名学生配备一名带教老师	—

三、考核时量

20分钟：其中用物准备10分钟，操作10分钟。

四、考核标准

（一）任务1考核标准

1. 护理评估　询问患儿家属患儿是否有呼吸道传染病接触史？患儿是否按时接种疫苗？家庭成员有无呼吸道感染史？

2. 护理问题

（1）气体交换受损　与肺部炎症有关。

（2）清理呼吸道无效　与呼吸道分泌物过多，痰液黏稠、无力排痰有关。

（3）体温过高　与肺部感染有关。

3. 护理目标

（1）患儿住院期间气促、发绀症状逐渐改善以至消失，呼吸平稳。

（2）患儿住院期间能顺利有效地咳出痰液，呼吸道通畅。

（3）患儿三天内体温恢复正常。

4. 护理措施

（1）改善呼吸功能　保持室内空气清新，室温控制在18～20℃，湿度60%，嘱患儿卧床休息，减少活动。适度保暖，内衣应宽松，以免影响呼吸；勤换尿布，保持皮肤清洁。用面罩或头罩给氧，氧流量为2～4L/min，氧浓度不超过50%～60%。并遵医嘱给予抗生素治疗。

（2）保持呼吸道通畅　及时清除患儿口鼻分泌物，协助拍背排痰，经常变换体位，以减少肺部淤血，促进炎症吸收。遵医嘱进行雾化吸入，利于痰液咳出，必要时予以吸痰，吸痰时多考虑及关心患儿的感受，吸痰不宜在患儿进食后1小时内进行，以免引起恶心、呕吐，吸痰负压应少于40.0kPa。

（3）维持体温正常　密切监测体温变化，遵医嘱药物降温，密切观察病情变化，如观察患儿神志、面色、呼吸、心率等生命体征，观察有无呕吐、腹胀、肠鸣音减弱或消失、便血等情况。及时对症处理，减轻患儿的不适感。

5. 护理效果评价

（1）患儿能顺利有效地咳出痰液，呼吸道通畅。

（2）患儿气促、发绀症状逐渐改善以至消失，呼吸平稳。

（3）患儿体温恢复正常。

（二）任务2 考核标准（母乳喂养指导）

准备时间：10分钟，完成时间：20分钟（表2－1）。

表2－1　母乳喂养指导操作规范

考核内容		技术要求
评估及准备	产妇及婴儿	1. 产妇对母乳喂养的认识与配合程度，擦洗并按摩乳房
		2. 评估婴儿情况，是否清醒，是否处于饥饿状态，评估大小便情况，按需更换干净尿布；有无母乳喂养禁忌证
		3. 评估产妇有无母乳喂养禁忌证
	环境	清洁，安静，光线明亮，室温22～24℃
	操作者	1. 衣帽整洁，佩戴挂表
		2. 七步洗手法洗手
	用物	用物准备齐全，逐一对用物进行评估，质量符合要求。按操作先后顺序放置：①床单位；②婴儿床单位；③靠背椅；④踏板；⑤处置室设有洗手设备、医用垃圾桶、生活垃圾桶；⑥哺乳抱枕；⑦屏风；⑧室温计
实施	产妇洗手	1. 指导产妇使用肥皂水清洗双手
		2. 产妇第一次哺乳或产妇有大量出汗时指导产妇清洁乳头及乳晕
	指导哺乳体位	根据分娩情况、全身情况及产妇意愿选择合适的哺乳体位：①坐位横抱式，适宜于阴道分娩产妇；②坐位环抱式，适宜于剖宫产产妇；③侧卧位（阴道分娩和剖宫产产妇均适合）；④坐位交叉式，适宜于早产儿和含乳头困难的婴儿
	指导哺乳姿势	指导哺乳姿势讲述清楚，产妇能理解，姿势合适：①坐位横抱式。指导产妇坐在靠背椅上，背部紧靠椅背，两腿自然下垂放在地面上，哺乳侧脚可踩在踏板上，产妇抱婴儿贴近自己，将婴儿头枕在产妇一手的前臂上，手掌托住臀部，使婴儿的头与躯体呈一直线，脸朝向母亲，鼻尖对乳头，下颌部紧贴乳房，胸部和腹部紧贴母亲。②侧卧位。产妇取侧卧位，婴儿与母亲面对面侧卧，身体贴近，将婴儿的上半身抬高与乳房呈水平线，使婴儿的头与躯体呈一直线，脸朝向母亲，鼻尖对乳头，下颌部紧贴乳房，胸部和腹部紧贴母亲。③坐位环抱式。产妇坐在靠近床边的靠背椅上，产妇靠床侧手环抱住婴儿，手掌托起婴儿头部，婴儿身下可稍垫高，以婴儿嘴刚好含住母亲乳头为宜，婴儿的头与躯体呈一直线，脸朝向母亲，鼻尖对乳头，下颌部紧贴乳房，胸部和腹部紧贴母亲。④坐位交叉式。指导产妇坐在靠背椅上，背部紧靠椅背，两腿自然下垂放在地面上，哺乳侧脚可踩在踏板上，产妇用手掌握住婴儿的头枕部，婴儿脸朝哺乳侧乳房，鼻尖正对乳头，下颌部紧贴乳房，胸部和腹部紧贴母亲（如母亲用右侧乳房哺乳时，用左手从下侧握住婴儿的头枕部，手腕放在宝宝两肩胛之间，大拇指和其余四指分别张开贴放在头部两侧的耳后）
	指导正确托乳房	1. 指导产妇一手大拇指与其余四指分开呈“C”字型托起乳房
		2. 用四指托住乳房的底部，大拇指轻压乳房的上部，以免堵住婴儿鼻孔而影响呼吸
	指导帮助婴儿含接	指导产妇用乳头触碰刺激婴儿的嘴唇，待婴儿产生觅食反射口张到足够大，下唇向外翻时，顺势将乳头和大部分乳晕送入婴儿口中
	判断婴儿是否正确含接	口述：①婴儿的嘴张大，下唇向外伸，下颌紧贴着乳房。②婴儿的两面颊饱满。③看到婴儿慢而深的吸吮动作，听到吞咽的声音。吸允时母亲无乳头疼痛感。如果乳汁特别多，应指导产妇托乳侧手示指和中指调整为剪刀式放在乳晕周围，控制出乳量，防止婴儿发生呛奶
	哺乳后指导	1. 完全吸空一侧乳房后再吸另一侧，哺乳时间约15～20分钟
		2. 下压婴儿下颌，退出乳头
		3. 哺乳结束后将婴儿竖抱，头部紧靠母亲肩上，空心掌轻拍背部，排出胃内空气
	操作后处理	1. 指导产妇将婴儿抱回婴儿床，取右侧卧位
		2. 整理床单位，协助产妇取舒适卧位
		3. 整理用物，按要求初步处理用物
		4. 手消毒剂消毒双手，在护理记录单上记录指导母乳喂养情况

续表

考核内容	技术要求
评价	1. 操作规范，动作熟练，指导有效
	2. 在规定时间内完成
	3. 着装规范、符合要求
	4. 举止大方、无多余动作
	5. 语言亲切，态度和蔼，关爱患者
	6. 健康指导内容和方式正确

看一看

肺炎尚无统一分类法，目前常用以下几种分类方法。

（1）按病理分类　大叶性肺炎、支气管肺炎和间质性肺炎。

（2）按病因分类　病毒性肺炎、细菌性肺炎、支原体肺炎、衣原体肺炎、真菌性肺炎、非感染病因引起的肺炎（吸入性肺炎、过敏性肺炎）等。

（3）按病程分类　①急性肺炎：病程在1个月以内；②迁延性肺炎：病程在1～3个月；③慢性肺炎：病程在3个月以上。

（4）按病情分类　①轻症肺炎：以呼吸系统症状为主，无全身中毒症状；②重症肺炎：除呼吸系统严重受累外，其他系统也受累，全身中毒症状明显。

肺炎还可按临床表现是否典型分为典型性肺炎和非典型性肺炎；按发生地区分为社区获得性肺炎和院内获得性肺炎。

练一练

下列关于小儿呼吸道解剖特点描述不正确的是

A. 咽鼓管较宽、直而短，呈水平位，易引起中耳炎

B. 婴儿鼻黏膜柔嫩、血管丰富，感染时易发生鼻塞

C. 婴幼儿鼻泪管短，上呼吸道感染时引起结膜炎

D. 喉头狭窄，富有血管，感染时易出现呼吸困难

E. 异物易进入左侧支气管

答案解析

想一想

如何判断乳汁分泌量是否充足？

答案解析

护爱生命

世界卫生组织将小儿肺炎列为3种重要儿科疾病之一，小儿肺炎死亡占整个儿童死亡的1/5以上，尤其是婴幼儿死亡率更高，成为我国小儿死亡原因的第一位。为此，小儿肺炎防治被列为我国儿童保健工作的重要任务之一。《小儿肺炎防治方案》提供了可操作性较强的防治方案。该方案分为预防、诊断和治疗三大部分。就预防而言，婴幼儿应尽可能避免接触呼吸道感染的患者；做好儿童的计划免疫，

特别是麻疹活疫苗和百白破混合制剂的注射，以减少继发肺炎的发生；已患肺炎的婴幼儿抵抗力弱，易染他病，应积极预防可能引起严重后果的并发症，如脓胸、脓气胸等。

目标检测

重点回顾

1. 关于小儿肺炎分类的描述不正确的是
   A. 按病理分类分为间质性肺炎和大叶性肺炎等
   B. 按病因分类分为感染性肺炎和非感染性肺炎等
   C. 按病程分类分为急性肺炎（<3 个月）和慢性肺炎（>3 个月）
   D. 按病情分类分为轻症肺炎和重症肺炎
   E. 按临床表现分为典型肺炎和非典型肺炎
2. 患儿，男性，3 岁。4 天前出现频繁干咳，伴有胸骨后不适，乏力。未予重视。昨日出现咳嗽，咳吐黏液脓痰，痰中偶有血丝。查体：肺部散在干湿性啰音，X 线显示肺纹理增粗。该患儿可能的诊断是
   A. 普通感冒　　B. 急性病毒性支气管炎
   C. 急性气管支气管炎　　D. 肺结核
   E. 支气管肺癌
3. 关于肺炎合并心衰患儿的护理措施不正确的是
   A. 饮食清淡，少量多餐　　B. 给予乙醇湿化氧气持续吸入
   C. 减慢输液速度　　D. 病房安静，温湿适宜
   E. 减少刺激，避免哭闹
4. 肺炎支原体肺炎的临床特点是
   A. 婴儿多见　　B. 多无发热
   C. 刺激性干咳　　D. 肺部体征明显
   E. 头孢菌素治疗有效
5. 对于肺炎患儿，病室适宜的温度和相对湿度是
   A. 16～18℃，40%　　B. 18～22℃，60%
   C. 20～22℃，70%　　D. 22～24℃，80%
   E. 24～26℃，90%
6. 患儿，男性，1 岁，2 天前受凉后，出现发热、犬吠样咳嗽、声音嘶哑、烦躁不安、查体 T 37.9℃，安静时有吸气性喉鸣和三凹征，双肺可闻及喉传导音或管状呼吸音，心率加快，护士应提出的护理诊断是
   A. 体温过高　　B. 体液不足
   C. 清理呼吸道无效　　D. 气体交换受损
   E. 低效性呼吸型态

第二节　体格测量

PPT

学习目标

素质目标：

（1）仪表举止优美，对急性肾炎患儿耐心、细心。

（2）操作熟练，方法正确，动作轻柔，语言亲切。

（3）关爱患儿，能与患儿（或家属）进行有效的沟通，表现出高度的责任感，体现出人文关怀。

知识目标：

（1）掌握急性肾炎患儿的主要护理问题、主要护理措施。

（2）熟悉急性肾炎患儿的护理效果评价。

（3）了解急性肾炎患儿的护理评估、急性肾炎的基本知识。

能力目标：

（1）能准确告知体格测量的目的及注意事项。

（2）能按照体格测量的步骤进行正确的操作。

（3）能对体格测量的结果进行分析，做好健康教育。

导学情景

情景描述：患儿，男性，2岁。近3日，家长发现患儿晨起双眼睑和下肢水肿，且逐渐加重，活动后水肿可减轻，并伴有食欲减退、恶心、呕吐和尿量减少，尿色呈洗肉水样，要求入院治疗。查体：T 36.8℃，P 84次/分，R 22次/分，BP 140/100mmHg。实验室检查：尿蛋白（++），肉眼血尿，血沉加快，血清抗链球菌溶血素“O”滴度升高，余正常。诊断为急性肾小球肾炎。

情景分析：结合病史、体格检查、实验室检查等结果，患儿诊断为急性肾炎。了解该病的病因、发病机制，并能正确的评估病情，根据护理问题采取有效的护理措施。

讨论：请问患儿存在哪些主要的护理问题？应采取哪些有针对性的护理措施？

学前导语：急性肾炎是一组由不同病因引起的感染后免疫反应所致的急性弥漫性肾小球炎性病变，临床主要表现为急性起病，多有前驱感染、水肿、血尿、不同程度蛋白尿、高血压。本病是儿童泌尿系统常见病，多见于5～14岁儿童。护理人员需知晓急性肾炎患儿的主要护理问题、护理措施，对患儿进行体格测量。

一、完成任务

（一）任务一

请对患儿进行护理评估，提出主要的护理问题，制定有针对性的护理措施，并评估护理措施的有效性。

（二）任务二

请对患儿进行体格测量（体重、身高、头围和胸围测量）。

二、实施条件

类型	基本实施条件	备注
场地	①模拟病房；②模拟治疗室；③处置室	—
资源	①病床；②SP（标准化患者）；③生活垃圾桶、医用垃圾桶	
用物	晨间护理车上层置：①盖被；②枕套；③一次性中单；④大单。中层置：①手消毒液；②一次性手套；③卫生纸；④弯盘；⑤床刷；⑥病历本及护理记录单（按需准备）；⑦刷套；下层置：①便盆；②便盆布；③一次性垫巾；④手消毒液；⑤身长测量器；⑥软尺；⑦电子体重秤	操作者工作服、帽子、口罩、挂表
带教老师	每15名学生配备一名带教老师	—

三、考核时量

14分钟：其中用物准备7分钟，操作7分钟。

四、考核标准

（一）任务1考核标准

1. 护理评估 评估患儿发病前1～4周内有无上呼吸道或皮肤感染等病史，了解现在水肿的部位及皮肤状况，尿量及尿的颜色。测量血压及心率值。

2. 护理问题

（1）体液过多　与肾小球滤过率下降致水钠潴留有关。

（2）活动无耐力　与水肿、血压升高有关。

（3）潜在并发症　严重循环充血、高血压脑病、急性肾衰竭。

3. 护理目标

（1）患儿住院期间尿量增加，水肿消退。

（2）患儿住院期间活动耐力逐步恢复，肉眼血尿消失，血压维持在正常范围。

（3）患儿住院期间无并发症发生或发生时能得到及时发现与处理。

4. 护理措施

（1）一般护理　起病2周内应卧床休息，强调卧床休息的重要性，可以减轻心脏负担，改善肾血流量，预防并发症的发生。

（2）病情观察　严密观察血压和心率变化，注意水肿程度及部位，每日或隔日测体重一次，做好出入量记录，观察尿量及尿色。严密观察生命体征变化，警惕并发症的发生。

（3）用药护理　遵医嘱给予利尿药和降压药，观察药物疗效和不良反应，应用利尿药时，观察患儿体重、尿量、水肿的变化并做好记录，注意观察有无电解质紊乱的发生。

（4）饮食护理　给予高糖、维生素、适量蛋白质、适量脂肪的低热饮食。限制盐和水的摄入，有氮质血症时应限制蛋白质的摄入，控制在0.5g/(kg·d^{-1})，并给予优质动物蛋白。

（5）心理护理　了解患儿及家长的心态及其对本病的认识程度，做好健康宣教，使患儿及家长消除焦虑和沮丧情绪，树立战胜疾病的信心，积极配合治疗和护理。

（6）健康指导　向患儿和家长介绍本病为自限性疾病，预后良好；强调限制患儿活动是为了控制病情进展。对待患儿及家人耐心，把患儿及家属的需求放在首位。

5. 护理效果评价

（1）患儿尿量增加，水肿消退。

（2）患儿活动耐力逐步恢复，肉眼血尿消失，血压维持在正常范围。

（3）患儿未出现并发症。

（二）任务 2 考核标准（体格测量操作规范）

准备时间：7 分钟；完成时间：7 分钟（表 2－2）。

表 2－2　体格测量操作规范

考核内容		技术要求
评估及准备	患儿	个人信息及合作情况
		时间选择恰当，晨起空腹时将尿排出后进行或者进食 2 小时后测量为宜
	环境	室内安静、清洁、温暖、光线明亮
	操作者	着装整洁，端庄大方
		修剪指甲，消毒双手方法正确
	用物	用物准备齐全：①电子体重秤；②一次性垫巾；③软尺；④身长测量器；⑤手消毒液；⑥护理记录单（按需准备）
操作过程	核对患儿	1. 核对患儿信息
		2. 向家属解释体格测量的目的
	体重测量	1. 将电子体重秤接通电源，确认功能正常
		2. 将一次性垫巾铺在体重秤上，电子秤校正调零
		3. 去除患儿衣服及尿布，将患儿轻轻放于秤盘上，操作者以手适当防护，防止坠落，数值稳定后准确读数并记录
	身高测量	1. 将一次性垫巾铺在测量板上，患儿仰卧量板中线上
		2. 将头顶部轻触测量板顶端，头部扶正，双手自然伸平
		3. 左手按住患儿双膝，使双腿伸直，右手推动滑板至两足底，使足底与底板垂直，准确读数并记录
	头围测量	1. 协助患儿取坐位或立位
		2. 左手拇指将软尺零点固定于患儿头部一侧眉弓上缘，左手中、示指固定软尺于枕骨粗隆，右手持软尺紧贴头皮绕枕骨结节最高点至另一侧眉弓上缘，回到零点
		3. 准确读出头围数值并记录
	胸围测量	1. 协助患儿取坐位或立位，两臂自然平放或下垂
		2. 左手将软尺零点固定于患儿一侧乳头下缘，右手持软尺紧贴皮肤，经背部两侧肩胛骨下缘绕胸一周回至零点
		3. 取平静呼吸时吸、呼气的平均数并记录
	操作后处理	1. 安置妥当，与家属沟通有效
		2. 告知家属测量的结果并对其宣教
		3. 整理用物，垃圾分类处理
		4. 洗手
评价		1. 体格测量有效
		2. 动作轻柔，语言亲切，操作规范
		3. 沟通有效，解释合理
		4. 在规定时间内完成

看一看

绝大多数急性肾炎患儿为乙型溶血性链球菌感染引起，亦可由其他细菌、病毒支原体、原虫等引发。感染后机体的免疫反应触发产生免疫复合物，免疫复合物通过血液循环沉积于肾脏，引发炎症反应，影响肾脏功能。最常见的是呼吸道感染患儿，由链球菌引起的呼吸道感染，如急性扁桃体炎、猩红热等，常出现发热、声音嘶哑、颈部淋巴结肿大等症状，在病后 6～12 天可突发小儿急性肾炎。另外，见于皮肤感染患儿，由链球菌引起的皮肤感染，如脓疱疮。患儿常出现发热、全身皮肤的鲜红色皮疹等症状，在病后 14～28 天可突发小儿急性肾炎。慢性感染患儿体内存在慢性感染，随时诱发本病。

练一练

与急性肾小球肾炎发病最重要的相关因素是

A. 金黄色葡萄球菌感染　　B. 溶血性链球菌感染

C. 肺炎链球菌感染　　D. 大肠埃希菌感染

E. 流感嗜血杆菌感染

答案解析

想一想

小儿急性肾炎如何有效预防？

答案解析

护爱生命

小儿急性肾小球肾炎为自限性疾病，即随着疾病进展，大部分身体免疫力正常的患儿能自行康复好转。能否严格限制患儿活动，是影响治疗效果的重要因素。

日常应做到观察病情与复查，注意观察患儿的尿液颜色变化，有无泡沫，晨起注意观察颜面部有无水肿，本病疗程较长，完全治疗一般需半年以上，应按医嘱予定期复查尿常规、肾功能、血沉等检查。饮食应限水，根据病情，有无呕吐、腹泻以及尿量来计算，并予低盐饮食，24 小时不超过 1g，严重水肿或有高血压的患儿应无盐饮食。有氮质血症的患儿应限制蛋白摄入，予优质动物蛋白，以每千克体重食入 0.5g 蛋白质计算摄入量。在尿量增多，氮质血症恢复后，应尽早恢复蛋白质供应，保证小儿生长发育的需要。

目标检测

重点回顾

1. 肾小球肾炎血尿、蛋白尿的形成机制是

A. 肾小球基底膜破裂形成裂缝　　B. 水钠潴留

C. 肾血减少　　D. 肾小球毛细血管内皮增生

E. 血浆胶体渗透压下降

2. 不属于急性肾小球肾炎的临床特点的是

A. 水肿　B. 血尿　C. 低蛋白血症　D. 少尿　E. 高血压

3. 急性肾小球肾炎首先出现水肿的部位是

A. 面部　B. 颈部　C. 双足　D. 眼睑　E. 腹部

4. 急性肾炎患儿，若尿呈酸性，则肉眼血尿的颜色为

A. 鲜红色　B. 浓茶色　C. 黄色　D. 洗肉水样色　E. 红褐色

5. 急性肾小球肾炎常见的并发症为

A. 营养不良、慢性肾衰竭、严重循环充血　B. 营养不良、高血压脑病、慢性肾衰竭

C. 继发感染、营养不良、急性肾衰竭　D. 继发感染、营养不良、急性肾衰竭

E. 严重循环充血、高血压脑病、急性肾衰竭

6. 急性肾小球肾炎出现严重循环充血的机制是

A. 水钠潴留　B. 心力衰竭　C. 少尿　D. 高血压　E. 氮质血症

7. 急性肾小球肾炎患儿在疾病早期突发惊厥，最可能的原因是

A. 高热惊厥　B. 低钙惊厥　C. 高血压脑病　D. 低血糖症　E. 高钾血症

8. 急性肾小球肾炎患儿尿常规检查常发现

A. 大量红细胞　B. 大量白细胞　C. 大量蛋白尿　D. 大量细菌　E. 蜡样管型

9. 5 岁男孩，晨起眼睑浮肿伴尿少 1 周，发现肉眼血尿 1 天，病前 7 天有"咽痛"。查体：体温 38.0℃，血压 120/80mmHg，发育营养好，双侧扁桃体Ⅱ度肿大。外周血示血红蛋白 112g/L，尿常规示蛋白 + +/HP，红细胞 + + +/HP，白细胞 1 ~ 4/HP，比重 1.015，血尿素氮 7.2mmol/L，血总蛋白 52g/L，白蛋白 32g/L，血胆固醇 4.6mmol/L。该患儿诊断首先考虑

A. 急性肾小球肾炎　B. 肾病综合征

C. 慢性肾炎急性发作　D. 继发性肾炎

E. 泌尿系感染

第三节　氧气吸入疗法（儿童）

PPT

学习目标

素质目标：

（1）仪表举止优美，对先心病患儿耐心、细心。

（2）操作熟练，方法正确，动作轻柔，语言亲切。

（3）关爱患儿，能与患儿（或家属）进行有效的沟通，表现出高度的责任感，体现出人文关怀。

知识目标：

（1）掌握先心病患儿的主要护理问题、主要护理措施。

（2）熟悉先心病患儿的护理效果评价。

（3）了解先心病患儿的护理评估、先心病的基本知识。

能力目标：

（1）能准确判断缺氧的程度，并告知吸氧的目的及注意事项。

（2）能按照吸氧的步骤进行正确操作。

（3）能对吸氧后缺氧程度的结果进行分析，做好健康教育。

导学情景

情景描述：患儿，男性，1岁。生后不久即出现喂养困难，面色苍白，近一年来经常活动后气促、发绀，因“发热1天”入院。查体：呼吸稍快，面色略发绀，胸骨左缘第3~4肋间闻及Ⅱ~Ⅲ级粗糙全收缩期杂音，肺动脉瓣区第二心音亢进。心电图提示左、右心室肥大。诊断为先天性心脏病（室间隔缺损）。

情景分析：结合病史、体格检查、实验室检查等结果，患儿诊断为先天性心脏病。了解该病的病因、发病机制，并能正确地评估病情，根据护理问题采取有效的护理措施。

讨论：请问患儿存在哪些主要的护理问题？应采取哪些有针对性的护理措施？

学前导语：先天性心脏病是在胎儿时期心脏及大血管发育异常而导致的先天畸形，是儿童最常见的心脏病，在活产婴儿中发病率为6%~10%。护理人员需知晓先天性心脏病患儿的主要护理问题，并有针对性地采取护理措施。根据患儿的情况，正确判断患儿的缺氧程度，能通过氧气筒给氧法改善患儿缺氧程度。

一、完成任务

（一）任务一

请对患儿进行护理评估，并提出主要的护理问题，从协助治疗、心理护理、人文沟通及教育等方面针对首优护理问题提出有针对性的护理措施，并评估护理措施的有效性。

（二）任务二

请对患儿行氧气筒给氧。

二、实施条件

类型	基本实施条件	备注
场地	①模拟病房；②模拟治疗室；③处置室	—
资源	①病床；②SP（标准化患者）；③生活垃圾桶、医用垃圾桶；④多功能护理模型	—
用物	①氧气筒；②氧气表；③湿化瓶（内盛蒸馏水或冷开水或20%~30%乙醇1/3~1/2满）；④通气管；⑤一次性双腔鼻导管；⑥无菌纱布2块；⑦小药杯盛冷开水；⑧棉签；⑨笔；⑩弯盘；⑪剪刀；⑫扳手；⑬输氧卡；⑭手消毒剂；⑮手电筒；⑯病历本及护理记录单（按需准备）；⑰一次性垫巾；⑱手消毒液；⑲身长测量器；⑳软尺；㉑电子体重秤	操作者工作服、帽子、口罩、挂表
带教老师	每15名学生配备一名带教老师	—

三、考核时量

20分钟：其中用物准备10分钟，操作10分钟。

四、考核标准

（一）任务1考核标准

1. 护理评估　了解母亲妊娠史，孕期有无病毒感染、用药等病史，询问患儿出现青紫的时间及持续时间，有无喂养困难、多汗和反复呼吸道感染，生长发育情况，有无阵发性呼吸困难或晕厥发作。

2. 护理问题

（1）活动无耐力　与体循环血容量减少及血氧饱和度下降有关。

（2）营养失调　低于机体需要量与喂养困难及体循环血量减少、组织缺氧有关。

（3）有感染的危险　与肺循环血量增多及心内膜易受损伤有关。

3. 护理目标

（1）患儿住院期间能进行适当的活动，满足基本生活所需。

（2）患儿住院期间获得足够的营养，满足生长发育需要。

（3）患儿住院期间未发生感染。

4. 护理措施

（1）一般护理　建立合理的生活制度，安排规律的作息时间，保证睡眠和休息。保持环境安静，集中治疗和护理，尽量避免哭闹及情绪激动。

（2）病情观察　注意观察有无心率增快、呼吸困难、端坐呼吸、吐泡沫样痰、水肿、衰竭的表现。

（3）发热的护理　密切监测体温变化，发热者给予松解衣服、多饮水等物理降温，必要时遵医嘱给予药物降温。

（4）预防感染　注意按气温改变及时加减衣物，避免受凉引起呼吸道感染。注意保护性隔离，以免交叉感染。

（5）饮食护理　供给充足能量、蛋白质和维生素，保证营养需要。喂养困难的时要耐心喂养，少量多餐，勿进食过饱，避免呛咳。

（6）健康指导　指导家长掌握先天性心脏病的日常护理，建立合理的生活制度，遵从医嘱合理用药，预防感染和其他并发症。

5. 护理效果评价

（1）患儿活动耐力提高。

（2）患儿营养摄入满足机体需要，生长发育接近正常儿童。

（3）患儿未发生感染。

（二）任务2考核标准（氧气吸入操作规范）

准备时间：10分钟；完成时间：10分钟（表2－3）。

表2－3　氧气吸入法（氧气筒给氧）操作规范

考核内容		技术要求
评估及准备	患者	1. 核对医嘱
		2. 评估患儿全身情况：年龄、病情、意识、生命体征、缺氧的原因、表现和程度
		3. 评估患儿局部情况：鼻腔有无分泌物、黏膜有无红肿，鼻中隔是否偏曲，鼻腔是否通畅等
		4. 评估患儿心理状况，解释并取得合作
	环境	清洁、宽敞、明亮、安全、舒适，病房无明火，远离热源
	操作者	1. 着装整洁，大方
		2. 洗手，戴口罩
	用物	用物准备齐全（少一个扣0.5分，最多扣2分）；检查氧气筒内是否有氧，氧气表有无漏气，四防标志是否明显，逐一对用物进行评估，质量符合要求；摆放有序，符合操作要求；治疗车；锐器盒、医疗垃圾桶和生活垃圾桶

续表

考核内容		技术要求
操作过程	装表	1. 冲尘
		2. 上氧气表
		3. 连接通气管、湿化瓶
		4. 按关流量开关—开总开关—开流量开关的程序检查氧气表是否装好，装置是否漏气，再关流量开关，备用
	氧气吸入	1. 携用物至床旁，核对患儿床号、姓名、手腕带并解释
		2. 协助患儿取合适卧位
		3. 检查、清洁双侧鼻腔
		4. 连接鼻导管，打开流量表开关调节流量
		5. 湿化并检查鼻导管是否通畅
		6. 插管、固定（将导管环绕患儿耳部向下放置，长期输氧者将导管绕至枕后固定，调整松紧度）
		7. 消毒双手、取下口罩，记录给氧时间及流量，挂输氧卡
		8. 交代用氧注意事项
		9. 观察及评估患儿缺氧改善情况
	停氧	1. 遵医嘱停氧，带用物至床旁，核对床号、姓名，与患儿及家属沟通。消毒双手，戴口罩
		2. 拔出鼻导管，分离鼻导管，关总开关—放余氧—关氧流量表开关
		3. 消毒双手，取下口罩，记录停氧时间
		4. 指导患儿及家属健康知识及安全用氧知识
		5. 分离通气管、湿化瓶，卸表
	操作后处理	1. 协助患儿取舒适卧位，整理床单位
		2. 分类处置用物
评价		1. 患儿满意，呼吸道通畅，感觉舒适
		2. 操作规范，流程熟练
		3. 护患沟通良好，健康指导有效
		4. 仪表、举止大方得体，关爱患者
		5. 在规定时间内完成

看一看

心导管检查是先天性心脏病进一步明确诊断和决定手术前的重要检查方法之一，根据检查部位分为右心导管和左心导管检查。右心导管检查系经皮穿刺股静脉插入不透 X 线的导管，经下静脉、右心房、右心室至肺动脉。左心导管检查系导管经股动脉、降主动脉逆行至左心室。检查时可探查异常通道，测定不同部位心腔和大血管的血氧饱和度以及压力，计算心排出量、分流量及血管阻力。通过肺小动脉入压测定评价肺高压患者的肺血管状态。连续压力测定可评价瓣膜或血管等狭窄的部位、类型、程度。心血管造影技术系在心导管检查时，根据诊断需要，在选择的部位注入造影剂，同时进行快速摄片或电影摄影，以明确心血管的结构变化，是复杂性先天性心脏病及血管畸形的主要检查手段。

练一练

法洛四联症青紫程度主要决定于

A. 肺动脉狭窄程度　　　　B. 主动脉骑跨

答案解析

C. 左心室肥厚程度　　D. 动脉导管未闭
E. 主动脉狭窄

想一想

先天性心脏病有哪些临床表现？

答案解析

护爱生命

先天性心脏病介入治疗的方法主要有以下几种。

（1）球囊瓣膜成形术　主要是经皮球囊肺动脉瓣的成形术，主要针对肺动脉瓣狭窄的治疗。

（2）经皮球囊主动脉瓣成形术　主要针对的是主动脉瓣狭窄的姑息性治疗。

（3）经导管的封堵术　即动脉导管未闭的封堵术，绝大多数的动脉导管未闭的患者经过介入封堵可以得到痊愈。

（4）房间隔缺损封堵术、室间隔缺损封堵术　这两个封堵术的成功率都比较高。

（5）其他　比较少用的是经皮囊动脉扩张及支架或者瓣膜置入术。

目标检测

重点回顾

1. 动脉导管未闭患儿当肺动脉压力超过主动脉时出现的差异性青紫，指的是
   A. 头面部青紫　　B. 左上肢青紫
   C. 右上肢青紫　　D. 上半身青紫
   E. 下半身青紫
2. 左向右分流型先天性心脏病患儿生长发育落后是由于
   A. 肺动脉　　B. 肺循环血量减少
   C. 肺循环血量增加　　D. 体循环血量减少
   E. 体循环血量增加
3. 患儿，男性，7 岁。从小体弱、易累、消瘦、易患感冒，曾患过 3 次肺炎。查体：胸骨左缘第 2 肋间可闻及粗糙的连续性机器样杂音，有毛细血管搏动及股动脉枪击音。该患儿可能是
   A. 室间隔缺损　　B. 房间隔缺损
   C. 动脉导管未闭　　D. 法洛四联症
   E. 肺动脉狭窄
4. 有可能使血液黏稠度增加的先天性心脏病是
   A. 房间隔缺损　B. 室间隔缺损　C. 动脉导管未闭　D. 法洛四联症　E. 肺动脉狭窄
5. 某患儿，男性，2 岁。身体瘦弱，近一年内因支气管肺炎住院 4 次。听诊胸骨左缘 3 ~ 4 肋间听到粗糙的全收缩期杂音，最可能的诊断为
   A. 室间隔缺损　B. 房间隔缺损　C. 动脉导管未闭　D. 肺动脉狭窄　E. 法洛四联症
6. 胎儿血液循环的特点是

A. 胎儿通过脐血管和母体之间通过弥散方式进行营养物质、代谢产物和气体交换

B. 左右心室都供血

C. 静脉导管、卵圆孔、动脉导管都正常的开放

D. 除脐静脉是氧合血外，其他都是混合血

E. 以上都是

7. 不属于先天性心脏病的病因是

A. 病毒感染　　B. 遗传因素　　C. 睡眠紊乱　　D. 代谢性疾病　　E. 接受大量放射线

第四节　口腔护理技术

PPT

学习目标

素质目标：

（1）仪表举止优美，对鹅口疮患儿耐心、细心。

（2）操作熟练，方法正确，动作轻柔，语言亲切。

（3）关爱患儿，能与患儿（或家属）进行有效的沟通，患儿及家属满意，体现出人文关怀。

知识目标：

（1）掌握鹅口疮患儿的主要护理问题、主要护理措施。

（2）熟悉鹅口疮患儿的护理效果评价。

（3）了解鹅口疮患儿的护理评估、鹅口疮的基本知识。

能力目标：

（1）能根据患儿的口腔观察，选择合适的口腔护理溶液。

（2）能为患儿进行特殊口腔护理，做好患儿及家属的口腔保健指导。

（3）能对异常情况患儿做出判断并处理迅速、及时、正确。

导学情景

情景描述：患儿，男性，1岁。因发热2天、拒食半天来医院就诊，体温：38.7℃，护士体格检查时发现其口腔颊黏膜、牙龈、舌有多处溃疡，上面覆盖黄白色纤维素性渗出物，颌下淋巴结肿大。诊断：疱疹性口炎。遵医嘱给予3%过氧化氢溶液清洁口腔，局部喷西瓜霜。

情景分析：结合病史、体格检查等结果，患儿诊断为鹅口疮。了解鹅口疮的分类，能正确地评估病情，根据护理问题采取有效的护理措施。

讨论：请问患儿存在哪些主要的护理问题？如何实施护理？

学前导语：鹅口疮是指口腔黏膜的炎症，大多数由微生物引起，亦可因局部受理化因素刺激而引起。本病多见于婴幼儿，可单独发病，亦可继发于急性感染、腹泻、营养不良、维生素B或者维生素C缺乏等全身性疾病。食具消毒不严、口腔不卫生或由于各种疾病导致机体抵抗力下降等因素可诱发本病。护理人员需知晓鹅口疮患儿的主要护理问题，并有针对性地采取护理措施，根据患儿的情况，做好口腔护理。

一、完成任务

（一）任务一

请对患儿进行护理评估，提出主要的护理问题，制定有针对性的护理措施，并评估护理措施的有效性。

（二）任务二

请对患儿进行口腔护理。

二、实施条件

	基本实施条件	备注
场地	①模拟病房；②模拟治疗室；③处置室	—
资源	①病床；②SP（标准化患者）；③生活垃圾桶、医用垃圾桶；④屏风	—
用物	①口腔护理盘（治疗碗2个、无菌棉球若干、止血钳2把、纱布两块）；②一次性压舌板；③手电筒；④治疗巾；⑤弯盘；⑥口腔护理液；⑦一次性手套；⑧无菌棉签、剪刀；⑨病历本；⑩笔；⑪漱口杯；⑫吸管；⑬开口器（按需准备）；⑭外用药物（按需准备）；⑮病历本及护理记录单（按需准备）；⑯电子体重秤；⑰一次性垫巾；⑱手消毒液；⑲身长测量器；⑳软尺	操作者工作服、帽子、口罩、挂表
带教老师	每15名学生配备一名带教老师	—

三、考核时量

20分钟：其中用物准备10分钟，操作10分钟。

四、考核标准

（一）任务1考核标准

1. 护理评估　询问患儿家长有无乳具消毒的习惯，患儿有无急性感染、营养不良等疾病史，评估患儿发热、流涎等症状及出现时间，有无其他不适。

2. 护理问题

（1）口腔黏膜受损　与口腔炎症有关。

（2）体温过高　与口腔炎症有关。

（3）疼痛　与口腔黏膜糜烂、溃疡有关。

3. 护理目标

（1）住院期间患儿口腔溃疡愈合。

（2）住院期间患儿未出现高热及并发症。

（3）住院期间疼痛缓解，患儿情绪稳定，能够配合治疗。

4. 护理措施

（1）口腔护理　保持口腔黏膜湿润和清洁，鼓励多饮水，进食后漱口。溃疡面可用3%过氧化氢溶液清洗，每日2~4次。以餐后1小时左右为宜，动作应轻、快、准，以免引起呕吐。

（2）正确涂药　遵医嘱喷西瓜霜，喷药后嘱患儿闭口10分钟，不可立即漱口、饮水或进食。

（3）疼痛的护理　清洁口腔时应注意手法，用棉签在溃疡面上滚动式涂药，不可摩擦，以免扩大创面或疼痛加重。

（4）发热的护理　密切监测体温变化，发热者给予松解衣服、多饮水等物理降温，必要时遵医嘱给予药物降温。

（5）饮食护理　以高热量、高蛋白、含丰富维生素的温凉流质或半流质饮食为宜，避免摄入刺激性或粗硬食物。

（6）健康指导　向家长讲解鹅口疮的相关知识；指导家长食具专用，做好清洁消毒工作，培养良好的饮食习惯，培养进食后漱口的卫生习惯。

5. 护理效果评价

（1）患儿口腔溃疡愈合。

（2）患儿未出现高热及并发症。

（3）患儿疼痛缓解，配合治疗。

（二）任务2 考核标准（口腔护理操作规范）

准备时间：10分钟；完成时间：10分钟（表2－4）。

表2－4　口腔护理技术操作规范

考核内容		技术要求
评估及准备	患儿	1. 核对医嘱
		2. 评估患儿全身情况：年龄、病情、意识状态
		3. 评估患儿口腔情况，选择合适漱口溶液
		4. 评估患儿心理状况，解释并取得合作
	环境	清洁、安静、明亮，符合口腔护理要求
	操作者	1. 着装整洁，端庄大方
		2. 洗手，戴口罩
	用物	用物准备齐全：①口腔护理包（治疗碗2个、无菌棉球若干、止血钳2把、纱布两块）；②一次性压舌板；③手电筒；④治疗巾；⑤弯盘；⑥口腔护理液；⑦一次性手套；⑧无菌棉签、剪刀；⑨病历本；⑩笔；⑪漱口杯；⑫吸管；⑬开口器（按需准备）；⑭外用药物（按需准备）；⑮病历本及护理记录单（按需准备）
实施	口腔护理	1. 带用物至患儿床旁，核对患儿床号、姓名
		2. 向患儿或家属解释口腔护理的目的、配合方法及注意事项
		3. 协助患儿取合适体位，头偏向一侧（右侧），面向护士
		4. 戴手套，取治疗巾铺于颌下，弯盘放于口角旁
		5. 先湿润口唇与口角，再协助患儿用吸水管吸水漱口（昏迷患儿禁忌漱口）
		6. 嘱患儿张口（昏迷患儿使用开口器协助张口），观察口腔情况，有活动性义齿的取下义齿，用冷开水冲洗干净浸于冷水中
		7. 嘱患儿咬合上下齿，用压舌板撑开左侧颊部，夹棉球由内向外纵向擦洗牙齿左外侧面，同法擦洗对侧
		8. 嘱患儿张口（用开口器协助昏迷患儿张口），依次擦洗牙齿左上内侧面、左上咬合面、左下内侧面、左下咬合面、弧形擦洗左侧颊部。同法擦洗右侧
		9. 擦洗硬腭部及舌面、舌下
		10. 再次漱口
		11. 遵医嘱给口腔黏膜异常者用药
		12. 再次评估口腔情况
		13. 清点棉球数量，根据需要协助佩戴义齿
		14. 取下治疗巾，协助患儿取舒适卧位，整理床单位
		15. 按规定处理用物，脱手套
		16. 洗手，取下口罩，记录
	健康指导	询问患儿的感受，健康指导

续表

考核内容	技术要求
评价	1. 患儿及家属满意，口腔清洁、舒适，无口腔黏膜、牙龈出血
	2. 护患沟通有效，患儿合作，并知道口腔卫生保健知识
	3. 仪表举止大方得体，关爱患儿，体现整体护理理念
	4. 操作规范，流程熟练，正确选择口腔护理液
	5. 在规定时间内完成

看一看

鹅口疮病因明确，主要病因为真菌（白色念珠菌）感染，白色念珠菌是一种微生物，存在大多数人正常口腔黏膜内，一般不致病，当人体免疫能力低下，如营养不良、艾滋病感染、恶性肿瘤等因素情况，因白色念珠增殖而发病。接触白色念珠菌患者，食入被念珠菌感染的食物、水等，都可引起感染。有如下危险因素，更容易得病。

（1）身体因素　口腔卫生差、营养不良、长期劳累等。

（2）不良习惯　特别是幼儿喜欢把手放在嘴里。

（3）药物因素　长期使用抗生素、糖皮质激素等，造成白色念珠菌乘虚而入。

（4）疾病因素　如糖尿病、恶性肿瘤、艾滋病等。

（5）年龄因素　婴幼儿及老年人更易患本病。

（6）怀孕因素　怀孕期间孕妇激素水平变化，可能导致口腔中的菌群失调而发生感染。

练一练

某患儿，女性，10 个月。因食欲下降就诊，体检发现口腔颊膜多处有白色乳凝块样物，不易擦掉，强行擦去下面有红色创面。清洁该患儿口腔应选择的清洁液是

A. 3% 过氧化氢　　B. 0.1% 依沙吖啶

C. 制霉菌素溶液　　D. 2% 碳酸氢钠

E. 1% 高锰酸钾

答案解析

想一想

鹅口疮患儿什么情况下需要就医？

答案解析

护爱生命

鹅口疮和奶垢大多存在在孩子口腔中，鹅口疮表现的是一种白色的伪膜，用无菌纱布蘸清水擦拭很难完全擦拭干净。即使擦掉之后，白膜下面的黏膜会显示明显的充血、水肿，此时就应考虑不是奶垢而是鹅口疮。如果是奶垢，一般给孩子喂清水，或者是用无菌纱布蘸清水之后，就能够将奶垢彻底清除干净，且黏膜颜色完全正常，无发红，无明显的充血、水肿的表现。鹅口疮本身不会影响孩子生长发育，但是很容易反复，与平时卫生和接触人多有关系，宝宝用品要严格消毒，尤其是奶嘴，衣服勤换，多喝水。母乳妈妈要每天洗澡，内衣要每天换洗消毒。治疗鹅口疮时可以用碳酸氢钠水清洁口

腔，或用制霉菌素片和鱼肝油调成糊，涂抹口腔。

目标检测

重点回顾

1. 关于鹅口疮的临床表现，叙述错误的是
   A. 无全身症状
   B. 齿龈颊部等处均有乳凝块附着
   C. 病变可影响消化道、呼吸道等
   D. 均有发热
   E. 口腔黏膜无红肿不影响喂奶
2. 关于溃疡性口腔炎的护理措施中错误的是
   A. 口腔护理用2%的碳酸氢钠溶液
   B. 清洗后涂1%的复方甲紫（龙胆紫）
   C. 进餐前可局部涂2%的利多卡因
   D. 患儿的奶具、玩具等应煮沸消毒
   E. 患儿宜进食温凉的流质饮食
3. 关于鹅口疮患儿局部用药，叙述正确的是
   A. 涂1%的甲紫溶液
   B. 涂5%的金霉素鱼肝油
   C. 用3%的过氧化氢液清先后涂1%的甲紫液
   D. 用2%的碳酸氢钠清洗后涂制霉菌素液
   E. 用0.05%的高锰酸钾溶液漱口后涂5%的金霉素鱼肝油
4. 关于口腔炎的护理，不正确的是
   A. 保持口腔清洁
   B. 局部涂药应在饭后立即进行
   C. 饮食以微温或凉的流质为宜
   D. 局部涂药时动作应轻、快、准
   E. 局部涂药后勿立即饮水或进食
5. 患儿，男性，1岁。腹泻3日，每日4～5次，伴有轻度呕吐，皮肤弹性稍差。给予家长饮食管理的指导不正确的是
   A. 暂禁食4～6小时
   B. 减少食量，停止不当饮食
   C. 调整原则为由少到多，由稀到稠
   D. 患儿可继续母乳喂养，暂停辅食
   E. 根据患儿的耐受情况对饮食进行调整

第五节　气管异物急救（儿童）

PPT

学习目标

素质目标：

（1）操作熟练，方法正确，动作轻稳，急救意识强。

（2）关爱患儿，能与患儿及家属进行有效的沟通，体现出人文关怀。

知识目标：

（1）掌握小儿气管异物的临床表现及患儿的急救措施。

（2）熟悉小儿气管异物的预防。

（3）了解小儿气管异物的基本知识。

能力目标：

（1）能说出患儿发生气管异物的原因，能识别幼儿气管异物的表现。

（2）能迅速对患儿的不适做出正确的判断和处理，并正确记录。

（3）能在操作中关心和保护好患儿。

导学情景

情景描述：患儿，女性，6个月，家人发现其不知道在地上抓了什么东西往嘴巴里面塞，出现急剧的咳嗽，当时打开患儿嘴巴看没有看到东西，而且咳嗽逐渐剧烈，脸色涨红，发青，立即送到医院。诊断：小儿气管异物。

情景分析：结合案例及患儿表现，诊断为小儿气管异物。食物、异物卡喉常见于进食或口含异物时嬉笑、打闹或啼哭而发生，尤其多见于儿童。

讨论：请问该患儿发生了什么？应采取什么急救措施？

学前导语：由于食物或异物落入气管，造成患儿窒息或严重呼吸困难。表现为突然呛咳、不能发音、喘鸣、呼吸急促、皮肤发紫，严重者可迅速出现意识丧失，甚至呼吸心跳停止。一旦发生这种情况，应在迅速与医院联系或将患儿转送医院的同时，立即对其进行现场急救。护理工作者需要知晓小儿气管异物的判断、急救措施。

一、完成任务

（一）任务一

请提出主要的护理问题，从病情观察、协助治疗、心理护理、人文沟通及教育等方面针对首优护理问题提出有针对性的护理措施，并评估护理措施的有效性。

（二）任务二

请你对气管异物患儿进行急救处理。

二、实施条件

类型	基本实施条件	备注
场地	①模拟病房；②模拟手术室；③处置室	—
资源	①病床；②儿童模型；③处置室设有洗手设备、生活垃圾桶、医用垃圾桶；④屏风；⑤电源插头	—
用物	①支气管镜；②气管切开包；③负压吸引器；④手术同意书；⑤氧气；⑥弯盘；⑦医嘱单；⑧笔；⑨病历本；⑩手消毒剂；⑪无菌棉签；⑫一次性手套；⑬消毒乙醇；⑭急救药品；	工作服、帽子、口罩、挂表
带教老师	每15名学生配备一名带教老师	—

三、考核时量

15分钟：其中用物准备5分钟，操作10分钟。

四、考核标准

（一）任务1考核标准

1. 护理评估 观察患儿有无剧烈呛咳？有无哭声无力？有无喘憋？面色发紫有无加重？有无三凹征？

2. 护理问题

（1）窒息的危险 与气管有异物有关。

（2）气体交换受损 与异物阻塞气管有关。

（3）潜在并发症 肺炎、肺不张、肺气肿、气胸、心力衰竭、破伤风等。

（4）知识缺乏 缺乏气管、支气管异物相关防治知识。

3. 护理目标

（1）患儿气管异物立即排出。

（2）患儿呼吸立即恢复正常。

（3）住院期间患儿未发生并发症。

（4）住院期间患儿家属了解气管异物相关防治知识。

4. 护理措施

（1）密切观察患儿呼吸，神志变化并给予氧气吸入。

（2）向家属做好健康宣教，告诉其气管异物急救的操作目的及流程，减轻家长的焦虑情绪。

（3）将患儿骑跨并俯卧于施救者一侧手臂上，一手握住其下颌，固定头部，另一手掌根部向前下方用力拍击两肩胛骨连线中点5下，用手固定头颈部，两前臂夹住幼儿躯干，小心翻转呈仰卧位，用示指和中指快速冲击性按压患儿两乳头连线5下，频率慢于心脏按压。重复上述步骤，直至异物排出。

（4）观察体温变化，通知医师及时检查异物是否完全取出。遵医嘱给予抗生素应用。

（5）如急救处理无效，准备好气管切开包、负压吸引器、急救药品等。

（6）指导其父母加强安全看护，防坠床、跌倒。

5. 护理效果评价

（1）患儿气管异物排出。

（2）患儿呼吸恢复正常。

(3) 患儿未发生并发症。

(4) 患儿家属了解气管异物防治知识。

(二) 任务2 考核标准(气管异物急救指导)

准备时间:5分钟,完成时间:10分钟(表2-5)。

表2-5 气管异物急救操作规范

考核内容		技术要求
评估及准备	患儿	患儿一般情况,包括姓名、年龄、病情
	环境	清洁、安静、明亮、温度适宜
	操作者	着装整洁,仪表大方,态度有亲和力、双手消毒,戴口罩、帽子
	用物	用物准备齐全:无菌手套、手消毒剂、听诊器、口罩、帽子
实施		1. 问:是不是有东西呛进去了?如患儿不能说话(或无法发声),用点头表示时,表明是严重气道梗阻;如会咳嗽及发声,表明患儿轻度气道梗阻
		2. 让患儿平卧,打开嘴唇,仔细检查口腔及咽喉部
		3. 如在可视范围内发现有异物梗阻气管,可试着用手指伸到该处将阻塞物取出
		4. 若处理失败则可采用拍背法或推腹法进行急救
		5. 双手消毒、戴口罩帽子,打开一次性手套,取出,检查口腔、将口腔异物清理
		6. 幼儿急救。抢救者站在幼儿背后,用两手臂环绕幼儿的腰部,一手握空心拳,将拇指侧顶住幼儿腹部正中线肚脐上方两横指处、剑突下方,用另一手包住拳头,快速向内、向上挤压冲击幼儿的上腹部,约1次/秒,重复上述步骤,直至异物排出或幼儿失去反应
		7. 婴儿急救 (1) 下背部冲击法(两肩胛骨连线中点):救护人应该马上把婴儿抱起来,一只手固定其双侧下颌角,手臂贴着婴儿的前胸,另一只手托住婴儿后部,让其脸朝下,头低脚高,趴在救护人膝盖上。在婴儿背上两肩胛骨间拍4~6次,并观察婴儿是否将异物吐出 (2) 下胸部冲击法(定位同心脏按压,频率慢于心脏按压):如果上述方法不成功,托住颈部将婴儿翻转成仰面头低脚高位,用食、中指按压其胸骨下端(两乳头连线下方一横指处)4~6次。反复进行拍背及压胸直至异物咯出。 重复以上步骤直至异物排出或转为昏迷(转为昏迷按昏迷患儿处理方法)
		8. 昏迷患儿处理方法 (1) 将患儿仰卧位放到硬质的平面上 (2) 立即呼救 (3) 开始心肺复苏术(CPR),CPR中每次开放气道时,抢救者应查看患儿口腔有无异物并予以清除(简单的查看,不要在此环节花费太多时间,接着立即胸外按压)
整理记录		1. 协助患儿取舒适卧位,整理床单用品
		2. 按要求分类处理物,消毒双手,取下口罩,记录
		3. 记录患儿的生命体征变化
		4. 监测生命体征
评价		1. 操作规范,动作熟练
		2. 态度和蔼,关爱患者
		3. 注意保护患儿安全
		4. 沟通良好,取得患儿合作
		5. 在规定时间内完成

看一看

小儿气管、支气管异物的常见症状包括以下几个方面:①剧烈呛咳,为最早出现的主要症状,由于气管黏膜受刺激而引起。②呼吸困难为常见症状之一,表现为呼吸费力,感觉气不够,由于异物部分阻塞气道所致。③可继发呕吐，该症状可渐减轻或缓解。④最严重症状为窒息，表现为患儿不能呼吸，身体皮肤、嘴唇极度发紫，继而出现昏迷、死亡。主要由于异物较大、嵌顿或完全阻塞喉头气管。气喘哮鸣，表现为高调的、尖锐的或有乐器发出的碾轧声或呈呻吟声等。由于空气经过异物阻塞处而发生，常在张口呼吸时最清楚。气管拍击音，由于异物随气流撞击声门下发生，咳嗽时明显。

练一练

患儿，女性，5 岁。进食时不慎呛咳，随即出现呼吸困难，面色发绀，神志不清。护士应采取的护理措施是

A. 准备协助气管取异物
B. 吸痰清理呼吸道
C. 将患儿平卧，头偏向一侧
D. 人工呼吸
E. 给予吸氧

答案解析

想一想

小儿气管异物与咳嗽的辨别？

答案解析

护爱生命

小儿气管、支气管异物重在预防，教育小儿养成良好习惯。具体预防方法如下。

（1）使小儿养成口不含物的习惯，不能让小儿吃着食物或含着食物睡觉。

（2）对 3 岁以下幼儿，不能给吃花生、瓜子、豆类等，家中坚果类食物须放在小儿够不着的地方。

（3）不能给小儿吃果冻、珍珠奶茶等食物。

（4）小儿进食或口含食物时，不能哭笑、打闹、嬉戏、说话，以防食物呛入气管。

（5）小儿口含小物体，家长不能打骂、威逼，使其吐出，以免误入气管。

（6）用奶瓶给小儿喂奶时，奶头孔眼不能太大，以免奶呛入气管，对于易呛奶的小儿，喂奶后抬高头部，头偏一侧，防止发生误吸。

（7）对于有精神疾病或有自杀倾向的小儿，须积极治疗精神疾病，严密监控。

目标检测

重点回顾

1. 患儿，男性，因气管异物窒息入院，治疗中并发脑水肿，遵医嘱使用 20% 的甘露醇，护士向家长讲解使用药物的目的是

A. 迅速降颅压，预防脑疝
B. 预防颅内出血
C. 预防颅内感染
D. 促进脑细胞代谢
E. 兴奋呼吸中枢

2. 以下哪项不属于气管异物的常见原因

A. 进食时误吸
B. 口含物品玩耍
C. 昏迷患儿呕吐
D. 进食时说笑

E. 意识障碍

3. 有关气管和支气管异物并发症，不正确的是

A. 脓肿 B. 肺脓肿 C. 支气管扩张、咯血

D. 肺不张 E. 大出血

4. 患儿，女性，5 岁，进食花生时突然呛咳，呼吸困难，面色发绀，护士配合医生做好气管取异物的术前准备，下列不包括

A. 备好给氧装置 B. 备好负压吸引器

C. 备好气切包 D. 给氧

E. 备好急救药品

5. 患儿，男性，2 岁，玩耍时突发剧咳、面色发青，遂来院就诊。查体：听诊可闻及“拍击音”，急拍胸片未见异物。为了明确诊断，应考虑的检查方法是

A. 胸部 CT B. 食管镜 C. 直接喉镜 D. 间接喉镜 E. 支气管镜

第六节 肌内注射（婴幼儿）

PPT

学习目标

素质目标：

（1）严格遵守注射原则和执行查对制度，无菌观念强；具有高度的工作责任感，保证患儿用药安全，无差错发生。

（2）仪表端庄，态度和蔼，沟通有效，患儿及家属满意；关爱患儿及家属，做好心理护理及正确进行用药指导，体现出人文关怀。

知识目标：

（1）掌握维生素 D 缺乏性佝偻病患儿的主要护理问题、主要护理措施。

（2）熟悉维生素 D 缺乏性佝偻病患儿的护理效果评价。

（3）了解维生素 D 缺乏性佝偻病患儿的护理评估、维生素 D 缺乏性佝偻病的基本知识。

能力目标：

（1）能选择合适的注射部位；能正确抽吸药物，剂量准确、不浪费药液。

（2）能准确进行注射部位的定位和消毒，正确实施肌内注射法；做到动作连贯有序，过程完整，方法正确，进针角度、深度准确。

导学情景

情景描述：患儿，女性，6 个月。1 个月前因“汗多、夜间哭闹，烦躁不安”就诊，诊断为“维生素 D 缺乏性佝偻病”，遵医嘱服维生素 D，上述症状无改善遂来院就诊。查体：T 36.6℃，P 110 次/分，R 34 次/分，枕秃，前囟 2cm×1.5cm，肋缘外翻，肝右肋下 1cm。辅助检查：血碱性磷酸酶升高；腕部正位片示骨骺端钙化带模糊不清。

情景分析：结合病史、体格检查、实验室检查等结果，患儿诊断为维生素 D 缺乏性佝偻病。了解该病的病因、发病机制，并能正确地评估病情，根据护理问题采取有效的护理措施。

讨论：请问患儿存在哪些主要的护理问题？应采取哪些有针对性的护理措施？

学前导语：维生素D缺乏性佝偻病是由于儿童体内维生素D不足，使钙、磷代谢失常，产生的一种以骨骼病变为特征的全身慢性营养性疾病，是我国儿科重点防治的四病之一。维生素D缺乏性佝偻病多见于2岁以下的幼儿，北方地区发病率高于南方。护理人员需知晓维生素D缺乏性佝偻病患儿的主要护理问题、护理措施，并根据医嘱，正确执行医嘱。

一、完成任务

（一）任务一

请对患儿进行护理评估，并提出主要的护理问题，从病情观察、协助治疗、心理护理、人文沟通及教育等方面针对首优护理问题提出有针对性的护理措施，并评估护理措施的有效性。

（二）任务二

遵医嘱给予患儿肌内注射维生素 D_2。

二、实施条件

类型	实施条件	备注
场地	①模拟病房；②模拟治疗室；③处置室	—
资源	①治疗台；②病床；③SP（标准化患者）；④生活垃圾桶、医用垃圾桶、锐器盒；⑤静脉输液模型；⑥治疗车、治疗盘；⑦屏风	—
用物	肌内注射用物：①无菌持物钳/镊及持物钳/镊筒；②敷料缸（内备无菌纱布数块）；③无菌盘；④砂轮；⑤药物（遵医嘱）；⑥一次性注射器（根据需要选择合适型号）；⑦弯盘；⑧注射卡和笔；⑨无菌棉签；⑩手消毒剂；⑪皮肤消毒液；⑫必要时配抢救盒；⑬病历本及护理记录单（按需准备）	工作服、帽子、口罩、挂表
带教老师	每15名学生配备一名带教老师	—

三、考核时量

20分钟：其中用物准备10分钟，操作10分钟。

四、考核标准

（一）任务1考核标准

1. 护理评估 询问患儿母亲在妊娠期间是否补充维生素D和钙剂？患儿是否为早产、多胎？是否按要求补充维生素D预防佝偻病？询问喂养及户外活动情况？是否有颅骨软化、方颅等骨骼畸形？是否有颈项软弱无力？是否有运动发育、语言发育落后？询问家长患儿的居住生活情况？询问家长是否了解佝偻病的病因、预防措施和预后？评估家长的心理状态。

2. 护理问题

（1）营养失调　低于机体需要量与户外活动过少有关。

（2）焦虑（家长）　与患儿治疗效果不理想有关。

（3）知识缺乏　患儿家长缺乏佝偻病的预防和护理知识。

（4）潜在并发症　维生素D中毒。

3. 护理目标

（1）住院期间患儿维生素D治疗有效，多汗、夜间哭闹、烦躁不安、枕秃、肋缘外翻等减轻或消失。患儿营养充足。

（2）患儿家长住院期间焦虑消失，情绪稳定。

（3）患儿家长住院期间知晓佝偻病的预防和护理要点并正确运用。

（4）患儿住院期间未发生维生素 D 中毒。

4. 护理措施

（1）病情观察　观察患儿进食、睡眠、大小便等情况。

（2）用药护理　遵医嘱给患儿正确进行肌内注射维生素 D_2，注射后观察有无硬结、红肿等情况；注意患儿有无便秘、腹泻、食欲减退等不适。

（3）生活护理　指导患儿家长正确进行母乳喂养；指导家长带患儿进行户外活动，让患儿直接接受阳光照射。每次 10 分钟开始，逐渐延长至 1 小时以上，保证每日 1～2 小时的户外活动。

（4）心理护理　向患儿家长介绍佝偻病的相关知识和治疗情况，及时并耐心解答家长的疑问，以缓解家长的焦虑情绪。

（5）健康教育　鼓励患儿家长坚持母乳喂养和户外活动；告知患儿家长出院后遵医嘱正确服用维生素 D，并密切观察有无便秘、腹泻、恶心、呕吐等维生素 D 中毒的表现。

5. 护理效果评价

（1）患儿汗多、夜间哭闹、烦躁不安、枕秃、肋缘外翻等症状消失。营养充足。

（2）患儿家长的焦虑情绪消失。

（3）患儿家长知晓佝偻病的预防和护理要点并正确运用。

（4）患儿未发生维生素 D 中毒。

（二）任务 2 考核标准（肌内注射操作规范）

准备时间：10 分钟；完成时间：10 分钟（表 2－6）。

表 2－6　肌内注射操作规范

考核内容		技术要求
评估及准备	患儿	1. 核对医嘱、注射卡
		2. 评估患儿全身情况：年龄、病情、意识状态、用药史、过敏史、家族史等
		3. 评估患儿局部情况，选择合适的注射部位：无红肿、硬结、瘢痕等情况，肢体活动度良好
		4. 评估患儿心理状况，解释并取得合作
	环境	环境符合注射要求，保护隐私
	操作者	1. 衣帽整洁，佩戴挂表
		2. 洗手/消毒手方法正确，戴口罩
	用物	用物准备齐全：①无菌持物钳/镊及持物钳/镊筒；②敷料缸（内备无菌纱布数块）；③无菌盘；④砂轮；⑤药物（遵医嘱）；⑥一次性注射器（根据需要选择合适型号）；⑦弯盘；⑧注射卡和笔；⑨无菌棉签；⑩手消毒剂；⑪皮肤消毒液；⑫必要时配抢救盒；⑬病历本及护理记录单（按需准备）
操作过程	备药	1. 核对注射卡、药物
		2. 规范抽吸药液，剂量准确，无污染、无浪费
		3. 再次核对并签名
		4. 请他人核对并签名
		5. 医用垃圾初步处理正确

续表

考核内容		技术要求
操作过程	注射	1. 带用物至患儿床旁，核对床号、姓名，并解释
		2. 协助患儿取合适体位
		3. 注射部位选择合适，2 岁以下婴幼儿不宜进行臀大肌注射，并能口述正确定位方法（口述臀中肌、臀小肌定位法）
		4. 注射部位皮肤消毒符合要求（消毒两遍，消毒直径不小于 5cm，不留缝隙，待干）
		5. 注射前查对，排尽空气，备干棉签
		6. 以执笔式方法进针，方法正确，皮肤绷紧，进针角度为 90°，深度为 2.5～3cm，进针后回抽无回血，注射一次成功
		7. 缓慢推药并口述，询问患儿感受
		8. 注射完毕快速拔针并按压
		9. 及时处理注射器和针头
		10. 再次核对、记录
		11. 及时消毒双手，取下口罩
	注射后处理	1. 整理床单位，帮助患儿取舒适体位
		2. 健康指导内容、方式合适
		3. 医用垃圾初步处理正确
		4. 巡视病房，听取患儿主诉，及时发现并处理用药后反应
评价		1. 遵守原则和规范，无菌观念强，做到了“五个准确”
		2. 动作轻柔，运用无痛注射技术
		3. 护患沟通良好，健康指导有效
		4. 仪表举止端庄，关爱患儿
		5. 在规定时间内完成

看一看

佝偻病通常是由于儿童长期、严重缺乏维生素 D，导致钙、磷代谢紊乱，骨组织发生畸形和软化。该病主要发生在儿童快速生长的时期，高危人群是 6 个月至 2 岁的婴幼儿。佝偻病如何分类、分型及分期？①初期：多见于小婴儿，主要表现为烦躁哭闹、多汗、枕秃，没有骨骼异常表现；②活动期：病情进一步加重，孩子出现骨骼发育异常；③恢复期：发病初期或者活动期的孩子经过积极正确的治疗后，病情逐渐好转，症状和体征逐渐减轻，这一时期叫作恢复期；④后遗症期：主要见于 2 岁以后的孩子，因为病程长，骨骼畸形重，积极治疗纠正维生素 D 缺乏后，已经造成的严重骨骼畸形无法完全恢复，持续遗留，因此叫作后遗症期。

练一练

维生素 D 缺乏性手足搐搦症惊厥发作时，下列处理原则正确的是

A. 立即肌内注射维生素 D_2 或 D_3

B. 迅速给予大剂量维生素 D

C. 快速静脉推注 10% 葡萄糖酸钙

D. 缓慢静脉注射 10% 葡萄糖酸钙

E. 大量维生素 D 和钙剂同时使用

答案解析

想一想

维生素 D 缺乏性佝偻病日常生活照顾中要注意些什么？

答案解析

护爱生命

通过改变自己的行为或生活方式，可预防佝偻病。如每天仅穿尿布于上午 9～10 点或下午 3～4 点晒太阳。每周总日晒时长需 >30 分钟，穿衣服则每周总日晒时长需 >2 小时，以促进身体合成维生素 D。如果儿童确实没有条件日光浴，可补充富含维生素 D 制剂，也可食用维生素 D 强化食品，如配方奶粉、麦片、牛奶、米粉等。孕妇应在医生指导下补充维生素 D。另外，早产儿及其他疾病继发维生素 D 缺乏患儿，可遵医嘱规律口服维生素 D 制剂，同时适当改变生活方式，如加强户外活动、适当延长日晒来提高体内维生素 D 含量水平。

目标检测

重点回顾

1. 佝偻病活动期的骨骼改变不包括
   A. 颅骨软化　B. 肋骨串珠　C. 郝氏沟　D. 小头畸形　E. 方颅
2. 内源性维生素 D 的主要来源是
   A. 口服维生素 D　B. 动物性食物
   C. 皮肤中 7-脱氢胆固醇　D. 日光
   E. 植物性食物
3. 维生素 D 缺乏性手足搐搦症中有窒息危险的护理诊断是
   A. 与惊厥有关　B. 与喉痉挛有关
   C. 与家长缺乏护理知识有关　D. 与日光照射不足有关
   E. 与维生素 D 中毒有关
4. 婴儿服用维生素 D 预防佝偻病的每日剂量为
   A. 100U　B. 400U　C. 1000U　D. 5000U　E. 10000U
5. 3 个月女婴，生后牛奶喂养，平时出汗多，有枕秃，易激惹，夜啼，睡眠不安，此患儿应考虑为
   A. 佝偻病初期　B. 佝偻病活动期
   C. 佝偻病恢复期　D. 佝偻病后遗症期
   E. 以上都不是
6. 1 个月小儿，至今扶起时尚站立不稳，经检查诊断为佝偻病活动期，下列治疗与护理哪项不妥
   A. 鼓励母亲多抱患儿到户外晒太阳　B. 增加富含维生素 D 的辅食
   C. 补充钙剂　D. 口服维生素 D
   E. 加强站立和行走锻炼

第七节　红臀的护理

PPT

学习目标

素质目标：

（1）仪表举止优美，对腹泻患儿耐心、细心。

（2）操作熟练，方法正确，动作轻柔，语言亲切。

（3）关爱患儿，能与患儿（或家属）有效地沟通，表现出高度的责任感，体现出人文关怀。

知识目标：

（1）掌握腹泻患儿的主要护理问题、主要护理措施。

（2）熟悉腹泻患儿的护理效果评价。

（3）了解腹泻患儿的护理评估、腹泻的基本知识。

能力目标：

（1）能够准确评估患儿的红臀程度。

（2）能按照红臀的护理操作规范正确进行操作。

导学情景

情景描述：患儿，男性，10个月，因“腹泻、呕吐3天，加重1天”入院。患儿3天前开始出现腹泻，呈黄色稀水样便，每日5~6次，量中，有时呕吐，为胃内容物，呈非喷射状，量少。1天前大便次数增多，每日10余次，遂来医就诊。体格检查：T 38.2℃，P 138次/分，R 42次/分，体重8.4kg，皮肤干燥，弹性差，前囟和眼窝凹陷，口腔黏膜干燥，咽红，腹稍胀，肠鸣音4次/分，肛周皮肤潮红。诊断：腹泻。

情景分析：结合病史、体格检查等结果，患儿诊断为腹泻。了解该病的病因、感染因素，并能正确地评估病情，根据护理问题采取有效的护理措施。

讨论：请问患儿存在哪些主要的护理问题？应采取哪些有针对性的护理措施？

学前导语：腹泻是由多病原、多因素引起的消化道综合征，严重者可引起水、电解质及酸碱平衡紊乱。腹泻是我国婴幼儿最常见的疾病之一，多见6个月至2岁婴幼儿，是导致儿童营养不良、生长发育障碍、甚至死亡的主要原因之一。护理人员根据患儿的情况，为患儿进行红臀的护理。

一、完成任务

（一）任务一

请对患儿进行护理评估，并提出主要的护理问题，从病情观察、协助治疗、心理护理、人文沟通及教育等方面针对首优护理问题提出有针对性的护理措施，并评估护理措施的有效性。

（二）任务二

请对患儿的家长进行红臀的护理指导。

二、实施条件

类型	实施条件	备注
场地	①模拟病房；②模拟治疗室；③处置室	—
资源	①治疗台；②病床；③SP（标准化患者）；④生活垃圾桶、医用垃圾桶；⑤小儿模型；⑥治疗车、治疗盘；⑦屏风	—
用物	红臀护理用物：①纸尿裤；②小盆；③小毛巾2条；④湿纸巾；⑤温水；⑥护臀膏；⑦手消毒剂；⑧温湿度计	工作服、帽子、口罩、挂表
带教老师	每15名学生配备一名带教老师	—

三、考核时量

20分钟：其中用物准备10分钟，操作10分钟。

四、考核标准

（一）任务1考核标准

1. 护理评估　询问家属患儿的喂养情况和辅食添加的时间、种类、量等？有无腹部受凉史？平时大便习惯？有无上呼吸道感染、肺炎等病史？既往有无腹泻？有无其他疾病病史和长期使用抗生素历史？

2. 护理问题

（1）腹泻　与感染有关。

（2）皮肤完整性受损　与大便次数增多，刺激臀部皮肤有关。

（3）体液不足　与腹泻、呕吐致体液丢失过多和摄入不足有关。

（4）体温过高　与肠道感染有关。

（5）营养失调　低于机体需要量与腹泻、呕吐，体液丢失过多和摄入不足有关。

3. 护理目标

（1）患儿住院期间腹泻、呕吐次数逐渐减少至停止，大便性状正常。

（2）患儿住院期间脱水和电解质紊乱得以纠正。

（3）住院期间家长能对婴儿进行合理喂养，体重逐渐恢复正常。

（4）患儿三天内体温恢复正常。

（5）患儿住院期间臀部皮肤保持完整、无破损。

4. 护理措施

（1）调整饮食　继续母乳喂养，减少哺乳次数，缩短每次哺乳时间，暂停换乳期食物添加，待腹泻次数减少后给予流质或半流质饮食，如粥、面条，少量多餐，随着病情稳定和好转，逐步过渡到正常饮食。腹泻停止后逐渐恢复营养丰富的饮食，并每日加餐1次，至体重恢复正常。

（2）维持水、电解质及酸碱平衡　遵医嘱静脉补液。

（3）红臀护理　选用吸水性强、柔软布质或纸质尿布，勤更换，避免使用不透气塑料布或橡皮布；每次便后用温水清洗臀部并擦干，以保持皮肤清洁干燥。暴露臀部皮肤，遵医嘱行红外线灯照射治疗，完成后皮肤发红处涂以鞣酸软膏并按摩片刻。

（4）控制感染　按医嘱选用针对病原菌的抗生素以控制感染。严格执行消毒隔离，护理患儿前后认真洗手，患儿用过的尿布、便盆分类消毒。

（5）密切观察病情　监测生命体征，体温过高时应给患儿多饮水、擦干汗液、及时更换汗湿的衣服，并予物理降温。观察并记录大便次数、颜色、气味、性状、量。观察有无水、电解质和酸碱平衡紊乱的表现。

（6）健康教育　指导家长正确洗手并做好污染尿布及衣物的处理；指导合理喂养，提倡母乳喂养；注意饮食卫生；加强体格锻炼，适当户外活动，注意气候变化，防止受凉或过热；避免长期用广谱抗生素。

5. 护理效果评价

（1）患儿大便次数逐渐减少至恢复正常。

（2）患儿脱水、电解质及酸碱平衡紊乱得到纠正，尿量正常。

（3）患儿营养合理，体重恢复正常。

（4）患儿体温恢复正常。

（5）患儿臀部未出现红臀，皮肤完整无破损。

（二）任务2 考核标准（红臀的护理操作规范）

准备时间：10分钟；完成时间：10分钟（表2－7）。

表2－7　红臀的护理操作规范

考核内容		技术要求
评估及准备	患儿	1. 核对患儿基本信息
		2. 评估患儿臀部皮肤情况
	环境	光线充足，环境清洁，关闭门窗，室内温度18～22℃，早产儿24～26℃，湿度55%～65%
	操作者	着装整洁
	用物	用物准备齐全：①纸尿裤；②小盆；③小毛巾2条；④湿纸巾；⑤温水；⑥护臀膏；⑦手消毒剂；⑧温湿度计
操作过程	操作前准备	1. 再次核对患儿基本信息
		2. 患儿取仰卧位，解开包被、尿裤
	臀部清洁	轻提患儿双足，用温水从前向后清洗臀部，用小毛巾吸干皮肤水分，将清洁纸尿裤垫于臀下
	臀部护理	1. 轻度红臀护理：局部涂护臀膏，环型按摩，兜好松紧适宜、透气纸尿裤，每2小时更换一次（口述）
		2. 重度红臀护理：红臀部位充分暴露在空气中或阳光下，暴露10～20分钟，每天2～3次，暴露期间注意保暖（口述），放射状涂抹护臀膏，兜好松紧适宜、透气纸尿裤，根据需要及时更换纸尿裤（口述）
	护理后处理	1. 帮助患儿穿好衣物
		2. 患儿安置妥当，告知家属患儿臀部情况
		3. 整理用物，医用垃圾分类处理
		4. 洗手并记录
评价		1. 操作规范，动作熟练
		2. 态度和蔼，关爱患儿
		3. 与家属沟通有效
		4. 仪表举止大方得体，体现整体护理观念
		5. 在规定时间内完成

看一看

腹泻可由多种原因导致。①饮食结构的改变，儿童可因其饮食习惯的改变而发生腹泻，也可能是由于过量摄入饮料或水果所引起。儿童因饮食结构改变所引起的腹泻通常并不严重。②病毒或细菌感染，如轮状病毒感染，通常几天内就会缓解；在极少数情况下，腹泻可能是一种更为严重的症状。小于6个月的婴幼儿和其他存在疾病风险的儿童，发生腹泻时需要特别注意，因为他们可能很快就会出现脱水。仔细观察孩子的外表并留意饮水量有助于防止其脱水。

练一练

腹泻患儿“有皮肤完整性受损的危险”的护理措施不妥的是

A. 避免使用塑料布包裹
B. 更换尿布时动作要轻柔
C. 注意清洁臀部，但皱褶处不能经常擦洗
D. 选用更软、清洁的尿布
E. 便后用温水清洗臀部并拭干

答案解析

想一想

如何指导腹泻患儿家长正确为患儿口服补液？

答案解析

护爱生命

通过注意饮食卫生、环境卫生，并教育孩子养成良好的卫生习惯等措施可有效预防儿童腹泻。母乳喂养有助预防儿童腹泻，因此应提倡母乳喂养。加强儿童营养，防止出现营养不良，注意合理应用抗生素和肾上腺皮质激素。接种疫苗（例如轮状病毒疫苗）也是预防儿童腹泻的有效途径。

无脱水征兆和轻度脱水的腹泻患儿可在家进行治疗，家长应注意给患儿口服足够的液体以预防脱水、补锌并持续喂养患儿，若患儿病情未好转或出现剧烈腹泻，大便次数多或腹泻量大，不能正常饮食，频繁呕吐、无法口服给药者，年龄小于6个月的早产儿，有慢性病病史或合并症者须及时送医院。

目标检测

重点回顾

1. 婴儿腹泻时生理需要量可按多少补充适宜
   A. 40～60ml/kg
   B. 60～80ml/kg
   C. 80～100ml/kg
   D. 100～120ml/kg
   E. 110～130ml/kg
2. 脱水患儿经补液后血容量已恢复的主要临床表现是
   A. 皮肤弹性恢复
   B. 血压恢复正常
   C. 眼眶凹陷恢复
   D. 口舌湿润，无口渴
   E. 尿量增加
3. 婴儿腹泻发病年龄多在
   A. 2岁以下 B. 3岁以下 C. 4岁以下 D. 5岁以下 E. 6岁以下
4. 小儿腹泻的治疗措施中，哪项错误
   A. 纠正水电解质紊乱
   B. 控制肠道感染

C. 及时使用止泻药　　D. 给予助消化药
E. 给予微生态调节剂

5. 不属于轮状病毒肠炎特点的是
A. 多见于6个月至2岁小儿　　B. 多见于秋季
C. 常伴有上呼吸道感染　　D. 全身中毒症状不明显
E. 大便有腥臭味

6. 患儿，8个月，因呕吐腹泻3天入院，重度脱水貌，四肢末稍凉，2小时无尿，血清钠135mmol/L，首选下列哪项措施
A. 快速静脉点滴2∶1等渗液20ml/kg　　B. 快速静脉点滴1∶1液20ml/kg
C. 快速静脉点滴3∶2∶1液20ml/kg　　D. 快速静脉点滴0.9%氯化钠20ml/kg
E. 快速静脉点滴5%碳酸氢钠20ml/kg

第八节　雾化吸入法

PPT

学习目标

素质目标：

（1）仪表举止优美，对支气管肺炎患儿耐心、细心。

（2）操作熟练，方法正确，动作轻柔，语言亲切。

（3）关爱患儿，能与患儿（或家属）进行沟通，表现出高度的责任感，体现出人文关怀。

知识目标：

（1）掌握支气管肺炎患儿的主要护理问题、主要护理措施。

（2）熟悉支气管患儿的护理效果评价。

（3）了解支气管肺炎患儿的护理评估、支气管肺炎的基本知识。

能力目标：

（1）能准确评估患儿的病情；告知雾化吸入法的目的、方法、注意事项及配合要点。

（2）能了解雾化器的性能和所用药物的作用，正确抽吸药物，做到剂量准确。

（3）能严格执行查对制度；操作规范，方法正确。

（4）能正确教给患儿深呼吸的方法及用深呼吸配合雾化的方法；及时观察雾化情况，对异常情况的判断和处理迅速、及时、正确。

导学情景

情景描述：患儿，女性，1岁，因“咳嗽3天伴发热”入院。患儿于3天前无明显诱因出现咳嗽，阵发性，有痰音，伴咳喘，口滤白色沫，夜间较剧，无呕吐，伴发热1次，偶流清涕，无解稀便。于当地就诊，给予口服止咳药等对症处理，咳嗽未见好转。为求进一步诊治遂来我院，门诊拟“支气管肺炎”收住院。

情景分析：结合病史、体格检查等结果，患儿诊断为支气管肺炎。了解该病的病因，并能正确地评估病情，根据护理问题采取有效的护理措施。

讨论：请问患儿存在哪些主要的护理问题？应采取哪些有针对性的护理措施？

学前导语：小儿支气管肺炎又称小儿小叶性肺炎，指累及支气管壁和肺泡的一种炎症，为儿童时期最常见的肺炎。小儿支气管肺炎主要由病原体感染引起，常有发热、咳嗽、气促等症状。采用对症治疗及药物治疗，通过早期、积极的治疗，一般预后良好。护理人员需知晓支气管肺炎患儿的主要护理问题，并有针对性地采取护理措施。根据患儿的情况，为患儿进行雾化吸入护理。

一、完成任务

（一）任务一

请对患儿进行护理评估，并提出主要的护理问题，从病情观察、协助治疗、心理护理、人文沟通及教育等方面针对首优护理问题提出有针对性的护理措施，并评估护理措施的有效性。

（二）任务二

请对患儿进行雾化吸入的护理指导。

二、实施条件

类型	实施条件	备注
场地	①模拟病房；②模拟治疗室；③处置室	—
资源	①治疗台；②病床；③SP（标准化患者）；④生活垃圾桶、医用垃圾桶；⑤治疗车、治疗盘；⑥屏风	—
用物	①超声波雾化吸入器一套；②水温计；③弯盘；④冷蒸馏水；⑤生理盐水；⑥药物；⑦消毒液、无菌棉签和砂轮；⑧无菌持物钳；⑨无菌纱布；⑩一次性注射器；⑪一次性治疗巾；⑫手电筒；⑬手消毒剂；⑭笔；⑮病历本及护理记录单（按需准备）；⑯治疗车；⑰锐器盒、医疗垃圾桶和生活垃圾桶	工作服、帽子、口罩、挂表
带教老师	每 15 名学生配备一名带教老师	—

三、考核时量

18 分钟：其中用物准备 9 分钟，操作 9 分钟。

四、考核标准

（一）任务 1 考核标准

1. 护理评估　询问患儿家属患儿是否有呼吸道传染病接触史？患儿是否按时接种疫苗？家庭成员有无呼吸道感染史？

2. 护理问题

（1）气体交换受损　与肺部炎症有关。

（2）清理呼吸道无效　与呼吸道分泌物过多、黏稠，患儿体弱、无力排痰有关。

（3）体温过高　与肺部感染有关。

（4）营养失调　低于机体的需要量与食欲不振，缺乏能量、蛋白质有关。

3. 护理目标

（1）患儿住院期间气促、发绀症状逐渐改善以致消失，呼吸平稳。

（2）患儿住院期间能顺利有效地咳出痰液，呼吸道通畅。

（3）患儿三天内体温恢复正常。

（4）患儿住院期间能得到充足的营养。

4. 护理措施

（1）改善通气　安置体位高坡卧位，并可根据患者的舒适度尽可能摇高床头，但需注意患儿的安全，床旁可设床档，以免患儿坠床。持续低流量吸氧将血氧饱和度维持在95%～98%水平，防止出现脏器功能障碍，必要时遵医嘱药物治疗，改善通气情况。患儿所处居室要温暖，通风和采光良好，并且空气中要有一定的湿度，防止过分干燥。如果家中有吸烟者最好戒烟或去室外吸烟，防止烟害对患儿的不利影响。

（2）保持呼吸道通畅　根据病情采取相应的体位，以利于肺的扩张及呼吸道分泌物的排出，并指导患儿进行有效的咳嗽，排痰前协助转换体位，帮助清除呼吸道分泌物。病情许可的情况下，可进行体位引流。必要时可使用超声雾化吸入使痰液变稀薄利于咳出。用上述方法不能有效咳出痰液者，可用吸痰器吸出痰液，但吸痰不能过于频繁。如症状仍未改善可采用深部吸痰法：两名护士共同操作，其中一名护士站在患者左侧，摆好体位（平卧位），颈肩部垫一软枕，用一手按住头部，使患者头后仰，颈部伸直。另一名护士站在患者右侧，经鼻腔插入吸痰管，当插至咽喉部时，一名护士用手轻轻挤压胸骨上窝气管，当患儿出现呛咳时，另一名护士快速插入吸痰管至气管内，吸尽气道内分泌物。

（3）发热护理　小儿支气管肺炎时多为中低热。如果体温在38.5℃以下，一般无需给予退热药，主要针对病因治疗，从根本上解决问题。如果体温高，可予物理降温，解衣散热，应用退热贴或温水擦浴，必要时应用药物降温。

（4）增加营养　鼓励患儿进食高热量、高蛋白、高维生素等易消化饮食，以供给足够的营养，利于疾病的恢复。应少食多餐，避免进食油炸食品及易产气的食物，以免造成腹胀，妨碍呼吸。

进食确有困难者，可按医嘱静脉补充营养。鼓励患儿多饮水使呼吸道黏膜湿润，以利于痰液的咳出，并有助于黏膜病变的修复及纤毛运动。对重症患儿应准确记录24小时出入量，要严格控制静脉点滴速度，以免发生心力衰竭。

（5）密切观察病情　当患儿出现烦躁不安、面色苍白、呼吸加快>60次/分且心律>160～180次/分、心音低钝、奔马律、肝在短时间内急剧增大时，是心力衰竭的表现，应及时报告医师，并减慢输液速度，准备强心剂、利尿剂，做好抢救的准备。若患儿咳粉红色泡沫样痰为肺水肿的表现，可给患儿吸入经20%～30%乙醇湿化的氧气，但每次吸入不宜超过20分钟。密切观察患儿意识、瞳孔及肌张力的变化，若有烦躁或嗜睡、惊厥、昏迷、呼吸不规则、肌张力增高等颅内高压表现时，应立即报告医师，并配合抢救。

（6）心理护理　患者皆是婴幼儿，容易出现哭闹烦躁现象，而家长由于担心患儿病情，心理负担也会比较重，表现出很严重的脾气焦躁、心情恐惧等行为，所以护理人员要给予充分的理解和安抚，为患儿准备一些转移注意力的玩具或者书籍，减轻其紧张情绪，同时也安抚家长焦虑不安的心情，使患儿能积极配合治疗和护理。

（7）健康教育　指导家长加强患儿的营养，增强体质，多进行户外活动，及时接种各种疫苗。养成良好的卫生习惯。有营养不良、佝偻病、贫血及先天性心脏病的患儿应积极治疗，增强抵抗力，减少呼吸道感染的发生。教会家长处理呼吸道感染的方法，使疾病在早期能得到及时地控制。

5. 护理效果评价

（1）患儿气促、发绀症状逐渐改善以致消失，呼吸平稳。

（2）患儿能顺利有效地咳出痰液，呼吸道通畅。

（3）患儿体温恢复正常。

（4）患儿营养正常，满足机体需求。

（二）任务 2 考核标准（雾化吸入的护理操作规范）

准备时间：9 分钟；完成时间：9 分钟（表 2－8）。

表 2－8　雾化吸入法操作规范

考核内容		技术要求
评估及准备	患者	1. 核对医嘱
		2. 评估患儿全身情况：病情、意识状态、肢体活动能力、治疗情况、用药史、过敏史
		3. 评估患儿局部情况：呼吸道是否通畅、面部及口腔黏膜有无感染、溃疡等
		4. 评估患儿心理状况，解释并取得合作
	环境	环境清洁、安静，光线、温湿度适宜
	操作者	1. 着装整洁
		2. 洗手，戴口罩
	用物	用物准备齐全：①超声波雾化吸入器一套；②水温计；③弯盘；④冷蒸馏水；⑤生理盐水；⑥药物；⑦消毒液、无菌棉签和砂轮；⑧无菌持物钳；⑨无菌纱布；⑩一次性注射器；⑪一次性治疗巾；⑫手电筒；⑬手消毒剂；⑭笔；⑮病历本及护理记录单（按需准备）；⑯治疗车；⑰锐器盒、医疗垃圾桶和生活垃圾桶
操作过程	雾化前准备	1. 检查雾化器各部件是否完好，有无松动、脱落等异常情况
		2. 连接雾化器各部件
		3. 水槽内加冷蒸馏水，水量要求浸没雾化罐底部的透声膜
		4. 核对医嘱、治疗卡（单）、药物，将药物用生理盐水稀释至 30～50ml 加入雾化罐内，将雾化罐放入水槽，盖紧水槽盖
		5. 通电，预热。开红灯，预热 3 分钟
	雾化吸入	1. 携用物至床旁，核对患儿床号、姓名、手腕带并解释
		2. 协助患儿取合适卧位，颌下铺巾
		3. 接通电源，打开电源开关，调整定时开关至所需时间，打开雾化开关，调节雾量
		4. 二次核对
		5. 将口含嘴放入患儿口中（也可使用面罩罩住患儿口鼻部）
		6. 指导患儿闭口深呼吸，告知患者或家属注意事项
		7. 再次核对并口述注意水槽内的水温
	雾化结束	1. 雾化完毕（口述），取下口含嘴或面罩
		2. 先关雾化开关，再关电源开关
	操作后处理	1. 清洁患儿面部，取下治疗巾
		2. 协助患儿取舒适卧位，整理床单位，健康指导
		3. 分类处置用物，放掉水槽内的水并擦干，将口含嘴、雾化罐、螺纹管浸泡于消毒液内 1 小时，再洗净晾干备用（口述）
		4. 洗净双手，取下口罩，记录
评价		1. 患儿及家属满意，呼吸道通畅，感觉舒适
		2. 操作规范，流程熟练
		3. 护患沟通良好，健康指导有效
		4. 仪表、举止大方得体，关爱患儿
		5. 在规定时间内完成

看一看

小儿支气管肺炎具有传染性，可通过打喷嚏、咳嗽、直接或间接接触等方式进行传播。本病是儿童时期最常见的肺炎，好发于2岁以内的儿童，一年四季均可发病，北方多发生于冬春寒冷季节。发达国家儿童肺炎病原体以病毒为主，发展中国家则以细菌为主，近年来支原体、衣原体和流感嗜血杆菌感染有增加趋势。居住环境恶劣、通风不良的环境中，致病微生物增多，易发生小儿支气管肺炎；有营养不良、维生素D缺乏性佝偻病、先天性心脏病等疾病，以及低体重出生儿、免疫缺陷者易发生本病。当患儿出现发热、咳嗽、气促等症状时，应及时就医。医生首先会进行体格检查，了解病情，可能建议患儿做外周血检查、病原学检查、胸部X线、CT检查等，以明确诊断。

练一练

婴幼儿时期易患的肺炎是

A. 大叶性肺炎　　B. 支气管肺炎

C. 间质性肺炎　　D. 干酪性肺炎

E. 支原体肺炎

答案解析

想一想

小儿支气管肺炎与肺炎有何区别?

答案解析

护爱生命

小儿支气管肺炎会有发热、咳嗽、气促等不适症状，影响患儿生活质量，严重者可能会出现肺脓肿、脓胸等并发症危及生命。通过早期、积极的治疗，一般预后良好，若患儿病情较重，合并脓胸、肺脓肿等疾病时，预后可能较差。本病的治疗原则是改善患者通气情况、控制炎症的发展、对症治疗、防止和治疗并发症。医生应根据患儿的病情制定个体化的治疗方案，进行综合治疗。预防小儿支气管肺炎应做到积极防治营养不良、贫血及佝偻病等；培养小儿良好的卫生习惯，勤洗手；家长应经常带领孩子进行运动，提高儿童的抵抗力；室内开窗通风，避免去人多、空气污浊的环境；避免儿童吸二手烟、避免接触呼吸道感染疾病患者，防止交叉感染；积极为儿童接种疫苗。

目标检测

重点回顾

1. 小儿肺炎应用抗生素治疗，一般停药时间为
   A. 体温正常，咳嗽消失
   B. 体温正常后5~7天，症状消失
   C. 体温正常后5~7天，临床症状体征基本消失后3天
   D. 体温正常后2周，肺部体征消失
   E. 体温正常后3~4天，症状消失
2. 肺炎患儿鼻前庭导管给氧，氧流量和氧浓度的选择是
   A. 氧流量0.5~1L/min，氧浓度<40%
   B. 氧流量2~4L/min，氧浓度<60%

C. 氧流量 5～6L/min，氧浓度<70%
D. 氧流量 7～8L/min，氧浓度<80%
E. 氧流量 9～10L/min，氧浓度<90%

3. 小儿肺炎引起全身各系统病理变化的关键是
A. 病原体的侵入
B. 组织破坏
C. 机体免疫功能低下
D. 毒素作用
E. 缺氧，二氧化碳潴留

4. 婴儿病毒性肺炎临床症状最重的是
A. 鼻病毒肺炎
B. 副流感病毒肺炎
C. 腺病毒肺炎
D. 合胞病毒肺炎
E. 肠道病毒肺炎

5. 小儿肺部感染易引起肺间质性炎症是因为
A. 呼吸中枢不健全
B. 肺血管丰富，间质发育旺盛
C. 下呼吸道口径小，纤毛运动差
D. 呼吸肌不发达
E. 血 IgM 及 IgG 含量少

6. 关于肺炎分类下列哪项是错误的
A. 按病理分类可分为大叶性肺炎、支气管肺炎及间质性肺炎
B. 急性肺炎病程小于 1 个月
C. 慢性肺炎病程大于 3 个月
D. 按临床表现典型与否可分为典型性肺炎和非典型性肺炎
E. 新生儿患肺炎称之为新生儿肺炎

书网融合……

习题

第三章　成人护理

第一节　体位引流

PPT

学习目标

素质目标：

（1）操作规范，动作熟练、敏捷。

（2）关爱患者，能与患者（或家属）进行有效的沟通。

知识目标：

（1）掌握支气管扩张患者的主要护理问题、主要护理措施。

（2）熟悉支气管扩张患者的护理效果评价。

（3）了解支气管扩张患者的护理评估、支气管扩张的基本知识。

能力目标：

（1）能评估患者的基本状况，确定病变部位及支气管引流方向。

（2）能根据不同病变部位摆好相应的引流体位，并按照步骤进行正确操作。

（3）能准确评估体位引流后效果，做好引流后处理。

导学情景

情景描述：患者，女性，65岁，因咳大量脓痰、反复咯血10年，加重3天入院。体格检查：T 36.8℃，P 85次/分，R 22次/分，BP 132/80mmHg。神志清楚，口唇无发绀，左下肺呼吸音粗，可闻及中等水泡音。心率85次/分，律齐，无杂音，腹软，无异常。胸部X线：左下肺纹理增多、紊乱。临床初步诊断为支气管扩张。

情景分析：结合体格检查、实验室检查和既往病史等，患者诊断为支气管扩张。支气管扩张的临床特点为慢性咳嗽，咳大量脓痰和反复咯血，痰多黏稠，保持呼吸道通畅尤其重要，因此需要体位引流排痰。

讨论：请问该患者存在哪些主要的护理问题？应采取哪些有针对性的护理措施？

学前导语：支气管扩张属于呼吸系统疾病，大量脓痰与体位改变有关，因为分泌物积储于支气管的扩张部位，改变体位时分泌物刺激支气管黏膜引起咳嗽排痰。护理工作者需要知晓支气管扩张患者的主要护理问题、针对性的护理措施、正确的体位引流技能。护士应如何正确地进行体位引流？

一、完成任务

（一）任务一

请对患者进行护理评估，提出主要的护理问题，制定有针对性的护理措施，并评估护理措施的有效性。

（二）任务二

请对患者进行体位引流。

二、实施条件

类型	基本实施条件	备注
场地	①模拟病房；②模拟治疗室；③处置室	—
资源	①病床；②志愿者 SP（主考学校随机指定）；③处置室设有洗手设备、锐器盒、生活垃圾桶、医用垃圾桶；④屏风/床帘	—
用物	治疗车上层：①听诊器；②一次性手套；③弯盘；④漱口水；⑤笔；⑥病历本及护理记录单（按需准备） 治疗车下层：消毒痰盂	工作服、帽子、口罩、挂表
带教老师	每 15 名学生配备一名带教老师	—

三、考核时量

12 分钟：其中用物准备 6 分钟，操作 6 分钟。

四、考核标准

（一）任务 1 考核标准

1. 护理评估　询问患者现在有无呼吸费力、痰堵、头晕乏力？痰能否顺利咳出及痰的量和颜色有无明显变化？听诊患者双肺呼吸音情况？确定湿啰音的具体部位。

2. 护理问题

（1）清理呼吸道无效　与痰多黏稠和无效咳嗽有关。

（2）营养失调，低于机体的需要量　与慢性感染导致机体消耗有关。

（3）有窒息的危险　与痰多、黏稠、大咯血不能及时排出有关。

3. 护理目标

（1）患者能有效咳嗽、咳痰，保持呼吸道通畅。

（2）患者营养状态保持正常。

（3）患者未发生窒息，或窒息被及时发现并得到及时处理。

4. 护理措施

（1）休息与饮食　少量咯血静卧休息为主，大咯血患者绝对卧床休息，尽量避免活动，取患侧卧位，予高热量、高蛋白、富含维生素饮食，少量咯血者宜进少量温、凉流质饮食，避免刺激性食物诱发咳嗽，避免过冷过热食物（过冷过热食物均易诱发或加重咯血），鼓励患者多喝水，每天 1500ml 以上，稀释痰液。

（2）病情观察　观察痰液的量、颜色、性质、气味、与体位的关系；观察患者缺氧的情况，是否有呼吸困难；备好急救药品、气管插管与切开包，预防窒息。

（3）用药护理　遵医嘱使用抗生素、祛痰剂、支气管舒张药和止血药，观察疗效和不良反应。

（4）心理护理　简要解释疾病过程，减轻患者的心理负担，舒缓心情。

（5）健康指导　向患者和家属介绍疾病的发生、发展与治疗、护理过程，与其共同制定长期预防计划。

5. 护理效果评价

（1）患者能有效咳嗽、咳痰，保持呼吸道通畅。

（2）患者营养状态保持正常。

（3）患者未发生窒息。

（二）任务2考核标准（体位引流）

准备时间：6分钟；完成时间：6分钟（表3－1）。

表3－1　体位引流操作规范

考核内容		技术要求
评估及准备	患者	1. 评估患者咳嗽、呼吸情况、生命体征、病情、意识状态及合作程度
		2. 进行肺部听诊，确认病变部位
	环境	环境温湿度适宜，清洁宽敞、明亮，符合体位引流要求
	操作者	着装整洁，指甲已剪，七步洗手法洗手，戴口罩
	用物	用物准备齐全，治疗车上层：①听诊器；②一次性手套；③弯盘；④漱口水；⑤笔；⑥病历本及护理记录单（按需准备） 治疗车下层：消毒痰盂
操作过程	体位引流	1. 测量患者生命体征，进行肺部听诊，确定病变部位
		2. 根据患者病变部位，确定引流体位（原则：病变部位在上，引流支气管开口朝下）
		3. 协助患者摆好体位，并指导患者在体位引流过程中，进行有效的咳嗽、腹式呼吸、辅助胸部叩击等促进排痰
		4. 根据患者耐受情况和病情需要，确定体位引流的时间
	引流时注意事项	1. 检查口腔，取出活动性义齿
		2. 观察患者反应，如有面色苍白、发绀、心悸、呼吸困难、出汗、体力不支及咯血等异常表现，应立即停止引流，并协助医生处理
		3. 患者引流不畅时，指导其有效咳嗽、咳痰，无力咳嗽时辅以背部叩击等措施，提高引流效果
		4. 脓液较多且身体较弱者进行体位引流时，应提高警惕，以防大量脓痰突然排出，造成窒息
	判断引流效果	1. 咳嗽好转、咳痰明显较少
		2. 呼吸顺畅
		3. 肺部湿啰音明显减轻
	引流后的处理	1. 协助患者取舒适体位，清水或漱口液漱口
		2. 观察痰液的性质、颜色、量，并做好记录，必要时遵医嘱送检
评价		1. 引流有效
		2. 引流操作规范、态度严谨，突发事件处理合适
		3. 沟通有效，解释合理
		4. 在规定时间内完成

看一看

支气管扩张发生在有软骨的支气管近端分支，可分为柱状和囊状扩张、不规则扩张，常合并存在。支气管扩张的典型病理改变为支气管的弹性组织、肌层和软骨等破坏导致管腔变形扩大。腔内含有大量分泌物。

早期病变轻且局限时，肺功能测定可在正常范围。病变范围较大时，肺功能测定表现为轻度阻塞性通气障碍。当病变严重而广泛，且累及胸膜时，则表现以阻塞为主的混合性通气功能障碍。由于支气管扩张区域的肺泡通气量减少，使通气/血流比值降低，导致肺泡弥散功能障碍，可使低氧血症加重。当病变引起肺组织毛细血管广泛破坏，以及低氧血症引起的肺小动脉痉挛，可导致肺循环阻力增加，形成肺动脉高压，最后发展为肺源性心脏病和右心衰竭。

练一练

下列哪种措施最有利于促进排痰

A. 体位引流　　B. 有效咳嗽

C. 拍背与胸壁震荡　　D. 机械排痰

E. 湿化呼吸道

答案解析

想一想

如何配合抢救咯血窒息的患者？

答案解析

护爱生命

每年6月15日为“世界呼吸日”，该活动旨在促进人类关注呼吸健康，倡导环境保护与呼吸健康的全球性公益活动。活动日当天呼吁人们屏气30秒，以体验呼吸健康之于生命的重要性。

近年来，呼吸系统疾病高发，如流感、肺炎、哮喘、慢阻肺、肺小结节、间质性肺病、支气管扩张等，所以早期识别呼吸疾病有非常重要的意义。人们对肺健康越来越重视，“一呼一吸一世界”，爱肺，善待肺，让我们一起关注肺健康。

目标检测

重点回顾

1. 支气管扩张的典型临床表现为

A. 慢性咳嗽，黏液或泡状痰，气急　　B. 慢性咳嗽，大量脓痰，反复咯血

C. 低热，刺激性咳嗽，黄脓性痰　　D. 高热，咳嗽，黏液血性痰

E. 吸气性呼吸困难

2. 提示患者肺部有厌氧菌感染的表现是

A. 大量脓痰　　B. 咳出的痰液有恶臭

C. 痰中带血　　D. 有持续存在的湿性啰音

E. 咳嗽伴有高热

3. 患者，男性，26岁。支气管扩张。1周前受凉后出现咳嗽，咳大量黄臭痰，每日约200ml，无发热、气促、咯血等症状，右下肺闻及固定湿啰音。患者出现固定湿啰音的主要原因是

A. 肺淤血　　B. 支气管痉挛　　C. 肺纤维化　　D. 肺部感染　　E. 肺水肿

4. 患者，男性，60岁。患右肺中叶支气管扩张。现患者痰多不易咳出，该患者可能存在的体征是

A. 消瘦、贫血　　B. 呼吸运动减弱

C. 局限性哮鸣音　　D. 固定而持久的局限性湿啰音

E. 两肺底布满湿啰音

5. 为减少支气管扩张患者肺部继发感染和全身中毒症状，最关键的措施是

A. 加强痰液引流　　B. 选择广谱抗生素

C. 使用呼吸兴奋剂　　　　D. 使用支气管扩张剂

E. 注射流感疫苗

第二节　排痰技术

PPT

学习目标

素质目标：

（1）关爱患者，能与患者（或家属）进行有效沟通。

（2）操作规范，流程熟练。

知识目标：

（1）掌握肺炎球菌肺炎患者的主要护理问题、主要护理措施。

（2）熟悉肺炎球菌肺炎患者的护理效果评价。

（3）了解肺炎球菌肺炎患者的护理评估和基本知识。

能力目标：

（1）能够对患者进行评估和肺部听诊。

（2）能正确进行叩背操作。

（3）能准确评估排痰效果。

导学情景

情景描述：患者，男性，72岁，因“受凉后发热、咳嗽、咳痰2天”入院。体格检查：T 39.2℃，P 112次/分，R 30次/分；神志清楚，口唇发绀，呼吸急促；左下肺呼吸运动减弱，语音震颤增强，叩诊浊音，可闻及支气管呼吸音及湿啰音。辅助检查：白细胞 13×10^9/L，中性粒细胞80%，X线胸片示左下肺大片浸润阴影。诊断“肺炎球菌肺炎”。医嘱给予抗感染、降温、止咳、祛痰等治疗。

情景分析：结合体格检查、实验室检查和既往病史等，患者诊断为肺炎球菌肺炎。该患者口唇发绀、呼吸困难、痰多，对于此类患者，保持呼吸道通畅极为重要。

讨论：请问该患者存在哪些主要的护理问题？应采取哪些有针对性的护理措施？

学前导语：肺炎球菌肺炎属于呼吸系统疾病，冬季与初春为高发季节，起病急骤，以高热、寒战、咳嗽、血痰和胸痛为特征，护理工作者需要知晓肺炎患者的主要护理问题、针对性的护理措施、掌握正确的叩背排痰技能。护士应如何正确进行叩背排痰？

一、完成任务

（一）任务一

请对患者进行护理评估，并提出主要的护理问题，从病情观察、协助治疗、心理护理、人文沟通及教育等方面针对首优护理问题提出有针对性的护理措施，并评估护理措施的有效性。

（二）任务二

请为患者进行排痰。

二、实施条件

类型	基本实施条件	备注
场地	①模拟病房；②模拟治疗室；③处置室	—
资源	①治疗台；②病床；③志愿者（主考学校随机指定）；④处置室设有洗手设备、锐器盒、生活垃圾桶、医用垃圾桶；⑤电源插头；⑥多功能护理人；⑦屏风/床帘	—
用物	①手消毒剂；②水杯2个（一个内盛温开水）；③吸管；④听诊器；⑤痰杯；⑥治疗巾；⑦纸巾；⑧软枕2个；⑨医嘱单；⑩护理记录单；⑪笔	工作服、帽子、口罩、挂表
带教老师	每15名学生配备一名带教老师	—

三、考核时量

16分钟：其中用物准备8分钟，操作8分钟。

四、考核标准

（一）任务1考核标准

1. 护理评估 询问患者现在是否还在发烧？有无量体温？体温多少？有无咳嗽、咳痰，痰液量、颜色、性质如何，痰液是否容易咳出？有无呼吸困难？有无其他不适？有无焦虑不安？听诊双肺有无痰鸣音？

2. 护理问题

（1）体温过高 与肺部感染有关。

（2）清理呼吸道无效 与痰多、年老体弱有关。

（3）气体交换受损 与肺部感染有关。

（4）活动无耐力 与呼吸困难有关。

3. 护理目标

（1）患者一周内体温恢复正常。

（2）患者住院期间能有效咳嗽，维持呼吸道通畅。

（3）患者住院期间能维持有效呼吸，动脉血气分析结果正常。

（4）患者活动耐力增加。

4. 护理措施

（1）观察病情 观察体温、脉搏、呼吸、血压变化，以利于判断热型和病情变化。

（2）饮食护理 给予高热量、高蛋白、高维生素、易消化的流质或半流质饮食，鼓励患者多饮水，每日饮水2500～3000ml，必要时遵医嘱静脉补液，以补充营养物质和水分，维持水电解质平衡。

（3）保暖 寒战时热水袋、电热毯保暖，应谨防烫伤，并适时添加被褥，亦可用空调调节环境温度。

（4）降温护理 进行物理降温如乙醇擦浴、冰袋（冰帽）冷敷，必要时遵医嘱给小剂量退热药降温，注意不宜使用阿司匹林，降温过程中注意观察体温，以逐渐降温为宜。

（5）口腔清洁 餐后、睡前口腔清洁，保持口腔湿润、舒适。

（6）皮肤清洁 协助患者擦汗，并及时更换衣服和被褥，保持皮肤清洁干燥。

（7）用药护理 遵医嘱给予抗感染药物，做好过敏试验，观察疗效。

（8）生活护理 卧床休息，减少机体耗氧，协助满足日常生活需求。

5. 护理效果评价

（1）患者住院第六天体温正常。

（2）患者住院期间能有效排痰，呼吸道通畅。

（3）出院时患者呼吸功能改善，动脉血气分析结果正常。

（4）出院时患者活动耐力增加。

（二）任务 2 考核标准（排痰技术）

准备时间：8 分钟；完成时间：8 分钟（表 3－2）。

表 3－2　排痰技术操作规范

考核内容		技术要求
评估及准备	核对	核对医嘱，查阅病历，确定病变部位
	患者	1. 核对患者
		2. 解释并取得合作
		3. 评估病情，咳嗽能力，影响咳痰的因素，合作能力，是否进食
		4. 听诊肺部确定痰液潴留部位
	环境	清洁、安静、明亮，温湿度适宜，关门窗或屏风遮挡
	操作者	着装整洁、指甲已剪（口述）、七步洗手法洗手、戴好口罩
	用物	用物准备齐全：①手消毒剂；②水杯 2 个（一个内盛温开水）；③吸管；④听诊器；⑤痰杯；⑥治疗巾；⑦纸巾；⑧软枕 2 个；⑨医嘱单；⑩护理记录单；⑪笔
操作过程	核对解释	携用物至床旁，核对床号、姓名，取得患者合作
	肺炎球菌肺炎	1. 患者穿单层上衣，根据痰液潴留部位、协助取合适体位（如取侧卧位胸前及双膝置软枕，取坐位胸前抱软枕）
		2. 治疗巾垫于颌下
		3. 叩击方法：将五指并拢呈空杯状，利用腕力，快速有力叩击胸壁
		4. 叩击原则：从下至上、从外至内（背部从第 10 肋间隙，胸部从第 6 肋间隙，向上叩击至肩部），注意避开乳房、心脏、骨突部位（如脊椎、肩胛骨、胸骨）及衣服拉链、纽扣等
		5. 力度适宜，患者不感到疼痛
		6. 每一肺叶叩击 1～3 分钟，每次叩击 5～15 分钟，每分钟叩击 120～180 次（口述，考核叩击 2～3 分钟即可）
		7. 操作中注意观察病情变化，询问有无不适，如出现发绀、呼吸困难停止操作
操作过程	有效咳嗽	1. 指导患者先进行深而慢的腹式呼吸 5～6 次
		2. 深吸气后屏气 3～5 秒，身体前倾，进行 2～3 次短促有力的咳嗽，咳嗽时同时收缩腹肌，或用手按压上腹部，帮助咳嗽
		3. 重复做 2～3 次，休息几分钟后再重新开始（口述），如有排痰，及时擦拭清理
		4. 听诊肺部，判断排痰效果
		5. 观察痰液量、性质，必要时送检
		6. 协助患者漱口，面部清洁
	整理	1. 协助取舒适体位，整理床单位
		2. 整理用物，医用垃圾分类处理
		3. 洗手并记录
		4. 健康教育

续表

考核内容	技术要求
评价	1. 操作规范，流程熟练
	2. 患者满意，呼吸道通畅
	3. 沟通有效，解释合理
	4. 在规定时间内完成

看一看

新型冠状病毒肺炎是一种急性感染性肺炎，其病原体是一种先前未在人类中发现的新型冠状病毒，新型冠状病毒可在复制过程中不断适应宿主而产生突变。2020 年 2 月 7 日，国家卫健委决定将“新型冠状病毒感染的肺炎”命名为“新型冠状病毒肺炎”，简称“新冠肺炎”。2 月 11 日，世界卫生组织（WHO）将其命名为 Corona Virus Disease 2019（COVID－19）

练一练

肺炎链球菌性肺炎患者的典型症状不包括

A. 寒战高热　　B. 咳嗽

C. 咳铁锈色痰　　D. 胸痛

E. 腹胀

答案解析

想一想

肺炎链球菌肺炎的病理分期？

答案解析

护爱生命

2020 年 11 月 12 日是第 12 个“世界肺炎日”，我国宣传活动主题是“关注肺炎、守护健康”，旨在提升新冠肺炎疫情下秋冬季肺炎球菌等呼吸道疾病的防控水平，筑牢人民健康公共卫生安全防线，进一步“推进健康中国”建设，提高人民健康水平。

目标检测

重点回顾

1. 社区获得性肺炎的主要病原菌是

A. 葡萄球菌　　B. 肺炎链球菌

C. 铜绿假单胞菌　　D. 肺炎球菌

E. 支原体

2. 肺炎患者出现高热时，给予的饮食不包括

A. 高蛋白质　　B. 高热量

C. 高脂　　D. 高维生素

E. 易消化的流质食

3. 患者，男性，50 岁。重症肺炎并发感染性休克入院，护士配合抢救时实施静脉输液的过程中错误的是

A. 尽快建立两条静脉通道

B. 妥善安排输液顺序

C. 输液量宜先少后多

D. 输入血管活性药物时应根据血压随时调整滴速

E. 保持输液通畅，防止药物外渗

4. 患者，男性，22 岁。患肺炎链球菌肺炎入院 4 天，无家属探视。近 2 天咳嗽、胸痛加重。患者情绪激动，入睡困难，坐立不安，对待医生、护士不耐烦。患者目前最主要的心理问题是

A. 紧张　B. 恐惧　C. 依赖　D. 焦虑　E. 悲观

5. 患者，女性，65 岁。慢性阻塞性肺疾病病史，近年来多次在冬季发生肺炎。为减少患病概率，可以嘱患者易发病季节

A. 注射免疫球蛋白　B. 接种卡介苗

C. 接种流感疫苗　D. 服用抗生素

E. 在家中不要外出

第三节　呼吸功能锻炼

PPT

学习目标

素质目标：

（1）关爱患者，能与患者进行有效的沟通。

（2）操作规范，动作熟练，指导有效。

知识目标：

（1）掌握慢性阻塞性肺疾病患者的主要护理问题、主要护理措施。

（2）熟悉慢性阻塞性肺疾病患者的护理效果评价。

（3）了解慢性阻塞性肺疾病患者的护理评估、慢性阻塞性肺疾病的基本知识。

能力目标：

（1）能够正确指导患者进行缩唇呼吸、腹式呼吸等呼吸功能锻炼。

（2）能根据病情对患者进行相关健康教育。

导学情景

情景描述：患者，男性，73 岁，退休工人。因反复咳嗽、咳痰、喘憋 15 余年，受凉后出现发热，咳黄黏痰，痰不易咳出，喘息加重 2 天入院。查体：T 38.5℃，P 98 次/分，R 28 次/分，BP 128/72mmHg。神志清楚，消瘦，口唇发绀，胸廓呈桶状胸，肋间隙增宽，呼吸运动减弱，触诊语颤减低，叩诊过清音，双肺呼吸音粗，可闻及明显干湿性啰音，心律规整，各瓣膜无病理性杂音，双下肢无水肿。辅助检查：血常规：WBC 10.9 × 10^9/L，N 70.7%；L 16.6%。血气分析：$PaCO_2$ 62mmHg，PaO_2 53mmHg。胸部 X 线：双下肺纹理明显增粗、紊乱，两肺透亮度增加，肋间隙增宽。肺功能检查：FEV_1/FVC 65%，FEV_1 为 72% 预计值。入院诊断：慢性阻塞性肺疾病（急性加重期）。有长期吸烟史

43年、每天30支。入院后遵医嘱给予抗感染、解痉、平喘、止咳、祛痰等对症支持治疗。

情景分析：结合体格检查、实验室检查和既往病史等，患者诊断为慢性阻塞性肺疾病（急性加重期）。该患者口唇发绀，明显干湿啰音，对于此类患者，进行呼吸功能锻炼极为重要。

讨论：请问患者存在哪些主要的护理问题？应采取哪些有针对性的护理措施？

学前导语：慢性阻塞性肺疾病属于呼吸系统疾病，随着疾病的日益加重易引起通气和血流比例失调，通气和换气功能障碍易引起缺氧和二氧化碳潴留。护理工作者需要知晓慢性阻塞性肺疾病患者的主要护理问题、针对性的护理措施。护士应如何正确地指导患者进行呼吸功能锻炼？

一、完成任务

（一）任务一

请对患者进行护理评估，提出主要的护理问题，制定有针对性的护理措施，并评估护理措施的有效性。

（二）任务二

患者经过治疗后病情缓解，请指导患者进行呼吸功能锻炼。

二、实施条件

类型	基本实施条件	备注
场地	①模拟病房；②模拟治疗室；③处置室	—
资源	①病床；②志愿者（主考学校随机指定）；③处置室设有洗手设备、生活垃圾桶、医用垃圾桶；④屏风/床帘	—
用物	①记录单；②蜡烛；③打火机；④挂表；⑤治疗单；⑥笔；⑦手消毒剂	工作服、帽子、口罩、挂表
带教老师	每15名学生配备一名带教老师	—

三、考核时量

20分钟：其中用物准备10分钟，操作10分钟。

四、考核标准

（一）任务1考核标准

1. 护理评估 判断患者有无意识障碍？检查患者面色、口唇、甲床有无发绀？有无三凹征？询问患者有无烦躁不安、出汗，有无胸闷、气短？活动后是否出现气促加剧？评估痰的颜色、性质、黏稠度及咳嗽情况，咳嗽时有无胸痛？听诊患者双肺呼吸音是否增粗及有无啰音？评估血气分析值的变化。评估体温是否降至正常？评估发热的程度及临床类型。

2. 护理问题

（1）气体交换障碍（或气体交换受损） 与气道阻塞、通气不足、分泌物过多和肺泡呼吸面积减少有关。

（2）清理呼吸道无效 与分泌物多而黏稠、无效咳嗽及气道湿度降低有关。

（3）体温过高 与慢性支气管炎并发感染有关。

（4）活动无耐力　与呼吸困难、氧供与氧耗失衡有关。

3. 护理目标

（1）住院期间患者呼吸困难缓解，能进行有效呼吸，学会呼吸功能锻炼方法。

（2）住院期间患者能进行有效的咳嗽，排出痰液，保持呼吸道通畅。

（3）一周内患者体温降至正常范围。

（4）住院期间患者活动能力和耐力逐渐增强。

4. 护理措施

（1）病情观察　观察咳嗽、咳痰及呼吸困难的程度，监测动脉血气分析值的变化和水、电解质、酸碱平衡情况，密切观察呼吸困难有无改善、发绀是否减轻。

（2）休息与活动　急性加重期应卧床休息，协助患者取舒适体位，如半坐卧位、高枕卧位等；视病情安排活动，以不感到疲劳、不加重病情为宜；室内保持合适的温湿度，冬季应注意保暖，避免直接吸入冷空气。

（3）氧疗的护理　给予患者1～2L/min低流量、低浓度持续给氧，避免吸入氧浓度过高而引起二氧化碳潴留，记录吸氧方式、吸氧浓度及吸氧时间，密切观察氧疗效果及有无氧疗副作用，注意用氧安全、保持输氧装置通畅。提倡长期家庭氧疗，一般用鼻导管吸氧，低流量1～2L/min，吸氧时间10～15h/d。

（4）用药护理　遵医嘱应用抗生素、支气管舒张药和祛痰药，注意观察药物疗效及不良反应。

（5）呼吸功能锻炼　指导患者进行缩唇呼吸、膈式或腹式呼吸、吸气阻力器的使用等呼吸锻炼，以加强胸、膈肌的肌力和耐力，改善呼吸功能。缩唇呼吸和腹式呼吸每天锻炼3～4次，每次重复8～10次，腹式呼吸只能在疾病恢复期或出院前进行锻炼。

（6）心理护理　向患者解释疾病发生、发展过程，引导患者适应慢性病并以积极的心态对待疾病，发生呼吸困难时应安慰鼓励患者，陪伴患者以减轻其焦虑紧张情绪，帮助患者树立战胜疾病的信心。

5. 护理效果评价

（1）出院时患者无发绀，呼吸频率、深度正常或呼吸平稳，患者能正确进行呼吸功能锻炼。

（2）入院五天后患者痰量减少，痰易咳出，患者能进行有效咳嗽、排痰。

（3）入院四天后患者体温降至正常，未出现并发症。

（4）出院时患者活动能力和耐力逐渐增强。

（二）任务2 考核标准（呼吸功能锻炼）

准备时间：10分钟；完成时间：10分钟（表3－3）。

表3－3　呼吸功能锻炼操作规范

考核内容		技术要求
评估及准备	患者	1. 核对医嘱单，治疗卡，患者床号、姓名
		2. 评估患者的全身状况、意识状态、合作程度
		3. 向患者解释，取得配合
	环境	环境清洁、光线充足、温湿度适宜
	操作者	着装整洁
	用物	用物准备齐全：①记录单；②蜡烛；③打火机；④挂表；⑤治疗单；⑥笔；⑦手消毒剂

续表

考核内容		技术要求
操作过程	操作前	1. 再次核对患者床号、姓名
		2. 向患者解释，取得配合
	缩唇呼吸	1. 协助患者取立位、坐位或仰卧位
		2. 用鼻深吸气，呼气时口缩成吹口哨状，使气体通过缩窄的口型缓缓呼出
		3. 吸：呼时间为1∶2或1∶3，可与吹蜡烛火苗结合练习（呼气流量以能使距离口唇15～20cm处，与口唇同水平的蜡烛火焰随气流倾斜又不熄灭为宜）
	腹式呼吸	1. 协助患者取立位、坐位或仰卧位
		2. 双手分别放前胸部及腹部，以感受胸腹起伏
		3. 用鼻深吸气，胸部不动，尽力挺腹；用口缓慢呼气，同时收缩腹部
		4. 缩唇呼吸与腹式呼吸应结合练习，每天锻炼2～3次，每次10～20分钟，每分钟7～8次
		5. 观察患者锻炼中有无呼吸困难或胸闷等症状，如有不适，立即停止操作
	操作后	1. 协助患者取舒适卧位，询问需要，整理床单位
		2. 洗手，记录
		3. 给予饮食、运动及呼吸功能锻炼等方面的健康教育
评价		1. 患者安全、满意
		2. 演示、指导方法正确，患者能掌握操作要领
		3. 沟通有效，解释合理，配合良好，健康教育内容和方式合理
		4. 关爱患者，语言亲切，态度和蔼
		5. 在规定时间内完成

看一看

慢性阻塞性肺疾病（简称“慢阻肺”），英文简称“COPD”，就是人们常说的慢性支气管炎和肺气肿，主要症状为长时间咳嗽、咳痰以及气短，是慢性支气管炎和肺气肿的总称。慢阻肺具有进行性、不可逆的特征。临床表现为长期反复咳嗽、咳痰和喘息，久而久之将演变成肺源性心脏病，最后可能累及全身各系统。慢阻肺是一种可以预防、可以治疗的疾病。据世界卫生组织估计，慢阻肺为世界第四大致死原因，次于心脏病、脑血管病和急性肺部感染，与艾滋病一起并列第4位。

练一练

缩唇呼吸的重要性是

A. 加强呼吸运动　　B. 减少呼吸困难

C. 减少小气道塌陷　　D. 减轻呼吸肌劳累

E. 减少胸痛

答案解析

想一想

COPD并发自发性气胸的临床表现有哪些？

答案解析

护爱生命

世界卫生组织将每年11月第三周的周三定为"世界慢阻肺日"，宗旨是帮助人们提高对慢阻肺的认识，改善慢阻肺诊断不足和治疗不力的现状。2002年的11月20日正式成为首个"世界慢阻肺日"，2020年11月18日是第19个"世界慢阻肺日"，主题是"Living well with COPD，everybody，everywhere"，改善慢阻肺患者生活，无论何人何地。呼吁社会各界关注肺健康，早检测，早预防。

目标检测

重点回顾

1. 导致COPD最常见的因素是
   A. 吸烟　B. 职业粉尘
   C. 大气污染　D. 感染
   E. 蛋白酶—抗蛋白酶失调
2. 下列各组疾病中，属于慢性阻塞性肺疾病范畴的是
   A. 伴有气流受限的囊性纤维化　B. 没有气体受限的慢性支气管炎、肺气肿
   C. 支气管哮喘、舒张试验阳性　D. 伴有气流受限的弥漫性细支气管炎
   E. 伴有气体受限的慢性支气管炎、肺气肿
3. 慢性阻塞性肺气肿的病理改变不包括
   A. 肺过度膨胀　B. 外观苍白或灰白
   C. 镜检可见肺大疱　D. 肺血供增多
   E. 弹力纤维网破坏
4. 最易并发阻塞性肺气肿的疾病是
   A. 慢性支气管炎　B. 支气管哮喘　C. 慢性肺脓肿　D. 支气管扩张　E. 肺结核
5. 患者，男性，83岁。因慢性阻塞性肺疾病并发感染、慢性肾功能不全入院。入院后首要的处理措施是
   A. 糖皮质激素　B. 支气管扩张剂　C. 吸氧　D. 抗生素　E. 利尿剂

第四节　胰岛素笔注射

PPT

学习目标

素质目标：

（1）关爱患者，能与患者（或家属）进行有效的沟通。

（2）操作规范，动作熟练、敏捷。

知识目标：

（1）掌握糖尿病患者的主要护理问题、主要护理措施。

（2）熟悉糖尿病患者的护理效果评价。

（3）了解糖尿病患者的护理评估及基本知识。

能力目标：

（1）能够迅速、准确地对患者情况进行初步评估。

（2）能按照胰岛素笔注射步骤进行正确操作。

导学情景

情景描述：患者，女性，57岁，高血压、糖尿病病史十余年，降压、降糖药物服用不规律。近日出现头痛、头晕、夜间失眠、疲乏无力，有多尿现象，遂入院治疗。查体：T 36.8℃，P 110次/分，R 24次/分，BP 170/100mmHg，空腹血糖为12.1mmol/L。神志清楚，精神欠佳，心率110次/分，律齐，无杂音，双肺呼吸音清，未闻及干湿啰音。

情景分析：结合体格检查、实验室检查和既往病史等，患者诊断为高血压合并糖尿病。该患者目前血糖较高，应注射胰岛素降低血糖，因此胰岛素笔的使用非常重要。

讨论：请问该患者存在哪些主要的护理问题？应采取哪些有针对性的护理措施？

学前导语：糖尿病属于内分泌代谢疾病，因遗传和环境因素相互作用而引起血糖升高，严重者可能会出现多系统功能的损害。护理工作者需要知晓糖尿病患者的主要护理问题、针对性地采取护理措施。护士应如何正确使用胰岛素笔注射胰岛素？

一、完成任务

（一）任务一

请对患者进行护理评估，提出主要的护理问题，制定有针对性的护理措施，并评估护理措施的有效性。

（二）任务二

请遵医嘱对患者使用胰岛素笔注射。

二、实施条件

类型	实施条件	备注
场地	①模拟病房；②模拟治疗室；③处置室	—
资源	①治疗台；②志愿者（主考学校准备）；③生活垃圾桶、医用垃圾桶；④屏风/床帘	—
用物	胰岛素注射用物：①治疗盘；②75%乙醇棉签；③无菌干棉签；④胰岛素注射笔；⑤注射针头；⑥注射执行单；⑦笔	工作服、帽子、口罩、挂表
带教老师	每15名学生配备一名带教老师	—

三、考核时量

16分钟：其中用物准备8分钟，操作8分钟。

四、考核标准

（一）任务1考核标准

1. 护理评估　询问患者高血压、糖尿病病史，起病时间、病程、治疗情况；有无脑卒中、冠心病及其他病史；有无过度劳累、情绪激动、感染、创伤等诱发因素；有无长期受环境噪声及不良视觉刺激；评估患者的身高和体重。

2. 护理问题

（1）舒适的改变　与头痛、头晕、疲乏无力有关。

（2）知识缺乏　缺乏药物治疗和自我监测血压、血糖的知识。

（3）焦虑　与血压没控制理想有关。

3. 护理目标

（1）住院期间患者头痛、头晕减轻或消失。

（2）出院时患者能知晓坚持长期用药，血压、血糖控制在理想水平的重要性。

（3）住院期间患者能心态良好，保持稳定情绪。

4. 护理措施

（1）病情观察　注意观察患者的精神状态、生命体征、血糖及体重的变化，注意观察患者有无头痛、头晕、疲乏无力等不适症状，一旦发现，立刻报告医生并协助处理。

（2）用药护理　指导患者遵医嘱合理使用降血压和降血糖的药物，并观察用药的疗效及不良反应。

（3）生活护理　合理安排工作生活和学习，适度运动，给予患者低盐、低脂、低胆固醇饮食，控制总热量，定时、定量进餐，合理加餐，严格控制各种甜食。

（4）心理护理　给予心理支持，缓解焦虑心情。

（5）安全护理　告知患者相关的安全事项，注意防止因血压、血糖异常变化而出现意外。

5. 护理效果评价

（1）出院时患者自述不适症状明显缓解。

（2）出院时患者知晓坚持长期用药，血压控制在理想水平的重要性，能积极控制血压。

（3）住院期间患者能自我调整心态，保持乐观心态，快乐的生活。

（二）任务2 考核标准（胰岛素笔注射）

准备时间：8 分钟；完成时间：8 分钟（表3－4）。

表3－4　胰岛素笔注射操作规范

考核内容		技术要求
评估及准备	患者	1. 双人核对医嘱
		2. 评估患者住院信息，全身情况，意识状态，病情，自理能力及配合程度，血糖情况、食物准备情况等
		3. 评估患者局部皮肤情况，选择合适注射部位：无红肿、硬结、瘢痕、水疱等情况
		4. 评估患者心理状况，解释并取得合作
	环境	环境符合注射要求，保护隐私
	操作者	着装整洁，仪表端庄，衣冠整齐，不佩戴首饰，剪净指甲，洗手，戴口罩
	用物	用物准备齐全（治疗盘、75%乙醇棉签、无菌干棉签、胰岛素注射笔、注射针头、注射执行单、笔）
实施	操作前	1. 核对患者的信息并解释，取得其配合
		2. 告知患者在注射过程中需要配合的注意事项
		3. 患者取舒适的体位
	操作中	1. 核对医嘱
		2. 按注射执行单取胰岛素笔（检查有效期、剂型、质量、胰岛素量是否足够），检查胰岛素注射针头包装及有效期
		3. 安装胰岛素笔芯，确保胰岛素剂型与医嘱相符
		4. 如为中效和预混胰岛素，将胰岛素笔在手掌间水平滚搓10次，再上下摇动10次，直至胰岛素药液呈均匀白色雾状

续表

考核内容		技术要求
实施	操作中	5. 消毒胰岛素笔芯前端，撕去胰岛素针头保护片，顺时针旋转紧安装针头，摘下针头保护帽
		6. 确定显示窗为0，调1~2个单位的胰岛素，将注射笔针头向上，轻弹笔芯架，完全按下注射推键，直到针尖出现胰岛素滴液（若无液滴出现，需重复上述步骤，直到液滴出现），表现排气成功
		7. 旋转剂量显示窗，调至需要注射的剂量
		8. 选择合适的注射部位：首选腹部（脐周5cm以外），其次选大腿外侧、臀部、上臂外侧
		9. 检查注射部位皮肤有无疤痕、硬结、感染
		10. 消毒：75%乙醇消毒注射部位，待干
		11. 再次查对床号、患者姓名、胰岛素剂量、剂型、注射途径；捏起注射部位，与皮肤呈45°或90°进针（也可根据皮肤情况不捏起注射部位，握笔式垂直进针）
		12. 按下注射推键，缓慢注射胰岛素；注射完毕，针头在皮下停留10s以上，继续按住推键直至针头完全拔出
		13. 用无菌干棉签按压注射点，不宜揉或挤压穿刺点，如无出血及溢液可不按压
		14. 再次核对，在治疗卡上签名
		15. 处理针头，分类处理用物
	操作后	1. 交代进餐时间及注意事项，观察反应，安置患者
		2. 嘱患者卧床休息，整理用物，评估胰岛素的剩余量，量不足下次使用时及时准备，正确存放胰岛素笔
		3. 处理污物
		4. 洗手并记录
评价		1. 操作流程准确
		2. 态度严谨，动作轻柔，操作规范
		3. 沟通有效，患者满意
		4. 在规定时间内完成

看一看

糖尿病（diabetes mellitus，DM）是一组以高血糖为特征的代谢性疾病。高血糖则是由于胰岛素分泌不足或胰岛素抵抗，或两者兼有引起。糖尿病长期存在的高血糖，导致各种组织，特别是眼、肾、心脏、血管、神经的慢性损害、功能障碍。通过多种治疗手段可以控制好糖尿病。主要包括5个方面：饮食治疗、运动治疗、药物治疗、自我监测血糖、糖尿病患者健康教育。

糖尿病的预防：一级预防，即预防糖尿病的发生；二级预防，即糖尿病已经发生，应给予良好的血糖控制，且需预防并发症的发生；三级预防，即预防并发症的发生，或延缓并发症的进展，降低致残致死率。

练一练

2型糖尿病最基本的治疗措施是

A. 饮食治疗　　B. 运动治疗

C. 口服降糖药　　D. 胰岛素治疗

E. 心理调节

答案解析

想一想

糖尿病治疗的“五驾马车”内容有哪些？

答案解析

护爱生命

2021年11月14日是第15个“联合国糖尿病日”，本年度的主题为“人人享有糖尿病健康管理”。糖尿病是全球流行的慢性代谢性疾病，调查数据显示，中国糖尿病患病率已达10.9%，糖尿病患者多为中老年人，易合并心、脑、肾等多个脏器的并发症，糖尿病的治疗尤其是血糖控制是一个长期的过程，以生活方式干预为主的健康管理是血糖控制的基石。糖尿病治疗的近期目标是通过控制高血糖和代谢紊乱来消除糖尿病症状和预防急性并发症，远期目标则是通过良好的代谢控制预防慢性并发症、提高患者生活质量和延长寿命。

目标检测

重点回顾

1. 糖尿病的诊断标准为
   A. 空腹血糖≥5.0mmol/L　　B. 空腹血糖≥6.0mmol/L
   C. 空腹血糖≥7.0mmol/L　　D. 餐后2小时血糖≥10.0mmol/L
   E. 餐后2小时血糖≥12.0mmol/L
2. 患者，女性，60岁。患糖尿病5年，平常不规则服药，血糖波动在8.5～10.8mmol/L，尿糖（++）-（+++），近日感尿频、尿痛，昨日起突然出现神志不清，查血糖28mmol/L，尿素氮7.8mmol/L，血钠148mmol/L，尿糖（+++），酮体（++）。应考虑为
   A. 低血糖昏迷　　B. 糖尿病酮症酸中毒
   C. 乳酸性酸中毒　　D. 高渗性非酮症糖尿病昏迷
   E. 脑出血
3. 患者，男性，16岁，患1型糖尿病。因感冒后中断胰岛素治疗3日，突发昏迷，深大呼吸，皮肤弹性差，脉细速，血压下降，尿量减少，血糖3.3mmol/L，血尿素氮、肌酐偏高，白细胞15×10^9/L，中性粒细胞86%，尿糖、尿酮体强阳性。应考虑为
   A. 乳酸性酸中毒　　B. 糖尿病酮症酸中毒
   C. 糖尿病肾病　　D. 高渗性昏迷
   E. 感染性休克
4. 患者，女性，50岁。因视力障碍入院。入院后查血糖，空腹血糖为10mmol/L、餐后2小时血糖为18mmol/L。该患者可能为
   A. 老花眼　　B. 糖尿病视网膜病变
   C. 动脉硬化　　D. 黄斑变性
   E. 角膜溃疡
5. 患者，女性，56岁。患糖尿病5年，最近因感冒进食减少而中断胰岛素治疗。2小时前患者突发昏迷，脉细速、血压下降、尿量减少。入院后诊断为酮症酸中毒。该患者呼吸气的特征性气

味是

A. 氨臭味　B. 烂苹果味　C. 大蒜味　D. 尿素味　E. 苦味

PPT

第五节 心电图技术

学习目标

素质目标：

（1）注重保护患者隐私，操作规范，动作熟练、敏捷。

（2）关爱患者，能与患者（或家属）进行有效的沟通。

知识目标：

（1）掌握心肌梗死患者的主要护理问题、主要护理措施。

（2）熟悉心肌梗死患者的护理效果评价。

（3）了解心肌梗死患者的护理评估。

能力目标：

（1）能够迅速、准确对患者情况进行初步评估。

（2）能按照心电图的操作步骤进行正确操作。

导学情景

情景描述：患者，男性，65 岁，因突发心前区持续性疼痛、呼吸困难，伴左肩臂酸胀 1 小时，自含硝酸甘油片未见好转，急诊入院。体格检查：T 36.9℃，P 76 次/分，R 22 次/分，BP 160/90mmHg。神志清楚，精神疲倦，心电图提示：Ⅱ、Ⅲ、aVF 导联 ST 段弓背抬高，肌钙蛋白：17.87μg/L。既往有高血压病史 6 年，未规律治疗。诊断：冠心病；急性下壁心肌梗死；高血压病。入院后行溶栓、扩管等治疗，现患者入院第二天病情稳定。

情景分析：结合体格检查、实验室检查和既往病史等，患者诊断为心肌梗死。心肌梗死是冠心病的严重类型，心电图改变最为明显，严密心电监测，及时发现病情变化。

讨论：请问患者存在哪些主要的护理问题？应采取哪些有针对性的护理措施？

学前导语：心肌梗死属于循环系统疾病，是在冠状动脉病变的基础上，发生冠状动脉血供急剧减少或者中断，使心肌严重和持久的急性缺血，易发生室性心律失常。护理工作者需要知晓心肌梗死患者的主要护理问题、针对性的护理措施、正确的心电图检查技能。护士应如何正确进行床旁心电图复查？

一、完成任务

（一）任务一

请对患者进行护理评估，提出主要的护理问题，制定有针对性的护理措施，并评估护理措施的有效性。

（二）任务二

请对患者进行心电图复查。

二、实施条件

类型	基本实施条件	备注
场地	①模拟病房；②模拟治疗室；③处置室	—
资源	①病床；②志愿者（主考学校随机指定）；③处置室设有洗手设备、生活垃圾桶、医用垃圾桶；④屏风/床帘；⑤电源插头	—
用物	①心电图设备；②无菌棉签；③一次性手套；④消毒乙醇；⑤心电图纸；⑥弯盘；⑦医嘱单；⑧笔；⑨病历本；⑩手消毒剂；⑪持物钳；⑫纱布	工作服、帽子、口罩、挂表
带教老师	每15名学生配备一名带教老师	—

三、考核时量

20分钟：其中用物准备10分钟，操作10分钟。

四、考核标准

（一）任务1考核标准

1. 护理评估 询问患者现在还有无胸痛、恶心呕吐、心悸气促、头晕乏力、腹胀腹痛、焦虑不安？听诊患者双肺呼吸是否清音？听诊心脏有无杂音？心律是否整齐？

2. 护理问题

（1）活动无耐力 与心肌氧的供需失调有关。

（2）皮肤完整性受损的危险 与卧床时间长有关系。

（3）焦虑 与发作时的濒死感、监护室的陌生环境及担心预后有关。

3. 护理目标

（1）住院期间患者活动能力和耐力逐渐增强。

（2）住院期间患者未发生并发症，未出现明显药物副作用。

（3）住院期间患者情绪逐渐稳定，能够配合治疗。

4. 护理措施

（1）病情观察 严密监测心率、心律和心功能，观察血压、脉搏、尿量，观察有无呼吸困难、低血压、颈静脉怒张等。

（2）用药护理 观察溶栓药物的不良反应：过敏反应、低血压、出血等。

（3）生活护理 继续卧床休息，可在床上进行肢体活动，可进食半流质食物，宜低钠低脂高纤维饮食，清淡易消化，避免过饱，保持大便通畅。

（4）心理护理 简要解释现在活动无耐力是因为心脏功能还未完全恢复，减轻患者的心理负担，缓解焦虑心情。

5. 护理效果评价

（1）一周后患者活动能力和耐力逐渐增强。

（2）住院期间患者未发生并发症，未发生药物副作用。

（3）住院五天后患者情绪逐渐稳定，能配合治疗。

（二）任务2考核标准（心电图技术）

准备时间：10分钟；完成时间：10分钟（表3－5）。

表 3－5　心电图技术操作规范

考核内容	技术要求
评估及准备	1. 操作者准备：衣帽整齐，戴口罩，胸卡、洗手
	2. 患者评估：评估患者病情、合作程度，评估胸部皮肤情况、指甲有无涂指甲油
	3. 环境评估：环境清洁，光线充足，温、湿度适宜，有床帘或屏风，周围无电磁波干扰
	4. 物品准备：心电图机（含导连线及一次性电极片）、医嘱单、洗手液、弯盘 1 个、装有乙醇棉球器皿 1 个、持物钳 1 把、纱布 1 块，心电图机性能完好与电源匹配
操作实施	1. 核对医嘱及患者姓名、床号及住院号，解释操作目的
	2. 导连线连接紧密
	3. 指导与检查患者身上无干扰物品
	4. 协助患者取平卧位，遮挡屏风，暴露身体
	5. 选择导联位置正确
	6. 用纱布为患者擦拭皮肤，并强调注意事项
	7. 连接各导联，各导联标记正确（12 个导联）
	8. 协助患者整理衣物、盖被
	9. 正确记录（患者姓名、年龄、做图时间）
	10. 撤除导联
	11. 协助患者整理衣服
	12. 告知患者检查结果，做好宣教（贴电极片皮肤出现红肿不适，心电图机出现报警情况，应及时告知医护人员）
评价	1. 关爱患者，沟通有效，配合良好，健康指导内容和方式合适
	2. 患者安全、满意
	3. 操作规范，动作熟练、轻柔
	4. 整理用物
	5. 掌握操作目的、注意事项

看一看

冠状动脉粥样硬化性心脏病，简称冠心病，又称缺血性心脏病，是由于冠状动脉发生严重粥样硬化性狭窄或阻塞，或在此基础上合并痉挛，以及血栓形成，引起冠状动脉供血不足、心肌缺血或梗死的一种心脏病。

1979 年 WHO 将冠心病分为无症状性心肌缺血、心绞痛、心肌梗死、缺血性心肌病、猝死 5 种类型。近年来提出急性冠脉综合征和慢性冠脉病的概念。

练一练

急性心肌梗死患者心电图的特征性表现为

A. 深而宽的 Q 波　　B. ST 段压低

C. T 波高耸　　D. ST 段抬高

E. T 波倒置

答案解析

想一想

对 ST 段抬高的急性心肌梗死患者，应如何治疗？

答案解析

护爱生命

每年的 5 月 18 日是“全国血管健康日”。5 月 18 日源于一个指标值：5.18mmol/L，即正常人血液内总胆固醇异常的临界值。设立这个节日旨在呼吁人们重视血管健康，警惕动脉粥样硬化斑块，从评估血管年龄、检测胆固醇开始，主动去管理血管健康，提高血管健康水平，降低心肌梗死、脑卒中、猝死等心血管事件的发生，遏制中国心脑血管疾病发生率和死亡率逐年上升的趋势，让血管更年轻。

目标检测

重点回顾

1. 患者，男性，68 岁，既往有心绞痛发作史。4 小时前因体育锻炼后出现心前区剧烈疼痛，含服硝酸甘油无效，急诊入院。患者入院后应先做的检查是
   A. 心脏 X 线检查　B. 心电图
   C. 心肌酶学检查　D. 血压
   E. 超声心动图
2. 患者，男性，62 岁，心绞痛 2 年。4 小时前出现胸骨中段剧烈疼痛，舌下含服硝酸甘油不能缓解。查体：心率增快，心尖部可闻及舒张期奔马律。心电图 ST 段抬高。该患者的检查结果最可能出现
   A. 血糖减低　B. 白细胞减少
   C. 血清心肌酶升高　D. C 反应蛋白降低
   E. 红细胞沉降率正常
3. 急性心肌梗死 24 小时内应禁用的药物是
   A. 地塞米松　B. 利多卡因　C. 尿激酶　D. 洋地黄　E. 硝酸甘油
4. 急性心肌梗死患者 12 小时内
   A. 可在床上活动　B. 可上下楼梯
   C. 可坐起在床边活动　D. 可如厕进行大小便
   E. 绝对卧床，限制探视
5. 患者，女性，70 岁，冠心病心绞痛 5 年。平日心绞痛发作时口含硝酸甘油 1～3 分钟可止痛，此次心绞痛发生 2 小时不缓解，服上述药物无效，急送医院。心电图检查发现为急性心肌梗死，入监护室，监测血压 70/50mmHg，患者烦躁不安，皮肤湿冷、脉搏细速。此时护士考虑患者出现了
   A. 心力衰竭　B. 心源性休克　C. 心律失常　D. 心脏破裂　E. 脑供血不全

第六节　心脏听诊

PPT

学习目标

素质目标：

（1）注重保护患者隐私，操作规范，动作熟练、敏捷。

（2）关爱患者，能与患者（或家属）进行有效的沟通。

知识目标：

（1）掌握风湿性心脏病患者的主要护理问题、主要护理措施。

（2）熟悉风湿性心脏病患者的护理效果评价。

（3）了解风湿性心脏病患者的护理评估。

能力目标：

（1）能够迅速、准确地对患者情况进行初步评估。

（2）能按照心脏听诊步骤进行正确操作。

导学情景

情景描述：患者，男性，35 岁，因劳累后心悸、气短 10 年，间断咯血 1 周入院，收住心内科。患者 10 年前开始出现劳累后心悸、气短，近 1 周出现咳嗽，咳少量白色泡沫痰，痰中带血丝，动则心慌气短、乏力，夜间不能平卧，无发热、胸痛。体格检查：T 36.9℃，P 68 次/分，R 22 次/分，BP 92/60mmHg。神志清楚，口唇发绀，心尖搏动向左下移位，心尖区可听到舒张期杂音。诊断：风湿性心脏病，二尖瓣狭窄。

情景分析：结合体格检查、实验室检查和既往病史等，患者诊断为二尖瓣狭窄。二尖瓣狭窄可导致左心房扩大，心尖部可有舒张期杂音，因此心脏听诊非常重要。

讨论：请问该患者存在哪些主要的护理问题？应采取哪些有针对性的护理措施？

学前导语：心脏瓣膜病属于循环系统疾病，风湿性心脏病是风湿性炎症过程所致的瓣膜损害，是常见的心脏病之一，包括二尖瓣病变和主动脉瓣病变。护理工作者需要知晓心脏瓣膜病患者的主要护理问题、针对性的护理措施、正确的心脏听诊技能。护士应如何正确进行心脏听诊？

一、完成任务

（一）任务一

请对患者进行护理评估，提出主要的护理问题，制定有针对性的护理措施，并评估护理措施的有效性。

（二）任务二

请对患者进行心脏听诊检查。

二、实施条件

类型	基本实施条件	备注
场地	①模拟病房；②模拟治疗室；③处置室	—

续表

类型	基本实施条件	备注
资源	①病床；②志愿者（主考学校随机指定）；③处置室设有洗手设备、生活垃圾桶、医用垃圾桶；④屏风/床帘	—
用物	①听诊器；②手消毒剂；③病历本及护理记录单（按需准备）	工作服、帽子、口罩、挂表
带教老师	每15名学生配备一名带教老师	—

三、考核时量

14分钟：其中用物准备7分钟，操作7分钟。

四、考核标准

（一）任务1考核标准

1. 护理评估 询问患者有无风湿热、慢性咽炎、扁桃体炎等链球菌感染史；有无呼吸道感染、心律失常、过度劳累、情绪激动等诱发因素。

2. 护理问题

（1）气体交换受损 与心肺功能不全、肺部疾病导致呼吸面积减少、肺顺应性降低有关。

（2）活动无耐力 与呼吸困难有关。

（3）潜在并发症 心力衰竭、心律失常、血栓栓塞等。

3. 护理目标

（1）患者住院期间缺氧逐渐改善。

（2）患者住院期间呼吸困难逐渐改善。

（3）患者住院期间未出现并发症，或者并发症能及时发现并处理。

4. 护理措施

（1）病情观察 注意观察咳嗽咳痰是否加重，痰的颜色为白色痰液还是粉红色泡沫痰，观察呼吸困难是否加重，能否平卧，有无端坐呼吸，观察患者发绀是否减轻。

（2）用药护理 观察青霉素有无过敏反应，观察阿司匹林有无出血及消化道反应。

（3）生活护理 继续保持半坐卧位休息，限制活动量，给予患者高热量、高蛋白、高维生素、清淡易消化食物，少量多餐，不能过饱，以免加重呼吸困难。

（4）心理护理 简要解释目前呼吸困难的原因是肺淤血引起的，通过治疗可以缓解呼吸困难，减轻患者的心理负担，缓解焦虑心情。

5. 护理效果评价

（1）患者入院一周后缺氧逐渐改善。

（2）患者入院5天后呼吸困难逐渐改善。

（3）患者住院期间未出现并发症，呼吸较为平稳。

（二）任务2考核标准（心脏听诊）

准备时间：10分钟；完成时间：10分钟（表3-6）。

表 3－6　心脏听诊操作规范

考核内容		技术要求
评估及准备		1. 操作者准备：衣帽整齐，戴口罩，胸卡、洗手，不佩戴首饰，剪净指甲
		2. 患者评估：评估患者病情、合作程度，评估胸部皮肤情况，被检查者无紧张、恐惧心理，对检查者配合
		3. 环境评估：环境清洁，光线充足，温、湿度适宜，有床帘或屏风
		4. 物品准备：听诊器、医嘱单、洗手液
操作要点	听诊前	1. 与被检查者进行良好沟通，告知在检查过程中被检查需要配合的注意事项
		2. 床帘或屏风遮挡患者，保护患者隐私
	听诊中	1. 受检者坐位/卧位/站立位，检查者站在受检者右侧
		2. 受检者松解衣扣，注意防止过多暴露
		3. 按逆时针方向听诊各瓣膜区 准确找到各瓣膜区位置：二尖瓣区（心尖区）、肺动脉瓣区（胸骨左缘第二肋间）、主动脉瓣第一听诊区（胸骨右缘第二肋间）、主动脉瓣第二听诊区（胸骨左缘第三四肋间）、三尖瓣区（胸骨左缘第四五肋间）
		4. 评估听诊内容：心音、心律、心率
	听诊后	1. 被检查者扣好衣服 2. 口述听诊结果
操作评价		1. 能对异常的听诊结果进行简单的临床分析 （1）在瓣膜区听到杂音可能是什么问题 （2）心率多少说明不正常
		2. 关爱患者，沟通有效，配合良好，健康指导内容和方式合适
		3. 患者安全、满意
		4. 操作规范，动作熟练、轻柔
		5. 整理用物、洗手

看一看

风湿性心脏病（rheumatic heart disease，RHD），简称“风心病”，是风湿性炎症过程所致瓣膜损害。表现为瓣膜狭窄或关闭不全，使得心脏负荷增加，往往导致心功能不全，甚至发生心力衰竭等。风心病是风湿热的一种类型，当炎症发生在心脏，尤其是心脏瓣膜，持续 10～20 年后，心脏瓣膜硬化、变形导致心脏功能异常。风湿热是一种感染后引起患者免疫功能紊乱，而后发生的自身免疫性疾病，炎症可持续数周至数月。在某些情况下，炎症会导致长期并发症。

练一练

二尖瓣狭窄听诊可有

A. 心尖部舒张期隆隆样杂音

B. 心尖区全收缩期粗糙吹风样杂音

C. 胸骨右缘第 2 肋间响亮、粗糙的收缩期吹风样杂音

D. 胸骨左缘第 3、4 肋间舒张早期叹气样杂音

E. 胸骨左缘第 2 肋间连续性机器样杂音

答案解析

想一想

心脏听诊主动脉瓣关闭不全，会出现什么样的体征？

答案解析

护爱生命

2020年9月29日是第21个“世界心脏日”，今年的主题是“用心爱心”，旨在倡导公众重视心脏健康和心理健康，养成健康的生活习惯，推动全民心血管健康防治意识的提高，并号召所有医护人员在疫情下给予心血管患者双倍的关爱。希望大家用心爱心，用心战胜病毒，用心保护心脏健康。

目标检测

重点回顾

1. 患者，女性，35岁。患风湿性心脏病合并二尖瓣狭窄，二尖瓣狭窄最早出现的症状是
   A. 咯血　　B. 水肿
   C. 劳力性呼吸困难　　D. 端坐呼吸
   E. 咳嗽
2. 患儿，女性，8岁。患风湿热1年，医生考虑该患儿病变已侵犯到心脏。最有可能受累的瓣膜是
   A. 二尖瓣　　B. 三尖瓣　　C. 肺动脉瓣　　D. 主动脉瓣　　E. 静脉瓣
3. 患者，女性，23岁。因风湿性心脏病二尖瓣狭窄入院，护士评估其病因时应重点关注
   A. 既往有无外伤史　　B. 既往有无上呼吸道感染
   C. 既往有无泌尿道感染　　D. 既往有无皮肤感染
   E. 既往有无手术史
4. 超声心动图呈“城墙样改变”提示患哪种瓣膜病
   A. 肺动脉瓣狭窄　　B. 三尖瓣关闭不全
   C. 关闭不全　　D. 二尖瓣狭窄
   E. 主动脉瓣狭窄
5. 确诊二尖瓣关闭不全最可靠的辅助检查是
   A. 心电图　　B. 胸部X线片　　C. 超声心动图　　D. 心导管检查　　E. CT

第七节　腹部评估

PPT

学习目标

素质目标：

（1）关爱患者，能与患者（或家属）进行有效的沟通。

（2）操作规范、熟练。

知识目标：

（1）掌握急性胰腺炎患者的主要护理问题、主要护理措施。

（2）熟悉急性胰腺炎患者的护理效果评价。

（3）了解急性胰腺炎患者的护理评估及基本知识。

能力目标：

（1）能够迅速、准确地对患者情况进行初步评估。

（2）能按照腹部评估的步骤进行正确操作。

导学情景

情景描述： 患者，男性，30岁，昨晚晚餐时进食偏多，饮半斤白酒，饭后1小时出现中上腹痛，持续伴阵发性加剧，感恶心，呕吐胃内容物4次，约300ml，伴腹胀。查体：T 38.5℃，P 100次/分，R 22次/分，BP 100/70mmHg；精神萎靡，表情痛苦；腹软，中上腹压痛明显，无反跳痛。实验室检查：WBC 10.2×10^9/L，N 84%；血淀粉酶600U/L，尿淀粉酶1800U/L。既往有胆石症病史6年，未规律治疗。初步诊断为"急性胰腺炎"。

情景分析： 结合体格检查、实验室检查和既往病史等，患者诊断为胆石症、急性胰腺炎。该患者既往有胆石症，外加饮酒和暴饮暴食，从而出现腹痛，对于此类患者，应做好病情观察和腹部评估。

讨论： 请问该患者存在哪些主要的护理问题？应采取哪些有针对性的护理措施？

学前导语： 急性胰腺炎属于消化系统疾病，最常见原因是胆道疾病，最主要的临床表现是腹部疼痛，并向腰背部呈带状放射。因此，护理工作者需要知晓急性胰腺炎患者的主要护理问题、针对性的护理措施、正确的腹部评估技能。护士应如何正确地为患者进行腹部评估？

一、完成任务

（一）任务一

请对患者进行护理评估，提出主要的护理问题，制定有针对性的护理措施，并评估护理措施的有效性。

（二）任务二

请对患者进行腹部评估。

二、实施条件

类型	基本实施条件	备注
场地	①模拟病房；②模拟治疗室；③处置室	—
资源	①病床；②志愿者（主考学校随机指定）；③处置室设有洗手设备、生活垃圾桶、医用垃圾桶；④屏风/床帘；⑤污衣桶	—
用物	①免洗手消毒液；②病历本及护理记录单（按需准备）	工作服、帽子、口罩、挂表
带教老师	每15名学生配备一名带教老师	—

三、考核时量

30分钟：其中用物准备15分钟，操作15分钟。

四、考核标准

（一）任务1考核标准

1. 护理评估 询问患者现在还有无腹痛、恶心呕吐、头晕乏力、焦虑不安？触诊患者腹部是否有其他异常体征？

2. 护理问题

（1）疼痛，腹痛 与胰腺及其周围组织炎症、水肿或出血坏死有关（首优）。

（2）有体液不足的危险 与大量呕吐导致失水有关。

（3）体温过高　与胰腺炎症有关。

（4）知识缺乏　缺乏有关急性胰腺炎的病因和预防知识。

（5）恐惧　与病情的急性发作和严重程度有关。

（6）潜在并发症　低血容量性休克。

3. 护理目标

（1）患者3天内腹痛逐渐缓解。

（2）患者住院期间未发生并发症。

（3）患者一周内体温降至正常。

（4）患者出院前了解疾病的相关知识。

（5）患者住院期间情绪逐渐稳定，能够配合治疗。

4. 护理措施

（1）病情观察　监测生命体征、神志，观察患者疼痛的性质、部位、程度、时间、伴随症状等，密切观察有无并发症，如尿量减少、脉搏细速等低血容量性休克的表现。

（2）用药护理　腹痛剧烈时，遵医嘱给予哌替啶等止痛药，禁用吗啡，以防引起Oddi括约肌痉挛，加重病情。观察疗效及不良反应，如成瘾性、中枢抑制等。抑制胰液分泌的药物如生长抑素等。

（3）生活护理　患者应绝对卧床休息，减轻胰腺的负担，促进组织修复；腹痛时协助取弯腰、前倾坐位或屈膝侧卧位，以缓解疼痛。加强安全护理，辗转不安防坠床，周围不要有危险物品。禁食和胃肠减压，加强营养支持，及时补充水分及电解质，保证有效血容量。腹痛缓解后从少量低脂、低糖饮食开始逐渐恢复正常饮食。

（4）心理护理　讲解疾病的相关知识，增强应对能力，鼓励安慰患者，增强治疗信心；多巡视、多沟通，增强安全感；指导非药物性缓解疼痛的方法：深呼吸、音乐疗法、转移注意力、针灸止痛等。

（5）健康指导　讲解本病的相关知识，指导患者合理的休息与睡眠，建立良好的饮食生活习惯，积极治疗原发病如胆道疾病，避免诱发因素如暴饮暴食、刺激性及高脂食物等，并告知患者戒烟酒，防止复发。指导患者及家属自我监测病情，如出现腹痛、腹胀、呕吐等及时就诊。

5. 护理效果评价

（1）患者2天后疼痛逐渐缓解。

（2）患者住院期间未发生并发症。

（3）患者5天后体温降至正常。

（4）患者出院时基本了解疾病的相关知识。

（5）患者住院期间情绪逐渐稳定，能积极配合治疗。

（二）任务2考核标准（腹部评估）

准备时间：15分钟；完成时间：15分钟（表3－7）。

表3－7　腹部评估操作规范

考核内容		技术要求
评估及准备	患者	核对患者信息，解释并告知患者评估名称，缓解其紧张情绪，评估患者病情、合作情况
	环境	环境宽敞、明亮，温、湿度适宜，能保护隐私
	操作者	自身穿戴整齐、指甲已剪、洗手、戴口罩
	用物	用物准备齐全：免洗手消毒液，质量符合操作要求

续表

考核内容		技术要求
操作过程（3 项任选 1 项）	肝脏触诊	1. 与患者进行良好沟通，告知在检查过程中被检查需要配合的注意事项
		2. 床帘或屏风遮挡患者，保护患者隐私
		3. 协助其取仰卧位，头垫低枕，双手自然置于身体两侧，双腿屈起并稍分开，嘱其做深而均匀的腹式呼吸
		4. 协助患者松解衣扣，注意防止过多暴露
		5. 评估者立于患者右侧，面对患者
		6. 手保持温暖，前臂与患者腹平面在同一水平，采取单手或双手触诊法
		7. 评估者将右手平放于右锁骨中线上估计肝下缘的下方，四指并拢，掌指关节伸直，示指前端的桡侧与肋缘平行或示指与中指的指端指向肋缘。双手触诊时，评估者右手位置同单手法，左手手掌置于患者右腰部，将肝脏向上托起，拇指张开置于右季肋部
		8. 右手紧密配合患者的腹式呼吸运动进行触诊。患者深呼气时，指端随之压向深部；深吸气时，手指缓慢抬起，指端朝肋缘向上迎触肝缘
		9. 如此反复，自下而上逐渐触向肋缘，直到触及肝缘或肋缘为止
		10. 以同样的方法于前正中线上触诊肝左叶
		11. 评估肝脏的大小、质地、边缘与表面状态、有无压痛等
		12. 协助患者扣好衣服
		13. 口述检查结果
	胆囊压痛	1. 与患者进行良好沟通，告知在检查过程中被检查者需要配合的注意事项
		2. 床帘或屏风遮挡患者，保护患者隐私
		3. 协助其取仰卧位，头垫低枕，双手自然置于身体两侧，双腿屈起并稍分开
		4. 协助患者松解衣扣，注意防止过多暴露
		5. 评估者立于患者右侧，面对患者
		6. 手保持温暖
		7. 准确定位胆囊点：右肋缘与腹直肌外缘交界处
		8. 在胆囊点触诊，判断有无触及肿大的胆囊
		9. 评估者将左手掌平置于患者的右肋缘部位，以拇指指腹勾压于胆囊点
		10. 嘱患者缓慢深吸气
		11. 协助患者扣好衣服
		12. 口述检查结果
		13. 口述阳性表现：吸气过程中有炎症的胆囊下移碰到用力按压的拇指时，即可引起疼痛，此为胆囊触痛，若因剧烈疼痛而致吸气中止，称为 Murphy 征阳性
	阑尾压痛	1. 与患者进行良好沟通，告知在检查过程中被检查者需要配合的注意事项
		2. 床帘或屏风遮挡患者，保护患者隐私
		3. 协助其取仰卧位，头垫低枕，双手自然置于身体两侧，双腿屈起并稍分开
		4. 协助患者松解衣扣，注意防止过多暴露
		5. 评估者立于患者右侧，面对患者
		6. 手保持温暖
		7. 准确定位麦氏点（Mc Burney 点）：位于脐与右髂前上棘连线中、外 1/3 交界处
		9. 以右手并拢的 2 ~ 3 个手指逐渐深压麦氏点，达 4 ~ 5cm
		10. 观察患者的面部表情，并询问患者是否有压痛
		11. 协助患者扣好衣服
		12. 口述检查结果
		13. 口述反跳痛的检查方法及临床意义

续表

考核内容	技术要求
评价	1. 能对异常结果进行简单临床分析 （1）肝脏肿大常见于哪些疾病 （2）Murphy 征阳性见于什么疾病 （3）麦氏点压痛考虑何种可能
	2. 动作熟练、轻柔，操作规范
	3. 沟通有效，注意人文关怀
	4. 患者安全、满意
	5. 在规定时间内完成
	6. 整理用物、洗手

看一看

正常胰腺分泌的消化酶有两种形式：一种是有生物活性的酶，如淀粉酶、脂肪酶等；另一种是以酶原形式存在的无活性的酶，如胰蛋白酶原、糜蛋白酶原等。

正常情况下，胰腺合成的胰酶大多是无活性的酶原，在各种病因作用下胰腺自身防御机制中某些环节被破坏，酶原被激活成有活性的酶，使胰腺发生自身消化。

练一练

急性胰腺炎最常见的病因是

A. 胆石症　　B. 酗酒　　C. 暴饮暴食

D. 胰管梗阻　　E. 急性传染病

答案解析

想一想

为什么胆石症会引起急性胰腺炎？

答案解析

护爱生命

2020 年 10 月 19 日是“世界镇痛日”，活动主题是“全球防治腰背痛年”，口号“免除疼痛是患者的基本权利，是医师的神圣职责”，健康所系，性命相托，需要我们共同努力，以敬畏之心做好疼痛医学研究和医疗服务。自 2004 年国际疼痛学会（IASP）倡议设立“世界镇痛日”以来，每年 10 月由 IASP 发布“世界镇痛日”主题，确定每年 10 月第三个周一为“世界镇痛日（Global Day Against Pain)”，并冠以一个主题。

目标检测

重点回顾

1. 为明确诊断急性胰腺炎，首选的检查是

A. 胃镜　　B. B 超检查　　C. 血淀粉酶测定　　D. CT 检查　　E. X 线腹部平片

2. 急性胰腺炎的紧急处理措施中最重要的是
A. 应用抗生素 B. 解痉镇痛 C. 胃肠减压 D. 降温 E. 观察病情

3. 急性胰腺炎患者禁忌使用的药物是
A. 654-2 B. 阿托品 C. 哌替啶 D. 吗啡 E. 施他宁

4. 为减轻急性胰腺炎患者的腹痛，可协助患者取
A. 仰卧位 B. 半卧位 C. 屈膝侧卧位 D. 俯卧位 E. 坐位

5. 患者，女性，42 岁。诊断为急性胰腺炎，经治疗后腹痛、呕吐基本消失。开始进食时应给予
A. 普食 B. 低脂、低蛋白流质饮食
C. 高脂、高蛋白流质饮食 D. 高脂、低蛋白流质饮食
E. 低脂、高蛋白饮食

第八节 穿脱已使用过的隔离衣

微课 1 微课 2

PPT

学习目标

素质目标：
（1）仪表举止优美，不歧视传染病患者。
（2）能严格遵守隔离原则，操作规范，熟练，职业防护意识强。

知识目标：
（1）掌握慢性乙型肝炎患者的主要护理问题、主要护理措施。
（2）熟悉慢性乙型肝炎患者的护理效果评价。
（3）了解慢性乙型肝炎患者的护理评估、慢性乙型肝炎的基本知识。

能力目标：
（1）根据患者病情需要，选择合适的隔离种类，能正确区分污染区、半污染区和清洁区。
（2）能正确进行手的清洗与消毒。
（3）能按照隔离要求正确穿、脱隔离衣。

导学情景

情景描述：患者，男性，53 岁，因两年前出现体力下降、不能胜任日常工作，伴纳差、恶心、厌油，近半月症状加重而入院。体格检查：T 36.5℃，P 76 次/分，R 20 次/分，BP 144/90mmHg。神清，营养欠佳，精神差，皮肤、巩膜轻度黄染，未见肝掌、蜘蛛痣。腹软，上腹轻压痛，无反跳痛。实验室检查：HBsAg（+），HBeAg（+），HBcAb（+）。有乙型肝炎病史 10 年，未规律治疗。诊断：慢性乙型肝炎。

情景分析：结合体格检查、实验室检查和既往病史等，诊断为慢性乙型肝炎。该疾病是传染病，了解其传播途径、采取合理的消毒隔离措施，可防止其传染。

讨论：请问患者存在哪些主要护理问题？应采取哪些有针对性护理措施？

学前导语：慢性乙型肝炎属于血液体液传播疾病，为此类患者进行一般日常诊察、护理应遵守一般消毒隔离原则，为预防乙型肝炎职业暴露，接触患者的血液、体液、分泌物等须戴手套，有可能喷溅时应戴护目镜或面罩、穿隔离衣等。护理工作者需知晓该患者的主要护理问题、针对性的护理措施、正确的隔离技能。护士在接触患者前、后，应如何正确穿脱已使用过的隔离衣？

一、完成任务

（一）任务一

请对患者进行护理评估，提出主要的护理问题，制定有针对性的护理措施，并评估护理措施的有效性。

（二）任务二

请在接触患者前、后，穿脱已使用过的隔离衣。

二、实施条件

类型	基本实施条件	备注
场地	①模拟病房；②模拟治疗室；③处置室	—
资源	①病床；②SP（标准化患者）；③处置室设有洗手设备、生活垃圾桶、医用垃圾桶；④屏风/床帘；⑤污衣桶	—
用物	①手套；②隔离衣；③手消毒液；④病历本及护理记录单（按需准备）	工作服、帽子、口罩、挂表
带教老师	每15名学生配备一名带教老师	—

三、考核时量

20分钟：其中用物准备10分钟，操作10分钟。

四、考核标准

（一）任务1考核标准

1. 护理评估　询问患者现在有无恶心呕吐？有无头晕乏力？有无腹胀腹痛？有无焦虑不安？食欲不振的时间？触诊患者腹部是否有异常体征？

2. 护理问题

（1）活动无耐力　与肝细胞严重受损有关。

（2）营养失调，低于机体需要量　与肝功能减退引起食欲下降有关。

（3）有感染的危险　与机体免疫低下有关。

（4）有皮肤完整性受损的危险　与营养不良、皮肤干燥、瘙痒有关。

（5）潜在并发症　上消化道出血、肝性脑病。

3. 护理目标

（1）住院期间患者活动能力和耐力逐渐增强。

（2）住院期间患者营养状况逐步改善。

（3）住院期间患者未发生并发症，未出现明显的药物副作用。

（4）入院一周内患者情绪趋向稳定，能够配合治疗。

4. 护理措施

（1）病情观察　密切观察生命体征、神志状态、皮肤及巩膜黄染的程度，消化道症状和腹部体征等。

（2）用药护理　遵医嘱给予保肝药、抗病毒药、免疫调节剂等，观察药物疗效及不良反应，不滥用药物、禁用损害肝脏的药物。

（3）饮食护理　提供清淡、易消化、富含营养的饮食为宜，适当进食富含蛋白质、维生素、矿物质食物，忌烟、酒和暴饮、暴食。

（4）生活护理　督促患者卧床休息为主，避免疲劳；做好皮肤护理，保持舒适，避免因干燥而引起瘙痒抓破。

（5）心理护理　简要介绍疾病基本知识，指导患者正确对待疾病，配合治疗，保持稳定乐观情绪。

（6）健康指导　让患者知晓人人都是健康第一责任人，告知患者乙型肝炎的发病诱因及传播途径，应避免或减少复发因素，如疲劳过度、情绪大幅波动、暴饮暴食、酗酒、不合理用药、负性情绪等，避免因血液或体液传播疾病给其他人。

5. 护理效果评价

（1）住院期间患者活动能力和耐力逐渐增强。

（2）住院期间患者未发生并发症，未发生药物副作用。

（3）住院期间患者情绪稳定，能配合治疗。

（4）出院前患者知晓乙型肝炎传播的基本常识。

（二）任务2 考核标准（穿脱已使用过的隔离衣）

准备时间：10 分钟；完成时间：10 分钟（表3－8）。

表3－8　穿脱已使用过的隔离衣操作规范

<table>
<tr><th colspan="2">考核内容</th><th>技术要求</th></tr>
<tr><td rowspan="8">评估及准备</td><td rowspan="3">患者</td><td>1. 核对医嘱</td></tr>
<tr><td>2. 评估患者全身情况：年龄、病情、意识状态、隔离种类</td></tr>
<tr><td>3. 评估患者隔离知识了解程度</td></tr>
<tr><td>环境</td><td>环境清洁、宽敞，符合隔离技术要求</td></tr>
<tr><td rowspan="2">操作者</td><td>1. 着装整洁，戴圆筒帽，端庄大方</td></tr>
<tr><td>2. 取下手表及饰物，卷袖过肘，修剪指甲，消毒双手，戴口罩</td></tr>
<tr><td>用物</td><td>用物准备齐全：①生活垃圾桶、医用垃圾桶；②流动水、消毒手设施（配备非手触式水龙头）；③干手设施（风干机、擦手毛巾等）；④污衣桶；⑤隔离病房、病床有隔离标志；⑥消毒脚垫；⑦隔离病房门外设有隔离衣悬挂架（柜或壁橱）；⑧洗手液</td></tr>
<tr><td colspan="2"></td></tr>
<tr><td rowspan="15">操作过程</td><td rowspan="6">穿隔离衣</td><td>1. 取下隔离衣，清洁面朝自己，不污染手</td></tr>
<tr><td>2. 穿衣袖，方法正确，隔离衣的污染面勿触及头面部、口罩、工作服等</td></tr>
<tr><td>3. 将衣袖尽量抖至腕关节以上，扣好领扣</td></tr>
<tr><td>4. 扣好肩扣，扣好袖口</td></tr>
<tr><td>5. 捏住隔离衣两侧边缘，在背后将边缘对齐，向一侧折叠，一手按住折叠处，另一手将腰带拉至背后压住折叠处，将腰带在背后交叉，回到前面打一活结，散端向下系好，手勿触及衣内面</td></tr>
<tr><td>6. 进入隔离病房，护理患者</td></tr>
<tr><td rowspan="7">脱隔离衣及手的消毒</td><td>1. 出隔离病房，解开腰带，在前面打一活结</td></tr>
<tr><td>2. 解开肩扣、袖扣，将衣袖塞至工作服衣袖内（勿污染自身），暴露双手及腕部</td></tr>
<tr><td>3. 消毒手：双手浸泡于消毒液中搓擦2 分钟，彻底揉搓手腕、手掌、手背、手指各面，拇指，指腹和指尖，再按七步洗手法揉搓双手不少于15 秒，在流动水下冲净双手，擦干或烘干，顺序正确</td></tr>
<tr><td>4. 解开领扣</td></tr>
<tr><td>5. 脱衣袖</td></tr>
<tr><td>6. 两手于肩缝处对齐肩缝和衣袖</td></tr>
<tr><td>7. 对齐衣领，衣服两边对齐，污染面向内挂在隔离衣架上（半污染区）</td></tr>
<tr><td rowspan="2">送洗</td><td>1. 隔离衣每天更换1 次，潮湿、污染后立即更换</td></tr>
<tr><td>2. 将脱下的隔离衣污染面向内折叠卷好，放入污衣桶中</td></tr>
</table>

续表

考核内容	技术要求
评价	1. 遵守隔离原则，无污染
	2. 操作规范，流程熟练，消毒双手时未溅湿隔离衣
	3. 仪表举止优美，不歧视传染病患者
	4. 在规定时间内完成

看一看

甲类传染病是指：鼠疫、霍乱。

乙类传染病是指：传染性非典型肺炎、新冠肺炎、艾滋病、病毒性肝炎、脊髓灰质炎、人感染高致病性禽流感、麻疹、流行性出血热、狂犬病、流行性乙型脑炎、登革热、炭疽、细菌性和阿米巴性痢疾、肺结核、伤寒和副伤寒、流行性脑脊髓膜炎、百日咳、白喉、新生儿破伤风、猩红热、布鲁菌病、淋病、梅毒、钩端螺旋体病、血吸虫病、疟疾。

丙类传染病是指：流行性感冒、流行性腮腺炎、风疹、急性出血性结膜炎、麻风病、流行性和地方性斑疹伤寒、黑热病、包虫病、丝虫病，除霍乱、细菌性和阿米巴性痢疾、伤寒和副伤寒以外的感染性腹泻病。

练一练

下列传染病中，需要采取甲类传染病的预防、控制措施的是

A. 流行性出血热　　B. 艾滋病

C. 病毒性肝炎　　D. 脊髓灰质炎

E. 新冠肺炎

答案解析

想一想

单位和个人发现传染病患者或者疑似传染病患者时，应当及时向什么部门报告？

答案解析

护爱生命

2020年12月1日是第33个“世界艾滋病日”，我国宣传活动主题是“携手防疫抗艾，共担健康责任”，旨在强调在全球抗击新冠肺炎疫情背景下，加强团结协作，强化压实政府、部门、社会和个人“四方责任”，携手应对新冠肺炎、艾滋病等全球范围内重大传染病挑战，共同抗击艾滋病，为实现艾滋病防控目标、构建人类卫生健康共同体努力。

重点回顾

目标检测

1. 患者，男性，18岁。因病毒性肝炎入院。护士使用隔离衣方法不正确的是

A. 隔离衣潮湿立即更换　　B. 隔离衣里面及领部应避免污染

C. 隔离衣被呕吐物污染应立即更换
D. 病房所用隔离衣，应每天更换一次
E. 脱下的隔离衣送去消毒时清洁面应向里

2. 护士在传染病区使用口罩，符合要求的是
A. 口罩应遮住口部
B. 口罩潮湿应晾干再用
C. 污染的手只能触摸口罩外面
D. 取下口罩后外面向外折叠
E. 取下口罩后勿挂在胸前

3. 患者，女性，26 岁。诊断为甲型肝炎收入院。护士护理患者穿过的隔离衣，被视为清洁部位的是
A. 衣领　B. 袖口　C. 腰部以上　D. 腰部以下　E. 胸部以上

4. 患者，女性，64 岁。诊断为伤寒。护士入病房护理患者前穿隔离衣时，从哪一步骤开始手被污染
A. 手伸入袖内　B. 扣领扣　C. 扣袖扣　D. 对齐后背　E. 系腰带

5. 患者，男性，74 岁。诊断为伤寒。护士护理患者后离开病房，正确的脱隔离衣步骤是
A. 先刷手，后解领子袖口
B. 先解袖口，解领子再刷手
C. 先解领子，解袖口再刷手
D. 先解腰带，解袖口，再刷手
E. 先解领子，解腰带，再刷手

第九节　快速血糖测定

PPT

学习目标

素质目标：
（1）操作规范，动作熟练、敏捷。
（2）关爱患者，能与患者（或家属）进行有效的沟通。

知识目标：
（1）掌握糖尿病患者的主要护理问题、主要护理措施。
（2）熟悉糖尿病患者的护理效果评价。
（3）了解糖尿病患者的护理评估及基本知识。

能力目标：
（1）能够迅速、准确地对患者情况进行初步评估。
（2）能按照快速血糖测定步骤进行正确操作。

导学情景

情景描述：患者，男性，77 岁，因视物模糊、四肢麻木 2 年，病情加重伴体重下降半月入院。既往有糖尿病病史 8 年，查随机血糖 22.7mmol/L。诊断：2 型糖尿病；糖尿病周围神经病变；糖尿病视网膜病变。医嘱：测空腹血糖，qd。

情景分析：结合体格检查、实验室检查和既往病史等，患者诊断为糖尿病。对于糖尿病患者来说，血糖监测至关重要，作为一名护理人员，应学会快速血糖测定的方法。

讨论：请问患者存在哪些主要的护理问题？应采取哪些有针对性的护理措施？

学前导语：糖尿病属于内分泌代谢疾病，因遗传和环境因素相互作用而引起血糖升高，严重者可

能会出现多系统功能的损害。护理工作者需要知晓糖尿病患者的主要护理问题、针对性地采取护理措施。护士应如何正确进行快速血糖测定?

一、完成任务

(一) 任务一

请对患者进行护理评估,提出主要的护理问题,制定有针对性的护理措施,并评估护理措施的有效性。

(二) 任务二

请遵医嘱为患者进行快速血糖测定。

二、实施条件

类型	快速血糖测定实施条件	备注
场地	模拟病房	—
资源	①病床;②志愿者(主考学校准备);③生活垃圾桶、医用垃圾桶、锐器盒	—
用物	①血糖仪、采血笔及针头、配套试纸;②75%乙醇;③手消毒剂;④无菌棉签;⑤记录本;⑥治疗单;⑦笔;⑧弯盘	工作服、帽子、口罩、挂表
带教老师	每15名学生配备一名带教老师	

三、考核时量

16分钟:其中用物准备8分钟,操作8分钟。

四、考核标准

(一) 任务1考核标准

1. 护理评估 询问患者糖尿病家族史,个人生活方式、饮食习惯及吸烟、饮酒史,有无病毒感染等病史。

2. 护理问题

(1) 营养失调,低于机体的需要量 与胰岛素分泌有关。

(2) 有感染的危险 与高血糖、营养不良、微循环障碍等有关。

(3) 潜在并发症 感染、糖尿病足、皮肤破损。

3. 护理目标

(1) 住院期间患者体重恢复正常,血糖、血脂正常或维持正常水平。

(2) 住院期间患者未发生感染,如果发生感染能够被及时发现并处理。

(3) 住院期间患者未出现并发症,或者出现并发症能被及时发现并处理。

4. 护理措施

(1) 病情观察 监测血糖、血脂、血压、体重、低血糖的反应和监控急性并发症。

(2) 用药护理 指导患者按时按量规则用药及使用胰岛素,并观察用药的疗效及不良反应。

(3) 生活护理 适当增加休息时间,活动时以不疲劳为度。饮食原则为控制总热量,定时、定量进餐，合理加餐，严格控制各种甜食，多食含纤维素高的清淡食物，避免饮酒。

（4）心理护理 简要解释疾病过程，减轻患者的心理负担，缓解焦虑心情。

5. 护理效果评价

（1）住院期间患者体重恢复正常，血糖、血脂维持正常水平。

（2）住院期间患者未发生感染。

（3）住院期间患者未出现并发症。

（二）任务 2 考核标准（快速血糖测定）

准备时间：8 分钟；完成时间：8 分钟（表 3－9）。

表 3－9 快速血糖测定操作规范

<table>
<tr><th colspan="2">考核内容</th><th>技术要求</th></tr>
<tr><td rowspan="8">评估及准备</td><td rowspan="4">患者</td><td>1. 核对医嘱单，治疗卡，患者床号、姓名</td></tr>
<tr><td>2. 向患者解释并取得合作</td></tr>
<tr><td>3. 评估患者全身情况、进食情况、心理状态、对疾病知识的了解程度</td></tr>
<tr><td>4. 采血部位选择恰当，符合患者意愿，评估采血部位皮肤情况</td></tr>
<tr><td>环境</td><td>环境清洁，光线充足，温、湿度适宜</td></tr>
<tr><td rowspan="2">操作者</td><td>1. 操作者仪表准备（衣帽整齐，戴口罩）</td></tr>
<tr><td>2. 洗手或手消毒</td></tr>
<tr><td>用物</td><td>用物准备齐全：①血糖仪、采血笔及针头、配套试纸；②75% 乙醇；③手消毒剂；④无菌棉签；⑤记录本；⑥治疗单；⑦笔；⑧弯盘</td></tr>
<tr><td rowspan="12">操作过程</td><td rowspan="3">采血前</td><td>1. 再次核对患者姓名、床号</td></tr>
<tr><td>2. 做好解释，安慰患者</td></tr>
<tr><td>3. 开机，检查血糖仪性能是否良好，仪器条码与试纸条码一致，将试纸插入机内</td></tr>
<tr><td rowspan="8">采血</td><td>1. 正确选择采血部位，消毒皮肤，待干</td></tr>
<tr><td>2. 正确安装采血针头，调节合适档位深度</td></tr>
<tr><td>3. 采血，快速进针，减轻患者痛苦</td></tr>
<tr><td>4. 用棉签拭去第一滴血，将第二滴血轻触试纸测试区</td></tr>
<tr><td>5. 读取血糖值</td></tr>
<tr><td>6. 取出试纸，关闭仪器</td></tr>
<tr><td>7. 整理用物，针头丢入锐器盒，试纸丢入医用垃圾桶内集中处理</td></tr>
<tr><td>8. 洗手，记录测试结果并告知患者，做好相关解释</td></tr>
<tr><td>健康教育</td><td>给予饮食、运动及血糖监测方法的相关指导</td></tr>
<tr><td colspan="2" rowspan="5">评价</td><td>1. 护士操作规范，流程熟练</td></tr>
<tr><td>2. 护患沟通有效，患者合作，健康教育内容和方式合适</td></tr>
<tr><td>3. 在规定时间内完成</td></tr>
<tr><td>4. 患者安全、满意</td></tr>
<tr><td>5. 护士语言亲切，态度和蔼，沟通有效，患者配合良好</td></tr>
</table>

看一看

糖尿病是由于胰岛素分泌及（或）作用缺陷引起的以血糖升高为特征的代谢病。糖尿病是一种慢性、终身性疾病，严重危害人体健康，典型的糖尿病症状为“三多一少”，即多尿、多饮、多食及消瘦。

糖尿病的诊断标准：依据临床症状、空腹、任意时间血浆葡萄糖水平或口服葡萄糖耐量实验（OGTT）的空腹和2小时血糖值来进行判定。如果存在三多一少等糖尿病症状，并且任意时间血浆葡萄糖水平≥11.1mmol/L（200mg/dl）即可诊断为糖尿病，同时，如果空腹血浆葡萄糖（FPG）水平≥7.0mmol/L（126mg/dl），或者OGTT中2小时血糖（PG）水平≥11.1mmol/L（200mg/dl）也可确诊为糖尿病。

练一练

胰岛素最常见的不良反应是

A. 过敏反应　　B. 低血糖反应

C. 胃肠道反应　　D. 酮症反应

E. 肝功能损害

答案解析

想一想

1型糖尿病与2型糖尿病的区别有哪些？

答案解析

护爱生命

2020年11月14日是第14个“联合国糖尿病日”，我国宣传活动主题是“糖尿病科普，健康中国E起来”，此次主题充分结合糖尿病防治行动的主要内容，充分吸纳医务工作者的专业意见，梳理出具有权威性且易于传播的关键信息，形成更加全面、凝练的科学表达。贴近基层群众，加强对广大家庭的健康教育，在基层社区做到糖尿病管理早期预防、早期发现、早期治疗的“三早”。

目标检测

重点回顾

1. 关于胰岛素的使用方法，错误的是

A. 使用期间宜放在20℃以下

B. 采用1ml注射器抽取

C. 两种胰岛素合用时，先抽吸长效，再抽吸速效

D. 经常更换注射部位

E. 剂量必须准确

2. 关于降糖药物的服用方法，错误的是

A. 磺脲类药物在饭前半小时口服　　B. 双胍类药物进餐时服用

C. 双胍类药物进餐后服用　　D. 阿卡波糖应与第一口饭同时嚼服

E. 阿卡波糖应饭后服用

3. 患者，男性，50岁。患2型糖尿病5年。晨练时出现疲乏、强烈饥饿感、出汗、脉速、恶心、呕吐，随即陷入昏迷。旁人见状后呼“120”急救，该患者可能出现了

A. 低血糖昏迷　　B. 酮症酸中毒

C. 非酮症性高渗性昏迷　　D. 糖尿病肾病
E. 急性心力衰竭

4. 糖尿病低血糖昏迷患者，首要的处理措施是
A. 静脉滴注胰岛素　　B. 纠正酸中毒
C. 静脉滴注碳酸氢钠　　D. 静脉推注50%葡萄糖
E. 应用呼吸兴奋剂

5. 患儿，女性，10岁。患1型糖尿病，应用胰岛素治疗。近日出现清晨5~9时血糖和尿糖增高，应调整治疗为
A. 加大早晨胰岛素用量　　B. 减少早晨胰岛素用量
C. 加大晚间胰岛素用量　　D. 减少晚间胰岛素用量
E. 加大运动量

PPT

第十节　甲状腺评估

学习目标

素质目标：
（1）操作规范，动作熟练、敏捷、轻柔。
（2）关爱患者，能与患者（或家属）进行有效的沟通。

知识目标：
（1）掌握甲状腺功能亢进患者的主要护理问题、主要护理措施。
（2）熟悉甲状腺功能亢进患者的护理效果评价。
（3）了解甲状腺功能亢进患者的护理评估及基本知识。

能力目标：
（1）能够对患者甲状腺肿大进行准确的评估。
（2）能按照甲状腺评估的操作流程进行正确操作。

导学情景

情景描述：患者，男性，47岁，感疲乏无力、夜间失眠、怕热多汗、易饥多食半年，之后逐渐出现体重下降、眼球突出，经医院门诊检查，诊断为甲状腺功能亢进而入院治疗。身体评估：T 37.5℃，P 80次/分，R 20次/分，BP 150/90mmHg，神志清楚、急性面容，巩膜无黄染，皮肤黏膜无出血点，浅表淋巴结未触及肿大。颈软，颈部甲状腺两侧肿大，眼球突出，心律齐，无病理性杂音。

情景分析：结合体格检查、实验室检查和既往病史等，患者诊断为甲状腺功能亢进。医护人员应了解甲状腺肿大的程度，有无震颤和血管杂音，因此要做好甲状腺的检查评估。

讨论：请问患者存在哪些主要的护理问题？应采取哪些有针对性的护理措施？

学前导语：甲状腺功能亢进属于内分泌与代谢性疾病，为自身免疫性疾病，典型表现为高代谢症候群、甲状腺肿大及突眼症，甲状腺的位置特殊，肿大可能会影响呼吸和吞咽功能，因此护理工作者需要知晓甲状腺功能亢进患者的主要护理问题、针对性的护理措施。护士应如何正确检查评估甲状腺？

一、完成任务

（一）任务一

请你对患者进行护理评估，并提出主要的护理问题，从病情观察、协助治疗、心理护理、人文沟通及教育等方面针对首优护理问题提出有针对性的护理措施，并评估护理措施的有效性。

（二）任务二

请你对患者进行甲状腺检查评估。

二、实施条件

类型	基本实施条件	备注
场地	①模拟病房；②模拟治疗室；③处置室	—
资源	①病床；②SP（标准化患者）；③处置室设有洗手设备、生活垃圾桶、医用垃圾桶；④屏风/床帘；⑤污衣桶	—
用物	①手套；②隔离衣；③手消毒液；④病历本及护理记录单（按需准备）	工作服、帽子、口罩、挂表
带教老师	每15名学生配备一名带教老师	—

三、考核时量

14分钟：其中用物准备7分钟，操作7分钟。

四、考核标准

（一）任务1考核标准

1. 护理评估 询问患者起病时间，有无疲乏无力、夜间失眠、怕热多汗；有无家族史；是否有过度劳累、情绪激动、感染、创伤等诱发因素。

2. 护理问题

（1）营养失调，低于机体的需要量　与代谢率增高导致代谢需求大于摄入量有关。

（2）活动无耐力　与甲状腺功能亢进和肌无力有关。

（3）潜在并发症　甲状腺危象。

3. 护理目标

（1）患者住院期间体重恢复正常。

（2）患者住院期间活动耐力逐渐增加。

（3）患者住院期间未出现并发症，或者出现并发症能被及时发现并处理。

4. 护理措施

（1）病情观察　注意观察患者的精神状态、心率、心律、呼吸、血压及体重的变化，注意有无恶心、呕吐、腹泻等临床表现，注意突眼、甲状腺肿大的程度，警惕甲状腺危象表现，一旦发现，立刻报告医生并协助处理。

（2）用药护理　指导患者按时、按量规则用药，观察用药的疗效及不良反应。

（3）生活护理　适当增加休息时间，活动时以不疲劳为度。给予患者高热量、高蛋白、高维生素、富含矿物质、低纤维素、清淡易消化食物，避免进食刺激性食物。

（4）心理护理　简要解释疾病过程，减轻患者的心理负担，缓解焦虑心情。

5. 护理效果评价

（1）患者出院时体重恢复正常。

（2）患者出院时活动耐力逐渐增加。

（3）患者住院期间未出现并发症。

（二）任务2考核标准（甲状腺评估）

准备时间：7分钟；完成时间：7分钟（表3-10）。

表3-10　甲状腺评估操作规范

考核内容		技术要求
评估及准备	患者	1. 核对患者，评估病情
		2. 解释操作目的，取得患者合作
	环境	环境清洁，光线充足，温、湿度适宜
	操作者	着装整洁，仪表端庄，衣冠整齐，不佩戴首饰，剪净指甲
	用物	用物准备齐全
实施	操作前	1. 告知被检查者在检查过程中需要配合的注意事项
		2. 受检者坐位，充分暴露颈部
	操作中	1. 视诊：观察甲状腺的大小和对称性
		2. 评估时嘱患者做吞咽动作，可见甲状腺随吞咽而上下移动，由此可以与颈前其他肿块鉴别
		3. 触诊峡部：位于患者的前面用拇指或位于其后面，用示指从胸骨上切迹向上触诊，若触到气管前软组织并随吞咽在手指下滑动，进一步判断有无增厚和肿块
		4. 触诊侧叶：选择前面触诊或者后面触诊 （1）前面触诊：位于被检查者前面，一手拇指施压于一侧甲状软骨，将气管推向对侧，另一手示指、中指在对侧胸锁乳突肌后缘向前推挤甲状腺侧叶，拇指在胸锁乳突肌前缘触诊，配合吞咽动作，可触及被挤压的甲状腺，用同样的方法评估另一侧甲状腺 （2）后面触诊：检查者位于被检查者背后，一手示指、中指施压于一侧甲状软骨，将气管推向对侧，另一手拇指在对侧胸锁乳突肌后缘向前推挤甲状腺，示指、中指在其前缘触诊甲状腺
		5. 听诊：当触到甲状腺增大时，如在甲状腺闻及低调的连续性静脉“嗡嗡”音，是血管增多、增粗、血流加速的结果
	操作后	1. 口述检查结果
		2. 嘱患者卧床休息，向患者与家属介绍病情
		3. 整理用物
		4. 洗手并记录
评价		1. 能阐述甲状腺增大的病因与分度 （甲状腺增大可分为三度：不能看出增大但能触及者为Ⅰ度，能看到增大又能触及，但在胸锁乳头肌以内者为Ⅱ度，超过胸锁乳突肌外缘者为Ⅲ度）
		2. 动作轻柔，操作规范
		3. 态度严谨，突发事件处理合适
		4. 沟通有效，患者满意
		5. 在规定时间内完成

看一看

甲状腺为人体内最大的内分泌腺体。甲状腺腺体被结缔组织分割成许多小叶，每个小叶均由许多滤泡构成，滤泡是甲状腺结构和分泌的功能单位，产生并分泌甲状腺素及三碘甲状腺原氨酸。甲状腺激素对热能代谢起促进作用，小剂量可促进酶及蛋白质合成，并加强热能的产生；大剂量则抑制蛋白质合成，血浆、肝及肌肉中游离氨基酸增高。甲状腺素分泌过多引起甲状腺功能亢进，过少引起呆小病。甲状腺激素对糖代谢的作用呈两面性，除加快肠道对糖的吸收外，与胰岛素及儿茶酚胺呈协同作用。甲状腺滤泡旁C细胞分泌降钙素（CT）抑制骨钙的再吸收，与甲状旁腺激素（PTH）一起调节钙磷代谢，降低血钙水平。

练一练

甲状腺功能亢进患者最重要的体征是

A. 双手震颤　　B. 心动过速
C. 眼球突出　　D. 甲状腺肿大
E. 周期性瘫痪

答案解析

想一想

甲状腺的生理功能有哪些?

答案解析

护爱生命

2021年5月25日是第13个“国际甲状腺日”，今年的活动主题是“母婴与甲状腺”，强调要重视、关注母婴的甲状腺，关注孕前、孕中及产后的甲状腺疾病。每年的5月25日是由世界甲状腺国际联盟选定的“世界甲状腺日”，5月25日所在的周是“国际甲状腺知识宣传周”。目的是为了提高全球居民的甲状腺健康意识，引起全民对甲状腺疾病的关注和认识，降低甲状腺疾病的发病率。

目标检测

重点回顾

1. 关于甲状腺功能亢进病因的描述，错误的是
   A. 女性多见，各年龄组均可发病
   B. 20～40岁多见
   C. 与遗传因素有关，与免疫无关
   D. 感染、创伤、精神刺激、劳累等是诱因
   E. 有家族发病倾向
2. 甲状腺功能亢进患者的临床表现不包括
   A. 怕热、多汗　B. 易激动　C. 脉压减少　D. 双手震颤　E. 周期性瘫痪
3. 下列属于甲状腺功能亢进患者高代谢综合征表现的是
   A. 神经兴奋性增高　B. 甲状腺肿大
   C. 怕热多汗　D. 突眼
   E. 心动过速
4. 甲状腺功能亢进患者最常见的情绪改变是
   A. 神经过敏　B. 抑郁　C. 易怒　D. 悲伤　E. 注意力不集中
5. 患者，男性，16岁，甲状腺功能亢进。入院查体：甲状腺肿大，血压130/70mmHg，脉搏100

次/分。该患者的基础代谢率为

A. 19% B. 29% C. 39% D. 49% E. 59%

PPT

第十一节 肝脏触诊

学习目标

素质目标：

(1) 关爱患者，能与患者（或家属）进行有效的沟通。

(2) 操作规范，熟练。

知识目标：

(1) 掌握原发性肝癌患者的主要护理问题、主要护理措施。

(2) 熟悉原发性肝癌患者的护理效果评价。

(3) 了解原发性肝癌患者的护理评估及基本知识。

能力目标：

(1) 能够迅速、准确地对患者情况进行初步评估。

(2) 能按照肝脏触诊的步骤进行正确操作。

导学情景

情景描述： 患者，女性，67 岁，因半年前食欲减退、乏力伴右上腹疼痛，近半个月来疼痛症状有所加重，收治入院。查体：T 36.5℃，P 76 次/分，R 20 次/分，BP 120/70mmHg。神志清楚，消瘦，自动体位，精神差，贫血貌，皮肤、巩膜轻度黄染，上腹部隆起，未见胃肠型和蠕动波。腹肌软，上腹压之不适，无反跳痛。实验室检查：HBsAg（+），HBeAg（+），HBcAb（+）。B 超显示肝内弥漫性实质性占位病变。既往有乙型肝炎病史 10 年，未规律治疗。诊断：原发性肝癌。

情景分析： 结合体格检查、实验室检查和既往病史等，患者诊断为原发性肝癌。肝癌患者的肝脏呈进行性增大伴肝区疼痛。

讨论： 请问患者存在哪些主要的护理问题？应采取哪些有针对性的护理措施？

学前导语： 原发性肝癌属于消化系统疾病，为我国常见的恶性肿瘤之一。早期发现，早期诊断，早期治疗为治疗的关键，护理工作者需要知晓原发性肝癌患者的主要护理问题、针对性的护理措施。护士应如何正确进行肝脏触诊？

一、完成任务

（一）任务一

请对患者进行护理评估，提出主要的护理问题，制定有针对性的护理措施，并评估护理措施的有效性。

（二）任务二

请对患者进行肝脏触诊。

二、实施条件

类型	基本实施条件	备注
场地	①模拟病房；②模拟治疗室；③处置室	—
资源	①病床；②SP（标准化患者）；③处置室设有洗手设备、生活垃圾桶、医用垃圾桶；④屏风/床帘；⑤污衣桶	—
用物	①手消毒液；②病历本及护理记录单（按需准备）	工作服、帽子、口罩、挂表
带教老师	每15名学生配备一名带教老师	—

三、考核时量

20分钟：其中用物准备15分钟，操作15分钟。

四、考核标准

（一）任务1考核标准

1. 护理评估 询问患者现在有无恶心呕吐？有无头晕乏力？有无腹胀腹痛？有无焦虑不安？食欲不振的时间？触诊患者腹部是否有异常体征？

2. 护理问题

（1）疼痛 与癌肿进行性增大、肝包膜张力增加有关。

（2）营养失调 低于机体需要量：与肝功能减退、肿瘤消耗及营养摄入不足、化疗所致胃肠道反应有关。

（3）知识缺乏 缺乏肿瘤防治有关知识。

（4）潜在并发症 上消化道出血、肝性脑病、癌结节破裂出血。

3. 护理目标

（1）住院期间患者活动能力和耐力逐渐增强。

（2）住院期间患者营养状况逐步改善。

（3）住院期间患者未发生并发症，未出现明显的药物不良反应。

（4）入院一周内患者情绪趋向稳定，能够配合治疗。

4. 护理措施

（1）病情观察 密切观察生命体征、神志状态、皮肤及巩膜黄染的程度，消化道症状和腹部体征等。

（2）用药护理 遵医嘱给予保肝药、抗病毒药、免疫调节剂等，观察药物疗效及不良反应，不滥用药物、禁用损害肝脏的药物。

（3）饮食护理 提供清淡、易消化、富含营养的饮食为宜，适当进食富含蛋白质、维生素、矿物质食物，忌烟、酒和暴饮、暴食。

（4）生活护理 督促患者卧床休息为主，避免疲劳；做好皮肤护理，保持舒适，避免因干燥而引起瘙痒抓破。

（5）心理护理 简要介绍疾病基本知识，指导患者正确对待疾病，配合治疗，保持稳定、乐观情绪。

（6）健康指导 让患者知晓其是健康第一责任人，告知患者应避免或减少复发因素，如疲劳过度、情绪大幅波动、暴饮暴食、酗酒、不合理用药、负性情绪等。

5. 护理效果评价

（1）住院期间患者活动能力和耐力逐渐增强。

（2）住院期间患者未发生并发症，未发生药物副作用。

（3）住院期间患者情绪稳定，能配合治疗。

（4）出院前患者知晓原发性肝癌的基本常识。

（二）任务 2 考核标准（肝脏触诊）

准备时间：10 分钟；完成时间：10 分钟（表 3－11）。

表 3－11　肝脏触诊操作规范

考核内容		技术要求
评估及准备	患者	核对患者信息，解释并告知患者评估名称，缓解其紧张情绪，评估患者病情、合作情况
	环境	环境宽敞、明亮，温湿度适宜，能保护隐私
	操作者	自身穿戴整齐、指甲已剪、洗手、戴口罩
	用物	用物准备齐全：手消毒液，质量符合操作要求
操作过程	肝脏触诊	1. 与患者进行良好的沟通，告知在检查过程中需要配合的注意事项
		2. 床帘或屏风遮挡患者，保护患者隐私
		3. 协助其取仰卧位，头垫低枕，双手自然置于身体两侧，双腿屈起并稍分开，嘱其做深而均匀的腹式呼吸
		4. 协助患者松解衣扣，注意防止过多暴露
		5. 评估者立于患者右侧，面对患者
		6. 手保持温暖，前臂与患者腹平面在同一水平，采取单手或双手触诊法
		7. 评估者将右手平放于右锁骨中线上估计肝下缘的下方，四指并拢，掌指关节伸直，示指前端的桡侧与肋缘平行或示指与中指的指端指向肋缘。双手触诊时，评估者右手位置同单手法，左手手掌置于患者右腰部，将肝脏向上托起，拇指张开置于右季肋部
		8. 右手紧密配合患者的腹式呼吸运动进行触诊。患者深呼气时，指端随之压向深部；深吸气时，手指缓慢抬起，指端朝肋缘向上迎触肝缘
		9. 如此反复，自下而上逐渐触向肋缘，直到触及肝缘或肋缘为止
		10. 以同样的方法于前正中线上触诊肝左叶
		11. 评估肝脏的大小、质地、边缘与表面状态、有无压痛等
		12. 协助患者扣好衣服
		13. 口述检查结果
评价		1. 能对异常结果进行简单临床分析 如，肝脏肿大常见于哪些疾病
		2. 动作熟练、轻柔，操作规范
		3. 沟通有效，注意人文关怀
		4. 患者安全、满意
		5. 在规定时间内完成
		6. 整理用物、洗手

看一看

肝脏是人体内最大的腺体器官，由门静脉和肝动脉双重供血，血流量约为 15ml/min，占心输出量的 1/4。肝脏的生理功能与它的血液循环特点密切相关。其中，75% 血供来自门静脉，收集来自腹腔内脏的血流，血中含有从胃肠道吸收的营养物质和有害物质，它们将在肝内进行物质代谢或被解毒；25% 来自肝动脉，血流中含氧丰富，是肝脏耗氧的主要来源。

练一练

在我国诱发原发性肝癌的主要疾病是

A. 甲型肝炎　　B. 乙型肝炎

C. 肝脓肿　　D. 中毒性肝炎

E. 肝棘球蚴病

答案解析

想一想

肝脏的主要功能有哪些？

答案解析

护爱生命

2021 年 7 月 28 日，是第十一个“世界肝炎日”。国家卫健委疾控局确定今年的宣传主题是“积极预防，主动检测，规范治疗，全面遏制肝炎危害”。旨在号召公众积极主动接种肝炎疫苗，主动进行体检了解肝脏健康状况；慢性病毒性肝炎患者要接受规范的抗病毒治疗，全面遏制病毒性肝炎对人类健康的威胁。

目标检测

重点回顾

1. 原发性肝癌最主要的转移途径是

A. 直接转移　　B. 直接浸润　　C. 种植转移　　D. 血行转移　　E. 淋巴转移

2. 原发性肝癌最常见的症状是

A. 腹水和黄疸　　B. 贫血　　C. 上消化道出血　　D. 肝区疼痛　　E. 肝脏进行性肿大

3. 患者，女性，40 岁。右上腹胀痛 2 个月，肝肋下 3cm，脾肋下 2cm，移动性浊音阳性，HbsAg 阳性，CT 检查见肝右叶有一直径 5cm 占位病变。最可能的诊断是

A. 肝血管瘤　　B. 肝包虫病

C. 肝硬化　　D. 肝癌

E. 细菌性肝脓肿

4. 早期原发性肝癌最主要的治疗方法是

A. 肝叶切除术　　B. 肝移植术

C. 肝动脉栓塞化疗　　D. 免疫治疗

E. 基因治疗

5. 肝癌患者术前准备措施中，为改善凝血功能，应肌内注射

A. 维生素 B　　B. 维生素 B_2

C. 维生素 K_1　　D. 维生素 C

E. 维生素 D

PPT

第十二节　密闭式静脉输液 微课3

学习目标

素质目标：

（1）无菌观念强；具有高度的工作责任感，保证患者用药安全，无差错发生。

（2）关爱患者，做好患者的心理护理及用药指导。

（3）仪表端庄，态度和蔼，沟通有效，患者及家属满意。

知识目标：

（1）掌握低血容量性休克患者的主要护理问题、主要护理措施。

（2）熟悉低血容量性休克患者的护理效果评价。

（3）了解低血容量性休克患者的护理评估及基本知识。

能力目标：

（1）能根据患者病情、年龄、治疗需要，选择合适的穿刺部位。

（2）能正确抽吸药物，做到剂量、浓度准确。

（3）能正确实施静脉输液及正确、及时处理输液故障。

导学情景

情景描述：患者，男性，45岁，肝硬化病史5年。今天中午饮酒后出现恶心、呕血，呕吐鲜血约1200ml，呕血后感头晕、乏力、心慌、口渴。体格检查：神志清楚，面色苍白，皮肤湿冷，T 38.0℃，R 21次/分，BP 75/50mmHg，P 120次/分。胃镜检查示“食管—胃底静脉曲张破裂出血”。临床诊断：肝硬化，上消化道大出血，失血性休克。医嘱给予卧床休息、心电监护、输液、止血等治疗。

情景分析：结合体格检查、实验室检查和既往病史等，患者诊断为肝硬化，上消化道大出血，失血性休克。及早识别出血征象，严密观察周围循环状况的变化，迅速准确地抢救治疗和细致的临床护理，是抢救患者生命的关键。

讨论：请问患者存在哪些主要的护理问题？应采取哪些有针对性的护理措施？

学前导语：休克是机体受到强烈的致病因素侵袭后，导致的有效循环血量锐减，组织灌注不足，细胞代谢紊乱和功能受损的一种危急临床综合征。补充血容量是纠正低灌注和缺氧的关键，应迅速建立静脉通道。因此护理工作者需要知晓休克患者的主要护理问题、针对性的护理措施。护士应如何为该患者进行静脉输液？

一、完成任务

（一）任务一

请对患者进行护理评估，并提出主要的护理问题，从病情观察、协助治疗、心理护理、人文沟通及教育等方面针对首优护理问题提出有针对性的护理措施，并评估护理措施的有效性。

（二）任务二

请为患者进行密闭式静脉输液。

二、实施条件

类型	实施条件	备注
场地	①模拟病房；②模拟治疗室；③处置室	—
资源	①治疗台；②病床；③志愿者（学校随机指定）；④生活垃圾桶、医用垃圾桶、锐器盒；⑤静脉输液模型；⑥治疗车、治疗盘；⑦屏风/床帘；⑧电源及插线板	—
用物	①一次性密闭式输液器；②一次性注射器；③输液架；④剪刀；⑤皮肤消毒剂；⑥无菌棉签；⑦弯盘；⑧一次性止血带；⑨无菌纱布；⑩瓶签；⑪输液溶液；⑫药物；⑬砂轮；⑭输液贴；⑮小枕及一次性垫巾；⑯笔；⑰输液卡；⑱免洗手消毒剂；⑲夹板和绷带（按需准备）；⑳一次性手套（按需准备）；㉑急救盒（按需准备）；㉒病历本及护理记录单（按需准备）	工作服、帽子、口罩、挂表
带教老师	每15名学生配备一名带教老师	—

三、考核时量

30分钟：其中用物准备15分钟，操作15分钟。

四、考核标准

（一）任务1考核标准

1. 护理评估 询问患者现在是否还有呕血与黑便以及量、颜色、形状如何？有无头晕、眼花、心慌？有无疲乏无力？有无四肢冰凉？有无尿量减少？有无焦虑、恐惧心理？是否还有其他不适？

2. 护理问题

（1）组织灌注量改变 与上消化道大出血有关。

（2）自理缺陷 与医源性限制有关。

（3）焦虑 与担心再次出血、担心预后有关。

（4）体温过高 与体温调节中枢障碍有关。

（5）知识缺乏 缺乏预防出血知识。

3. 护理目标

（1）患者3天内组织灌注量恢复正常，生命体征正常。

（2）一周内患者能实现日常生活自理。

（3）住院期间患者情绪逐渐稳定，能够积极配合治疗。

（4）患者3天内体温恢复正常。

（5）患者出院时能正确讲述预防出血措施。

4. 护理措施

（1）休息与体位 绝对卧床休息，取中凹卧位。

（2）维持呼吸道通畅 呕吐时患者头偏向一侧，清除口腔血液和呕吐物，以防窒息或误吸，给予吸氧。

（3）饮食护理 暂时禁食，待止血后1~2天才逐渐进高热量、高维生素流质温凉饮食，限制钠和蛋白质摄入，避免粗糙、坚硬、刺激性食物，并注意细嚼慢咽，防止损伤曲张静脉而再次出血。

（4）心理护理 关心体贴患者，解释检查、治疗、护理措施的目的和意义，加强巡视，陪伴患者，清除血迹、污物，以减少对患者的不良刺激。

（5）病情观察 进行心电监护，严密观察生命体征、神志、尿量，观察呕吐物和粪便的性质、颜色及量，观察皮肤黏膜色泽及温度，记录24小时出入水量，监测血象、血清电解质和血气分析的变化。

(6) 用药护理　迅速建立2条静脉通道，遵医嘱快速输液以补充血容量，遵医嘱给予止血药治疗，观察止血效果和药品不良反应。

(7) 生活护理　患者卧床期间，协助满足日常生活需求。

5. 护理效果评价

(1) 入院第3天患者组织灌注量改善，生命体征恢复正常。

(2) 入院第5天患者已能做到日常生活自理。

(3) 住院期间患者情绪逐渐稳定，能积极配合治疗。

(4) 入院第3天患者体温恢复正常。

(5) 患者出院时能正确讲述预防出血的知识。

(二) 任务2 考核标准 (密闭式静脉输液)

准备时间：15分钟；完成时间：15分钟（表3-12）。

表3-12　密闭式静脉输液操作规范

考核内容		技术要求
评估及准备	患者	1. 核对医嘱、输液卡
		2. 评估患者全身情况：年龄、病情、意识状态、用药史、过敏史、家族史等
		3. 评估患者局部情况，选择合适注射部位：无红肿、硬结、瘢痕等情况，肢体活动度良好
		4. 评估患者心理状况，解释操作目的并取得合作
	环境	治疗室及病室环境均符合输液要求
	操作者	1. 衣帽整洁，挂表
		2. 不需要消毒双手，按标准预防的原则需要戴手套/七步洗手法洗手，戴口罩
	用物	用物准备齐全：①一次性密闭式输液器；②一次性注射器；③输液架；④剪刀；⑤皮肤消毒剂；⑥无菌棉签；⑦弯盘；⑧一次性止血带；⑨无菌纱布；⑩瓶签；⑪输液溶液；⑫药物；⑬砂轮；⑭输液贴；⑮小枕及一次性垫巾；⑯笔；⑰输液卡；⑱手消毒剂；⑲夹板和绷带（按需准备）；⑳一次性手套（按需准备）；㉑急救盒（按需准备）；㉒病历本及护理记录单（按需准备），评估药物及无菌物品均在有效期内，符合操作要求
操作过程	备药	1. 核对输液卡，评估药物
		2. 输液瓶瓶签上书写内容准确
		3. 添加药液执行“三查八对”，按医嘱正确配置药液，剂量准确，无菌观念强
		4. 请他人核对并签名
		5. 关调节器开关，一次性输液器插入正确
		6. 医用垃圾初步处理正确
	输液	1. 再次核对输液卡、患者信息，询问患者用药史、过敏史，再次评估穿刺部位的皮肤血管情况；沟通有效；体位准备合适
		2. 备好输液贴，再次查对后挂输液瓶
		3. 初次排气一次成功，药液无浪费
		4. 垫一次性垫枕，扎一次性止血带位置正确、松紧适宜，穿刺部位消毒方法正确
		5. 再次排气，穿刺一针见血
		6. 输液贴固定牢固、美观
		7. 输液速度调节正确
		8. 记录输液的时间、滴速并签名
		9. 消毒双手，取下口罩
		10. 整理床单位，帮患者取舒适体位
		11. 健康指导有效，患者能理解和复述
		12. 医用垃圾初步处理正确

续表

考核内容		技术要求
操作过程	观察	巡视病房，听取患者主诉，及时发现并处理输液故障、不适反应；需要继续输液者更换药物方法正确（可口述）
	拔针	1. 再次核对，解释，消毒双手、戴口罩
		2. 拔针方法、按压时间及方式正确，穿刺部位无出血、肿胀
		3. 医用垃圾初步处理正确
		4. 消毒双手，取下口罩
		5. 健康指导内容有针对性
评价		1. 患者安全、满意
		2. 操作规范，坚持“三查八对”，无菌观念强
		3. 护患沟通有效，患者合作
		4. 仪表举止大方得体，关爱患者，体现整体护理理念
		5. 在规定时间内完成

看一看

出血量的估算：

（1）大便隐血试验阳性提示每天出血量 >5 ~ 10ml。

（2）出现黑便表明出血量在 50 ~ 70ml，1 次出血后黑便持续时间取决于患者排便次数，如每天排便 1 次，色泽约在 3 天后恢复正常。

（3）胃内积血量达 250 ~ 300ml 时可引起呕血。

（4）1 次出血量在 400ml 以下时，可因组织液与脾贮血补充血容量而不出现全身症状。

（5）出血量超过 400 ~ 500ml，可出现头晕、心悸、乏力等症状。

（6）出血量超过 1000ml，临床即出现急性周围循环衰竭的表现，严重者引起失血性休克。

练一练

对大出血合并休克的患者进行静脉输液，其主要目的是

A. 补充营养，供给热能　　B. 输入药物，治疗疾病

C. 纠正水和电解质失调，维持酸碱平衡　　D. 增加血红蛋白，纠正贫血

E. 增加血容量，维持血压

答案解析

想一想

休克患者微循环变化的三个过程？

答案解析

护爱生命

静脉输液专职团队，iv team（intravenous therapy team），是医疗机构中的临床工作人员组成的、提供标准化医疗护理实践的专业输注小组。1999 年，中华护理学会成立静脉输液专业委员会；2006 年，中华护理学会将静脉输液专业委员会从护理管理专业委员会中独立分开，并在《中华护理学会近 5 年的工作目标》中指出：发展专科护士其中包括静脉输液专科护士。

目标检测

重点回顾

1. 关于静脉输液注意事项的描述，错误的是
   A. 根据病情安排输液顺序　　B. 输液过程中应加强巡视
   C. 注意药物配伍禁忌　　D. 输液前必须排尽输液管及针头内空气
   E. 需 24 小时连续输液者，应 2 天更换 1 次输液器
2. 对于需要静脉输液的成年人，使用头皮针进行静脉穿刺时优先选择的血管是
   A. 贵要静脉　　B. 头静脉　　C. 桡静脉　　D. 手背静脉网　　E. 肘正中静脉
3. 患者，男性，45 岁。输液 1000ml，滴速为 50 滴/分，计划从上午 8 时 30 分开始，估计何时输完
   A. 上午 11 时 10 分　　B. 中午 12 时 30 分
   C. 下午 1 时 30 分　　D. 下午 2 时 10 分
   E. 下午 2 时 30 分
4. 患者，男性，54 岁。上午 8 时开始输液 100ml，预计下午 1 时输完。护士应调节滴速为每分钟
   A. 20 滴　　B. 30 滴　　C. 40 滴　　D. 50 滴　　E. 60 滴
5. 上消化道出血最常见的原因是
   A. 慢性胃炎　　B. 胃癌
   C. 食管胃底静脉曲张　　D. 消化性溃疡
   E. 脾功能亢进

第十三节　静脉血标本采集

PPT

学习目标

素质目标：

（1）具有高度的工作责任感。

（2）无菌观念强，做好职业防护。

（3）仪表端庄态度和蔼，关爱患者做好心理护理，沟通有效，患者及家属满意。

知识目标：

（1）掌握直肠癌患者的主要护理问题、主要护理措施。

（2）熟悉直肠癌患者的护理效果评价。

（3）了解直肠癌患者的护理评估及基本知识。

能力目标：

（1）了解患者病情，进行患者评估，做好解释取得患者合作，选择合适的采血部位；能按照检验项目的要求，做好采血前准备。

（2）能完成静脉血标本采集，包括选择合适的标本容器及准确的采集量；采血后指导患者按压穿刺部位并进行健康指导。

（3）能遵守标本采集原则和查对制度。

导学情景

情景描述： 患者，女性，56 岁，因患“直肠癌”已行 Miles 手术后 10 天。体格检查：T 36.8℃，P 78 次/分，R 20 次/分，BP 120/60mmHg。患者面容消瘦，体重较术前减轻 3kg，嘱其进食高热量、高蛋白、高维生素、低脂的半流饮食，并加强营养状况的监测及结肠造口的护理，患者因担心结肠造口影响今后的生活及工作导致心情焦虑。

情景分析： 结合体格检查、实验室检查和既往病史等，患者诊断为直肠癌。直肠癌患者的治疗以手术为主，该患者是术后出现体重减轻，需采集血标本测定肝肾功能及血液中某些物质的含量，便于对症处理。

讨论： 请问患者存在哪些主要的护理问题？应采取哪些有针对性的护理措施？

学前导语： 直肠癌属于恶性肿瘤，恶性肿瘤是消耗性疾病，易引起患者营养不良、严重贫血或低蛋白血症，因此护理工作者需要知晓直肠癌患者的主要护理问题、针对性的采取护理措施。护士应如何正确为患者采集血标本？

一、完成任务

（一）任务一

请对患者进行护理评估，提出主要的护理问题，制定有针对性的护理措施，并评估护理措施的有效性。

（二）任务二

请对患者进行静脉血标本采集。

二、实施条件

类型	基本实施条件	备注
场地	①模拟病房；②模拟治疗室；③处置室	—
资源	①病床；②模拟人；③处置室设有洗手设备、生活垃圾桶、医用垃圾桶；④屏风/床帘	—
用物	①注射盘（内装皮肤消毒液、无菌棉签、注射小垫枕、一次性垫巾）；②真空采血针；③真空采血管；④一次性手套；⑤一次性止血带；⑥化验单、笔；⑦弯盘；⑧锐器盒；⑨手消毒剂；⑩病历本及护理记录单（按需准备）	工作服、帽子、口罩、挂表
带教老师	每 15 名学生配备一名带教老师	—

三、考核时量

20 分钟：其中用物准备 10 分钟，操作 10 分钟。

四、考核标准

（一）任务 1 考核标准

1. 护理评估 患者生命体征是否平稳？营养状况是否得以维持或改善？造口是否有缺血坏死或狭窄？造口周围皮肤是否糜烂？了解造口患者的术后心理适应程度？询问是否掌握造口护理措施？

2. 护理问题

（1）营养失调，低于机体需要量　与癌肿慢性消耗、手术创伤、放化疗反应有关。

（2）自我形象紊乱　与行肠造口后排便方式改变有关。

（3）焦虑　与对癌症治疗缺乏信心及担心结肠造口影响生活、工作有关。

3. 护理目标

（1）住院期间患者营养状况得以维持或改善。

（2）住院期间患者能适应新的排便方式，并自我认可。

（3）住院期间患者情绪逐渐稳定，焦虑减轻能够配合治疗。

4. 护理措施

（1）病情观察　严密监测生命体征及营养状况，观察肠造口的活力、高度及形状与大小，观察造瘘口肠黏膜的血液循环，注意有无肠段回缩、出血、坏死等。

（2）生活护理　嘱其进食高热量、高蛋白、高维生素、少渣的熟食，多饮水，禁食粗纤维、有刺激性气味、辛辣的食物。

（3）造口护理　①一件式造口袋操作流程：取袋—观察并清洁皮肤（用生理盐水）—剪切造口袋底板（大于造口直径 2mm）—黏贴—扣好造口袋尾夹；②保持造口皮肤清洁、干燥，长期使用者可先使用皮肤保护膜，如造口周围出现皮肤破溃、皮肤发红可使用溃疡粉；③指导患者进行结肠灌洗。

（4）心理护理　鼓励患者诉说真实感受，组织讲座及病友联谊会以提高患者信心，进行造口换药时维护患者尊严，保护患者隐私，引导患者对现状的自我认同，取得家属的理解及支持，以缓解焦虑心情。

5. 护理效果评价

（1）出院时患者营养状况得以改善。

（2）出院时患者能正视造口。

（3）住院期间患者情绪稳定，食欲、睡眠未受影响。

（二）任务 2 考核标准（静脉血标本采集）

准备时间：10 分钟；完成时间：10 分钟（表 3－13）。

表 3－13　静脉血标本采集操作规范

考核内容		技术要求
评估及准备	患者	1. 核对医嘱、检验单
		2. 全身情况：病情、意识、检查项目、采血前的用药情况，是否进餐
		3. 局部情况：注射部位皮肤有无瘢痕、硬结、炎症；静脉充盈度及管壁弹性；肢体活动情况，若一侧肢体有静脉输液，应在对侧肢体采血
		4. 评估患者心理状况，解释并取得合作
	环境	环境清洁、干燥、明亮，符合采血要求
	自身	1. 着装整洁，端庄大方
		2. 不需要消毒双手，按标准预防的原则需要戴手套/七步洗手法洗手，戴口罩
	用物	用物准备齐全：①注射盘（内装皮肤消毒液、无菌棉签、注射小垫枕、一次性垫巾）；②真空采血针；③真空采血管；④一次性手套；⑤一次性止血带；⑥化验单、笔；⑦弯盘；⑧锐器盒；⑨手消毒剂；⑩病历本及护理记录单（按需准备）

续表

考核内容		技术要求
操作过程	采集前准备	1. 标本容器标签黏贴正确，核对检验单及标本容器
		2. 核对患者，解释合理，患者体位合适，选择血管正确
		3. 备好一次性止血带、小枕及一次性垫巾
	采集过程	1. 正确消毒双手，戴手套及口罩，扎一次性止血带，注射部位皮肤消毒符合要求，待干（消毒两遍，消毒范围不小于5cm，中间不留缝隙），嘱患者握拳
		2. 穿刺前查对，备干棉签
		3. 正确持采血针，绷紧皮肤，持针方法正确（针头斜面向上与皮肤呈15°~30°角刺入静脉内），见回血后抽取所需血量
		4. 根据检验目的的不同将标本注入不同标本容器内
		5. 松一次性止血带，松拳，采血完毕快速拔针，按压得当，沟通到位
		6. 正确处理采血针及其他医用垃圾
		7. 再次核对检验单，将真空采血管上的条码粘贴在检验单上
	操作后处理	1. 脱手套，消毒双手，取下口罩
		2. 记录，健康指导内容合理
		3. 将标本送检，按规定对物品进行分类处理
评价		1. 患者满意，穿刺部位皮肤无肿胀、疼痛
		2. 操作规范，流程熟练，严格遵守查对制度和无菌技术操作原则
		3. 仪表举止大方得体，关爱患者，体现整体护理理念
		4. 护患沟通有效，患者合作，并知道静脉血标本采集的目的和意义
		5. 在规定时间内完成

看一看

1. 干燥管　用于血生化全套、肝肾功能、甲状腺功能、肿瘤标志物、hCG、甲胎蛋白、血糖、乙肝两对半。早上空腹采血，采血量4ml。抽血后不用颠倒混匀。

2. 枸酸钠抗凝管　用于红细胞沉降率的测定。

3. 肝素钠抗凝管　用于血浆、血液流变学试验、免疫学试验、红细胞渗透试验等，一般采血3~5ml，抽血后必须颠倒混匀。

4. 血培养瓶　用于菌血症、败血症等血流感染性疾病的诊断。

尽可能在患者寒战时或开始发热时采血；在患者接受抗生素治疗前采血；如患者已经应用抗菌药物进行治疗，应在下一次用药之前采血培养。

练一练

需收集全血标本的是

A. 血清酶测定　　B. 肝功能测定

C. 血钠测定　　D. 血钾测定

E. 尿素氮测定

答案解析

想一想

采集心肌酶、血沉及血培养标本后，注入容器的先后顺序是什么？

答案解析

护爱生命

2005 年，世界胃肠病学组织（WGO）决定设立“世界肠道健康日”，日期是每年的 5 月 29 日，旨在提醒人们注意身体发出的警示，注意身体健康。2021 年 5 月 29 日是第 17 个“世界肠道健康日”。专家指出肠道是人体最大的免疫器官，肠道健康关系人的整体健康。合理膳食、规律生活、加强肠道健康管理是提升肠道健康水平的重要方式。

目标检测

重点回顾

1. 术前配血用什么颜色的采血管

A. 红色　B. 紫色　C. 蓝色　D. 黄色　E. 绿色

2. 检测血清酶及肝功能应使用的标本类型是

A. 全血标本　B. 血培养标本　C. 血浆标本　D. 抗凝血标本　E. 血清标本

3. 患者，男性，30 岁。持续高热，医嘱：血培养，该化验的目的是

A. 测定肝功能
B. 测定血清酶
C. 测定非蛋白质含量
D. 查找血液中的致病菌
E. 测定电解质

4. 关于采集血清标本的方法，叙述错误的是

A. 选用干燥试管
B. 采血后去针头顺管壁将血浆和泡沫注入试管
C. 避免过度震荡
D. 取下针头
E. 立即送验

5. 关于采集血标本的操作方法，叙述错误的是

A. 严禁在输液的针头处采血
B. 如需空腹采血，应提前通知患者禁食
C. 全血标本不可摇动试管以防溶血
D. 血清标本应注入干燥试管
E. 血培养标本应在使用抗生素前采集

PPT

第十四节 瞳孔评估

学习目标

素质目标：

(1) 仪表举止优美，关爱患者。

(2) 操作规范、熟练，责任意识强。

知识目标：

(1) 掌握脑出血患者的主要护理问题、主要护理措施。

(2) 熟悉脑出血患者的护理评估。

(3) 了解脑出血患者的护理目标及效果评价。

能力目标：

(1) 能正确对患者进行病情观察，及时发现患者病情变化。

(2) 能正确进行瞳孔评估。

导学情景

情景描述：患者，男性，55 岁。因“情绪激动后突然倒地，不省人事，大小便失禁 2 小时”入院，诊断为高血压、脑出血。入院 3 天后，突感剧烈头痛伴频繁呕吐，意识不清，血压持续升高，脉搏、呼吸减慢，双侧瞳孔不等大，对光反射消失。

情景分析：患者既往有高血压，情绪激动后脑血管破裂出血，出现意识障碍，入院 3 天后再次出现昏迷状态。对于重症患者，病情观察尤为重要。

讨论：请问患者存在哪些主要的护理问题？应采取哪些有针对性的护理措施？

学前导语：脑出血多指自发性脑出血，本病例因出血量大立即发生昏迷。入院后出现颅内压升高，需要加强对患者的病情观察，及时发现病情变化，做好生活护理。护理工作者需要知晓脑出血患者的主要护理问题、针对性的护理措施、病情观察全面到位。护士在面对昏迷患者时，应如何正确进行瞳孔评估？

一、完成任务

（一）任务一

请对患者进行护理评估，提出主要的护理问题，制定有针对性的护理措施，并评估护理措施的有效性。

（二）任务二

请观察患者病情，对患者进行瞳孔评估。

二、实施条件

类型	基本实施条件	备注
场地	①模拟病房；②模拟治疗室；③处置室	—

续表

类型	基本实施条件	备注
资源	①病床；②SP（标准化患者）；③处置室设有洗手设备、生活垃圾桶、医用垃圾桶；④屏风	—
用物	①瞳孔笔；②手消毒剂	工作服、帽子、口罩、挂表
带教老师	每15名学生配备一名带教老师	—

三、考核时量

16分钟：其中用物准备8分钟，操作8分钟。

四、考核标准

（一）任务1考核标准

1. 护理评估　评估患者生命体征、意识状态、瞳孔变化（对比两侧瞳孔的大小、形状、对光反射）、神经系统体征、听诊患者肺部痰鸣音情况、皮肤完整性。

2. 护理问题

（1）清理呼吸道无效　与意识障碍不能自行排痰有关。

（2）意识障碍　与脑出血、脑水肿有关。

（3）潜在并发症　上消化道出血、脑疝、肺部感染、泌尿系统感染。

3. 护理目标

（1）住院期间患者呼吸道保持通畅，呼吸平稳。

（2）住院期间患者意识障碍程度减轻。

（3）住院期间患者未发生并发症或并发症得到及时发现和处理。

4. 护理措施

（1）保持呼吸道通畅　病室保持室内适宜温度与湿度，室温18～20℃，湿度50%～60%，减少尘埃与烟雾刺激；平卧头侧位或侧卧位，取下活动性义齿，及时清除口鼻分泌物，必要时给予机械吸痰，防止舌根后坠、窒息、误吸等。

（2）意识障碍的护理

1）生活护理：卧气垫床，保持床单位整洁干燥，定时翻身拍背预防压疮；做好大小便护理，保持外阴皮肤清洁，避免尿路感染；做好口腔护理，加床栏，必要时适当约束确保安全。

2）饮食护理：给予高维生素、高热量饮食，补充足够水分，保证营养。

（3）病情观察　密切观察患者意识、瞳孔、面色、脉搏、呼吸、体温、血氧饱和度，注意呼吸频率、深度及节律变化，观察是否有脑疝先兆表现；观察患者有无恶心、上腹部疼痛、呕血、黑便等，及时发现上消化道出血征象；观察呼吸道痰液的性质、量及黏稠度。听诊肺部有无湿啰音及痰鸣音，以判断有无痰液淤积。

5. 护理效果评价

（1）住院期间患者呼吸道通畅。

（2）住院期间患者意识障碍程度减轻。

（3）住院期间患者未发生压疮、废用综合征、颅内再出血、脑疝、肺部感染、泌尿道感染等并发症。

（二）任务2 考核标准（瞳孔评估）

准备时间：8分钟；完成时间：8分钟（表3－14）

表3－14　瞳孔评估操作规范

考核内容		技术要求
评估及准备	患者	1. 核对患者基本资料，评估患者配合程度
	环境	2. 解释操作目的，取得患者合作
	操作者	环境宽敞、安静、光线充足、适合操作，保护隐私
	用物	自身穿戴整齐、指甲已剪、洗手、戴口罩
		用物准备齐全：①瞳孔笔；②手消毒剂
操作过程	操作前	1. 告知患者平卧位或坐位
		2. 请患者在评估过程中自然睁眼，平视前方，以及其他需要配合的注意事项
		3. 评估瞳孔笔性能是否正常
	操作中	1. 观察瞳孔形态：双侧瞳孔是否等大等圆
		2. 测量双侧瞳孔大小：正常瞳孔在自然光线下，直径约2～3mm，较昏暗光线可略微增大，也可通过瞳孔笔上的量度单位进行两侧比较
		3. 瞳孔对光反射：将瞳孔笔直接照射左侧瞳孔（亦可先评估右侧），左侧瞳孔迅速缩小称左侧瞳孔直接对光反射；同样方式评估右侧瞳孔直接对光反射。左手置于两眼之间挡住光线，将瞳孔笔照射患者左侧瞳孔，观察右侧瞳孔如迅速缩小，称为右侧瞳孔间接对光反射，同样方式评估左侧瞳孔间接对光反射
		4. 集合反射：嘱患者保持头部不动，双眼注视1m以外的目标（通常是评估者的示指尖，与双眼同一高度），然后将目标（或示指）移动至距离眼球5～10cm处，观察两侧瞳孔是否缩小、两眼是否内聚
	操作后	1. 口述评估结果
		2. 嘱患者卧床休息，向患者与家属介绍评估结果及注意事项
		3. 整理用物
		4. 洗手并记录
评价		1. 动作轻柔，操作规范，结果判断正确
		2. 沟通有效，注意人文关怀
		3. 态度严谨，言语得体，能针对患者病情进行健康教育
		4. 在规定时间内、按步骤正确完成
		5. 正确处理用物

看一看

脑血管疾病是指脑血管病变引起的脑功能障碍，脑血管疾病急性发作为脑卒中，多见于老年人，分为缺血性脑卒中和出血性脑卒中。缺血性脑卒中主要是在动脉粥样硬化基础上血栓形成，脑组织出现缺血性坏死；出血性脑卒中多发生于高血压动脉硬化，常因剧烈活动或情绪激动而引起，严重者引起颅内压增高甚至脑疝。

循证医学证据表明，对脑卒中危险因素进行早期干预，可显著降低脑卒中的发病风险。脑卒中一级预防可干预因素主要包括防治高血压、防治心脏病、防治血脂异常、防治糖尿病、戒烟限酒、控制体重等，通过早期改变不健康的生活方式，达到使脑血管疾病不发生或推迟发生的目的。

练一练

下列选项中，属于脑血管疾病不可干预危险因素的是

A. 糖尿病　　B. 吸烟

C. 高盐饮食　　D. 年龄

E. 体力活动少

答案解析

想一想

如何判断患者意识障碍的严重程度？

答案解析

护爱生命

世界卒中组织将每年的10月29日定为“世界卒中日”，每年设定一个主题，全世界各国围绕这个主题开展各种相关活动。2020年10月29日是第15个“世界卒中日”，主题是“医体融合，预防卒中”，口号是“科学运动，健康生活”。

目标检测

重点回顾

1. 脑血管病最重要的危险因素是
   A. 高血脂　B. 高血压　C. 肥胖　D. 吸烟　E. 高盐饮食
2. 护理脑出血患者时，动作轻柔的目的是
   A. 患者舒适　B. 预防压疮
   C. 减少情绪波动　D. 防止损伤皮肤黏膜
   E. 避免加重脑出血
3. 急性出血性脑血管病的处理中哪项是错误的
   A. 勤翻身拍背　B. 控制血压
   C. 降低颅内压力　D. 治疗并发症
   E. 适当使用止血药
4. 下列哪项对提示早期脑疝形成最有意义
   A. 头痛、呕吐、呼吸困难
   B. 意识丧失、瞳孔散大
   C. 剧烈头痛，频繁呕吐，意识障碍
   D. 脉搏、呼吸、血压出现“两慢一快”
   E. 呼之不醒，双侧瞳孔散大
5. 患者，男性，70岁，患高血压多年，血压为23.9/12.6kPa，某日因故与人争吵，突然跌倒，立即昏迷，伴四肢抽搐，检查发现口眼歪斜、左侧上下肢不能活动，根据上述表现可考虑
   A. 脑梗死　B. 脑血栓形成
   C. 高血压脑出血　D. 蛛网膜下腔出血
   E. 短暂脑缺血发作

第十五节　鼻饲法

微课4

PPT

学习目标

素质目标：

（1）仪表举止优美，关爱患者。

（2）操作规范，熟练，责任意识强。

知识目标：

（1）掌握硬脑膜外血肿患者的主要护理问题、主要护理措施。

（2）熟悉硬脑膜外血肿患者的护理评估。

（3）了解硬脑膜外血肿患者的护理目标及效果评价。

能力目标：

（1）能正确对患者进行病情观察，及时发现患者病情变化。

（2）能正确进行鼻饲操作。

导学情景

情景描述：患者，男性，20岁。被台球击到头部右侧颞区，短暂意识不清，数分钟后清醒，无其他神经症状及二便障碍。4小时后患者出现头痛加剧，伴喷射性呕吐、烦躁不安等症状，急诊入院。体格检查：呼之不应，面色苍白，压眶上切迹反应差，右侧瞳孔散大，对光反射迟钝。初步诊断：硬脑膜外血肿。

情景分析：患者外伤短暂意识障碍后清醒，后又出现呼之不应、头痛、喷射性呕吐、瞳孔散大等中枢神经系统症状，病史及症状典型，存在颅内压增高情况，需积极配合术前术后护理，避免并发症的发生。

讨论：请问患者存在哪些主要的护理问题？应采取哪些有针对性的护理措施？

学前导语：脑损伤是外力作用于头部后引起的，包括原发性和继发性脑损伤。颅内血肿为最多见、最危险的、可逆性继发性脑损伤，硬脑膜外血肿患者的意识障碍可存在典型的“中间清醒期”。护理工作者需要知晓硬脑膜外血肿患者的主要护理问题、针对性的护理措施，因患者处于昏迷状态，无法自主进食，需要采用胃肠外营养或肠内营养的方式保证营养支持。护士应如何正确执行鼻饲操作？

一、完成任务

（一）任务一

请对患者进行护理评估，提出主要的护理问题，制定有针对性的护理措施，并评估护理措施的有效性。

（二）任务二

请遵医嘱为患者进行鼻饲。

二、实施条件

类型	基本实施条件	备注
场地	①模拟病房；②模拟治疗室；③处置室	—
资源	①病床；②SP（标准化患者）；③处置室设有洗手设备、生活垃圾桶、医用垃圾桶；④屏风	—
用物	①胃管包（弯盘、镊子、止血钳、压舌板、纱布）；②治疗巾；③无菌手套；④胃管；⑤液体石蜡油；⑥棉签；⑦胶布；⑧听诊器；⑨手电筒；⑩试水碗；⑪注食器或10ml注射器；⑫别针；⑬橡皮筋；⑭标示贴；⑮弯盘；⑯水温计；⑰适量温开水；⑱鼻饲液处置卡；⑲洗手液	工作服、帽子、口罩、挂表
带教老师	每15名学生配备一名带教老师	—

三、考核时量

20分钟：其中用物准备10分钟，操作10分钟。

四、考核标准

（一）任务1考核标准

1. 护理评估 评估患者生命体征、意识状态、瞳孔变化、神经系统体征、皮肤完整性、听诊患者肺部痰鸣音情况。

2. 护理问题

（1）清理呼吸道无效 与意识障碍不能自行排痰有关。

（2）意识障碍 与脑损伤有关。

（3）营养失调 低于机体需要量与意识障碍不能进食、脑损伤后高代谢等有关。

（4）潜在并发症 脑疝、肺部感染、泌尿系统感染。

3. 护理目标

（1）住院期间患者呼吸道通畅，呼吸平稳。

（2）住院期间患者意识障碍程度减轻。

（3）住院期间患者营养状况维持良好。

（4）住院期间患者未发生并发症或并发症得到及时发现和处理。

4. 护理措施

（1）病情观察 密切观察患者意识、瞳孔、面色、脉搏、呼吸、体温、血氧饱和度，注意呼吸频率、深度及节律变化。观察呼吸道痰液的性质、量及黏稠度。听诊肺部有无湿啰音及痰鸣音，以判断有无痰液淤积。

（2）保持呼吸道通畅

1）保持病室适宜温度与湿度，室温18～20℃，湿度50%～60%，减少尘埃与烟雾刺激，避免诱因，使患者呼吸舒畅，注意保暖。

2）气道内痰液黏稠者按医嘱气管内滴药，给予雾化吸入，湿化痰液。定期给予患者翻身、拍背，使呼吸道痰液脱落，便于引流。

3）机械吸痰，及时清除呼吸道分泌物；遵医嘱给予抗生素防治呼吸道感染。

（3）体位护理 昏迷患者采取侧卧位或侧俯卧位，防止误吸；待患者清醒、血压平稳后采取斜坡卧位，抬高床头15°～30°，以利于脑静脉回流和减轻脑水肿。

（4）加强营养支持　营养补充以高维生素和高蛋白质的混合食物为佳。早期可用胃肠外营养，肠蠕动恢复后改用肠内营养，定期评估患者营养状况，及时调整营养供应。

（5）降低颅内压　避免呼吸道梗阻、高热、咳嗽、癫痫发作等引起颅内压增高的因素；遵医嘱应用20%的甘露醇溶液、呋塞米、激素等药物控制脑水肿和降低颅内压。

5. 护理效果评价

（1）住院期间患者呼吸道通畅。

（2）住院期间患者意识状态恢复正常。

（3）住院期间患者营养状况良好。

（4）住院期间患者未发生压疮、废用综合征、颅内再出血、脑疝、肺部感染、泌尿道感染等并发症。

（二）任务2考核标准（鼻饲）

准备时间：10分钟；完成时间：10分钟（表3－15）。

表3－15　鼻饲法操作规范

考核内容		技术要求
评估及准备	患者	1. 核对医嘱、治疗卡
		2. 患者的年龄、病情、意识、鼻腔情况、心理状态及合作程度，既往有无鼻饲经历，对于鼻饲的目的及方法的了解程度
		3. 向患者及家属解释操作目的、过程及操作中配合方法
	环境	环境整洁，光线充足，室温合适，必要时关闭门窗、拉窗帘
	操作者	1. 衣帽整洁，挂表
		2. 洗手/消毒手方法正确，戴口罩
	用物	治疗盘内备鼻饲包（内有弯盘，20ml注射器，胃管，治疗巾，镊子，压舌板，纱布2块，止血钳，润滑油），弯盘，棉签，胶布，别针，听诊器，温开水，流质饮食（38～40℃）200ml
实施	准备	1. 洗手、戴口罩，携用物至床旁，核对床号、姓名、手腕带，做好解释
		2. 根据病情协助患者取坐位或半坐卧位，无法坐起者取右侧卧位，头偏向一侧
		3. 酌情取假牙，颌下铺治疗巾
		4. 观察鼻腔，选择通畅一侧，用棉签清洁鼻腔
		5. 测量胃管插入长度，并作一标记，或记住刻度上的数字并润滑胃管
	鼻饲	1. 一手持纱布托住胃管，一手持镊子夹住胃管，沿选定侧鼻孔，缓慢轻轻插入，插入至10～15cm处时嘱患者做吞咽动作，当患者吞咽时顺势将胃管向前推进，直至预定长度
		2. 为昏迷患者插管时，插管前应先撤去患者枕头，头后仰，当胃管插入15cm时，将患者头部托起，使下颌靠近胸骨柄，缓缓插入胃管至预定长度（口述）
		3. 不适的处理：插管过程若出现剧烈恶心、呕吐，可暂停插入，嘱患者作深呼吸动作，如患者出现咳嗽、呼吸困难、发绀等现象，表明胃管插入气管，应立即拔出，休息后更换胃管重新插入（口述）
		4. 验证确认胃管已经在胃内后，用胶布分别将胃管固定于鼻翼、同侧面部，确认胃管在胃内的方法：①抽吸胃液：在胃管末端连接注射器抽吸，能抽出胃液；②听气过水声：置听诊器于患者胃部，快速经胃管向胃内注入10ml空气，听到气过水声；③将胃管末端放入盛水的治疗碗中，无气泡溢出（后两种方法口述）
		5. 注食前先注入少量温开水，缓慢灌注鼻饲液或药液等；注食完毕后，再次注入少量温开水
		6. 固定：胃管末端抬高后反折，固定妥当
		7. 再次核对、记录
		8. 及时消毒双手，取下口罩

续表

考核内容		技术要求
实施	鼻饲后处理	1. 整理床单位，帮助患者取舒适体位
		2. 健康教育内容、方式合适
		3. 医用垃圾初步处理正确
		4. 巡视病房，听取患者主诉，及时发现问题并处理
评价		1. 遵守查对原则，未发生差错
		2. 动作轻柔，胃管插入顺利
		3. 护患沟通良好，健康教育有效
		4. 仪表举止优美，关爱患者
		5. 在规定时间内完成

看一看

检查胃管在胃内的其他方法

胃管置入位置错误可影响患者治疗，甚至导致并发症，因此喂食前，护士均应检查胃管是否在胃内。除传统方法外，还可以采用以下方法：①X 线检查，通过 X 线摄片，显示胃管走形，是判断胃管在胃内的金标准；②抽吸物 pH 检测；③CO_2 测定法，测定胃管头端 CO_2 浓度来判断是否误入呼吸道；④电磁探查；⑤内镜检查。

练一练

下列选项中，判断胃管是否在胃内金标准的是

A. 抽吸胃液做 pH 检测　　B. 看胃管头端是否有大量气泡溢出

C. X 线摄片　　D. 听气过水声

E. 内镜检查

答案解析

想一想

不同材质的胃管在患者体内可保留的时长不一致，硅胶胃管管壁柔软，刺激性小；管壁透明，便于观察管道内情况；管道前端侧孔较大，价格较低廉。可留置多长时间？

答案解析

护爱生命

留置胃管是临床上常用的诊断和治疗手段，主要用于胃肠减压、管饲和病情观察等，但操作过程给患者带来了严重的疼痛、恶心、呕吐、异物感、窒息感等不舒适体验，在患者所有不舒适体验中位居第二位，仅次于动脉穿刺。与常规留置胃管操作相比，基于最佳证据的留置胃管操作，加入了利多卡因喷雾剂喷鼻，采用屏气插管法，减轻了患者的疼痛、恶心及整体不适感，降低操作所致的患者应激，同时并未增加置管的难度。

重点回顾

目标检测

1. 为昏迷患者插鼻饲管时，不正确的一项是
   A. 说明治疗目的，以取得合作　　B. 铺治疗巾于颌下，清洁鼻腔
   C. 插管时将患者的头部后仰　　D. 插到会厌时，托起患者头部
   E. 插入预定长度后回抽是否有胃液
2. 给鼻饲患者更换胃管的要求正确的是
   A. 每天更换，晚上拔管，次晨插管　　B. 每周更换，晚上拔管，次晨插管
   C. 每周更换，上午拔管，晚上插管　　D. 每天更换，上午拔管，下午插管
   E. 每月更换，上午拔管，下午插管
3. 关于鼻饲操作的叙述，下列哪项不正确
   A. 每次鼻饲量不超过 200ml　　B. 应检查胃管是否通畅
   C. 检查胃管是否在胃内可以注入少量温开水　　D. 如灌入药物，先将药片研碎溶解
   E. 喂食结束后需注入少量温开水
4. 硬脑膜外血肿的典型特征是
   A. 伤后当时立即出现的昏迷时间较长　　B. CT 示皮髓质交界处多个点状出血点
   C. 伤后逆行性遗忘　　D. 鼻出血
   E. 伤后一过性意识清醒或好转
5. 留置胃管时，患者出现呛咳、发绀时，护士应
   A. 嘱患者深呼吸　　B. 立即拔出胃管重插
   C. 嘱患者作吞咽动作　　D. 让患者休息一会再插
   E. 退出部分胃管再继续插入

PPT

第十六节　病理反射检查

学习目标

素质目标：

（1）仪表举止优美，关爱患者。

（2）操作规范、熟练，责任意识强。

知识目标：

（1）掌握脊髓损伤患者的主要护理问题、主要护理措施。

（2）熟悉脊髓损伤患者的护理评估。

（3）了解脊髓损伤患者的护理目标及效果评价。

能力目标：

（1）能正确对患者进行病情观察，及时发现患者病情变化。

（2）能正确进行病理反射检查。

导学情景

情景描述： 患者，女性，59 岁。因“外伤后颈部疼痛伴四肢活动受限 4 小时”入院。4 小时前患者不慎摔倒，面部着地，当时感觉颈部疼痛，活动受限，伴四肢活动受限，大小便未解，急诊入院。查体：T 36.5℃，P 76 次/分，R 20 次/分，BP 182/95mmHg，神志清楚，言语清晰，颈部疼痛肿胀，活动受限，双上肢活动不能伴麻木，肌力 2 级，双下肢活动受限，肌力 3 级，感觉未见异常。行颈椎 MRI 检查示“C2 ~ T2 水平脊髓损伤”。

情景分析： 患者外伤后出现四肢活动受限，检查提示脊髓损伤，脊髓损伤患者可能伴有感觉、运动、反射、功能等方面的障碍，神经系统检查对了解患者病情有指导意义。

讨论： 请问患者存在哪些主要的护理问题？应采取哪些有针对性的护理措施？

学前导语： 因间接暴力如高处坠落引起的脊椎骨折，可合并脊髓损伤，损伤脊髓平面感觉、运动、反射障碍，高位截瘫可出现呼吸困难，甚至呼吸停止。在面对脊髓损伤患者时，护理工作者需要知晓其主要护理问题、针对性的护理措施，要能够对患者进行神经系统专科检查，以帮助判断损伤情况。护士应如何正确进行病理反射检查？

一、完成任务

（一）任务一

请对患者进行护理评估，提出主要的护理问题，制定有针对性的护理措施，并评估护理措施的有效性。

（二）任务二

请观察患者病情，对患者进行病理反射检查。

二、实施条件

类型	基本实施条件	备注
场地	①模拟病房；②模拟治疗室；③处置室	环境符合操作要求
资源	①病床；②SP（标准化患者）；③处置室设有洗手设备、生活垃圾桶、医用垃圾桶；④屏风；⑤电源插头	设备完好、准备齐全
用物	①笔；②纸；③棉签；④评估记录单；⑤手消毒剂	工作服、帽子、口罩、挂表
带教老师	每 15 名学生配备一名带教老师	—

三、考核时量

10 分钟：其中用物准备 5 分钟，操作 5 分钟。

四、考核标准

（一）任务 1 考核标准

1. 护理评估

（1）健康史　年龄、性别、外伤史。

（2）身体状况　评估患者精神状态、排泄情况、肢体活动度及感觉情况。

（3）实验室检查　MRI 检查结果。

（4）心理社会状态　患者及家属对疾病的认识和心理状态。

2. 护理问题

（1）躯体移动障碍　与脊髓神经损伤、不能活动有关。

（2）焦虑　与担心疾病预后有关。

（3）便秘　与脊髓神经受损、活动减少有关。

（4）潜在并发症　感染。

3. 护理目标

（1）住院期间患者能在护士指导下提高运动功能。

（2）住院期间患者焦虑情绪能得到缓解，能够配合治疗。

（3）住院期间患者能有效排便。

（4）住院期间患者未发生并发症。

4. 护理措施

（1）指导患者进行功能锻炼，最大限度提高运动功能　患者休息时安置舒适卧位，保持良肢位摆放；进行四肢被动运动，每日3～4次，每次15～20分钟；进行四肢肌肉按摩，促进血液循环；每日进行轮椅转换坐位训练，逐渐过渡到借用辅助工具行走，鼓励患者做力所能及的事情，逐渐增强自理能力。

（2）心理护理　倾听患者诉求，理解患者心情，主动与患者沟通，消除患者顾虑，使患者情绪稳定，安心接受治疗。鼓励患者克服依赖心理，增加战胜疾病信心。

（3）排便护理　告知患者多饮水，以每天2000～3000ml为宜；多食蔬菜、水果及高纤维易消化食物，促进肠蠕动，保持大便通畅。指导患者家属每日顺结肠走向由右下向左向下行环形按摩30～60次，提供隐秘的排便环境，消除紧张情绪。必要时遵医嘱使用缓泻剂。

（4）并发症预防与护理　鼓励患者多饮水，每日进行会阴部消毒2次；定时更换卧位，保持床单位干净整洁；避免下肢输液，观察下肢是否有肿胀、压痛、色泽改变。

5. 护理效果评价

（1）出院时患者肢体功能得到恢复。

（2）患者能积极配合治疗和护理。

（3）出院时患者能进行有效排便。

（4）出院时患者未发生并发症。

（二）任务2考核标准（病理反射检查）

准备时间：5分钟；完成时间：5分钟（表3－16）。

表3－16　病理反射检查操作规范

考核内容		技术要求
评估及准备	患者	1. 全身情况：目前的健康状态、生命体征、意识状态
		2. 心理情况：有无紧张恐惧心理，对评估的要求及合作程度
		3. 健康知识：对自身健康状态和将要进行的评估的了解程度
	环境	现场环境安静、干燥、整洁、光线充足、室温适宜
	操作者	衣帽整洁、挂表，洗手/消毒手方法正确，剪指甲
	用物	用物准备齐全：笔、纸、棉签、手消毒剂、评估记录单

续表

考核内容		技术要求
操作过程	舒适环境	1. 安排合适的评估环境，关门窗或屏风遮挡
	有效沟通	2. 对患者先作自我介绍，说明评估的目的，获得患者的认可
	病理反射评估	3. 嘱患者仰卧位，评估者手持患者踝部，用棉签杆由足跟开始沿足底外侧划到小趾跟部足掌，再转向拇趾内侧，评估 Babinski 征（巴宾斯基征）
		4. 嘱患者仰卧位，评估者弯曲示指及中指，沿患者胫骨前缘用力由上向下滑压，评估 Oppenheim 征（奥本海姆征）
		5. 嘱患者仰卧位，评估者握挤患者腓肠肌，评估 Gordon 征（戈登征）
		6. 嘱患者仰卧位，评估者用棉签杆在外踝下方足背外缘，由后向前划至趾跖关节处，评估 Chaddock 征（查多克征）
		7. 评估者以左手持患者患侧手腕关节上方，右手中指和示指夹住患者患侧手中指，并向前上方提拉，患者手腕轻度过伸而其余四指自然弯曲，然后评估者用拇指迅速弹刮中指指甲，评估 Hoffmann 征（霍夫曼征）
	报告查结果	1. 报告检查结果：病理检查阳性或阴性（正常人病理检查阴性）
		2. Babinski 征、Oppenheim 征、Gordon 征、Chaddock 征阳性表现为：检查时拇趾背伸，其余四指扇形展开。（口述）
		3. Hoffmann 征阳性表现为：拇指迅速弹刮患者的中指指甲时，引起其余四指屈曲内收反应（口述）
	检查后处理	1. 协助取舒适体位
		2. 向患者及家属介绍病情，并进行健康指导
		3. 整理用物，洗手并记录
评价		1. 患者安全、满意
		2. 操作规范，动作熟练、轻柔
		3. 沟通有效，配合良好，健康教育内容和方式合适
		4. 语言亲切，态度和蔼，关爱患者
		5. 在规定时间内完成

看一看

脊髓损伤是脊柱损伤最严重的并发症，往往导致损伤节段以下肢体严重的功能障碍。通常从运动、感觉、反射和植物神经功能障碍的平面来判断损伤的节段。1982 年美国脊髓损伤协会提出了脊髓损伤神经分类评分标准，将脊髓损伤量化，包括了损伤水平和损伤程度。脊髓损伤感觉水平的检查评定依靠 28 个皮区关键点，在每个关键点上检查针刺和轻触觉。

练一练

下列属于病理反射的是

A. 克尼格征　　B. 巴宾斯基征

C. 拉塞格征　　D. 布鲁辛斯基征

E. 颈强直

答案解析

想一想

脊椎骨折急救搬运时，为避免造成二次损伤，应该采用什么搬运方法？

答案解析

护爱生命

我国脊髓损伤患者超过370万人，每年新增患者达9万人，脊髓损伤者大多伴随着不可逆的截瘫，无法从事正常的体力劳动。大小便失禁、泌尿系统感染、难以愈合的压疮，以及无障碍设施的可及程度阻碍了脊髓损伤患者的正常出行，同时也会严重影响患者的心理健康。9月5日是“国际脊髓损伤关注日”，《中国脊髓损伤者生存质量白皮书（2021版）》全面反映了我国脊髓损伤患者生存现状，呼吁更多社会力量为脊髓损伤患者回归社会提供帮助。

重点回顾

目标检测

1. 如果出现巴宾斯基征，说明

   A. 小脑损害　B. 舌下神经损害　C. 脊神经损害　D. 锥体束损害　E. 海马受损

2. 关于病理反射的叙述，下列哪项是正确的

   A. 指锥体束受损时，失去了对脑干和脊髓的抑制作用，而释放出的踝和趾背伸的反射作用

   B. 1岁半以内的婴幼儿由于锥体束尚未发育完善，不能出现病理反射现象

   C. 成人在正常时亦可出现病理反射

   D. 跟腱反射和膝反射属于病理反射

   E. 肱二头肌反射是病理反射之一

3. 下列选项中，不是用于检查下肢的病理反射征的是

   A. 膝反射　B. 巴宾斯基征　C. 奥本海姆征　D. 霍夫曼征　E. 踝阵挛

4. 脊柱骨折急救搬运时为避免出现脊髓损伤，基本原则是

   A. 始终保持脊柱中立位　B. 始终卧硬板转运

   C. 不可背驮运送　D. 不可抱持运送

   E. 不可坐位检查和运送

5. 患者，女性，30岁。从高处跌下头部着地，颈4脊髓平面以下感觉、运动完全丧失，尿潴留，体温37.9℃，为了防止致死性并发症，最重要的措施是

   A. 勤翻身，按摩骶部　B. 做好心理护理

   C. 加强营养　D. 物理降温

   E. 气管切开

第十七节　脑膜刺激征检查

PPT

学习目标

素质目标：

（1）仪表举止优美，关爱患者。

（2）操作规范，熟练，责任意识强。

知识目标：

（1）掌握蛛网膜下腔出血患者的主要护理问题、主要护理措施。

（2）熟悉蛛网膜下腔出血患者的护理评估。

（3）了解蛛网膜下腔出血患者的护理目标及效果评价。

能力目标：

（1）能正确对患者进行病情观察，及时发现患者病情变化。

（2）能正确进行脑膜刺激征检查。

导学情景

情景描述：患者，女性，40 岁。因“突发头痛、呕吐”1 小时入院。1 小时前患者因情绪激动后突然出现头痛，呈剧烈头痛，呈全头痛，进行性加重，伴有恶心、呕吐 4～5 次，呕吐物为胃内容物，出现一过性右下肢无力，无视物旋转，无抽搐及意识障碍，为求诊治急入我院，查体：T 36.5℃，P 76 次/分，R 20 次/分，BP 150/105mmHg，神志清楚，精神状态差，言语清晰，行头颅 CT 检查示“蛛网膜下腔出血”，收住我科，发病以来精神差，睡眠差，心情焦虑，未进饮食，无大小便失禁。患者否认外伤病史，既往体健，无高血压、心脏病等慢性疾病。

情景分析：患者情绪激动后出现头痛、呕吐，出现一过性右下肢无力，头颅 CT 提示蛛网膜下腔出血。对于颅内出血的患者，神经系统的检查对于临床诊治有明确意义。

讨论：请问患者存在哪些主要的护理问题？应采取哪些有针对性的护理措施？

学前导语：蛛网膜下腔出血多因颅内动脉瘤在情绪激动、重体力劳动等情况下血压突然增高引起破裂所致，可引起颅内压增高，导致剧烈头痛和脑膜刺激征阳性。其中脑膜刺激征阳性是最具特征性的体征，以颈项强直多见。护理工作者需要知晓蛛网膜下腔出血患者的主要护理问题、针对性的护理措施，掌握正确的脑膜刺激征评估方法。护士应如何进行脑膜刺激征评估？

一、完成任务

（一）任务一

请对患者进行护理评估，提出主要的护理问题，制定有针对性的护理措施，并评估护理措施的有效性。

（二）任务二

请观察患者病情，对患者进行脑膜刺激征检查。

二、实施条件

类型	基本实施条件	备注
场地	①模拟病房；②模拟治疗室；③处置室	环境符合操作要求
资源	①病床；②SP（标准化患者）；③处置室设有洗手设备、生活垃圾桶、医用垃圾桶；④屏风	设备完好、准备齐全
用物	①笔；②评估记录单；③手消毒剂	工作服、帽子、口罩、挂表
带教老师	每15名学生配备一名带教老师	—

三、考核时量

10分钟：其中用物准备5分钟，操作5分钟。

四、考核标准

（一）任务1考核标准

1. 护理评估

（1）健康史　年龄、性别、是否有颅内动静脉畸形病史。

（2）身体状况　询问患者有无头痛及头痛性质；有无恶心、呕吐及呕吐物的量和性状，是否为喷射性呕吐；评估患者精神状态和肢体活动度。

（3）实验室检查　CT检查结果。

（4）心理社会状态　患者及家属对疾病的认识和心理状态。

2. 护理问题

（1）疼痛　与脑水肿、颅内压增高、血液刺激有关。

（2）焦虑　与突发疾病、健康受威胁有关。

（3）潜在并发症　再出血、脑疝。

3. 护理目标

（1）住院期间患者头痛能够得到缓解，并能及时监测、汇报及处理。

（2）住院期间患者焦虑情绪能得到缓解，能够配合治疗。

（3）住院期间患者未发生并发症。

4. 护理措施

（1）生活护理　急性期绝对卧床休息4~6周，头部抬高15°~30°，避免一切可能使患者血压和颅内压增高的因素，包括移动头部、用力咳嗽、用力排便、情绪激动等。

（2）病情观察　严密观察体温、血压、脉搏、呼吸、神志、瞳孔变化。如出现剧烈头痛、呕吐、抽搐、甚至昏迷等，应警惕再出血；如出现神志障碍加深、呼吸脉搏变慢、瞳孔散大等，提示脑疝形成，应立即通知医师，给予及时抢救处理。

（3）药物护理　根据医嘱治疗和观察药物疗效。甘露醇应快速静脉滴注，注意观察尿量，记录24小时出入量，定期复查电解质；尼莫地平可致皮肤发红、多汗、心动过缓或过速、胃肠不适、血压下降等，应适当控制输液速度，密切观察有无不良反应发生。

（4）饮食护理　给予少渣饮食或流质，多食蔬菜、水果，保持大便通畅，以免发生再出血。发生应激性溃疡者应禁食。有意识障碍及吞咽障碍者予以鼻饲流质。

（5）心理护理　给予心理支持，使患者情绪稳定，安心接受治疗。

5. 护理效果评价

（1）住院期间患者头痛能够得到缓解，并能及时监测、汇报及处理。

（2）住院期间患者焦虑情绪得到缓解，能够配合治疗。

（3）住院期间患者未发生并发症。

（二）任务2 考核标准（瞳孔评估）

准备时间：5分钟；完成时间：5分钟（表3－17）。

表3－17　脑膜刺激征检查操作规范

考核内容		技术要求
评估及准备	患者	1. 全身情况：目前的健康状态、生命体征、意识状态
		2. 心理情况：有无紧张恐惧心理，对评估的要求及合作程度
	环境	现场环境安静、干燥、整洁、光线适中、室温适宜
	操作者	衣帽整洁、挂表，洗手/消毒手方法正确，剪指甲
	用物	用物准备齐全：笔、评估记录单
操作过程	舒适环境	1. 安排合适的评估环境，关门窗或屏风遮挡
	有效沟通	2. 对患者先作自我介绍，说明评估的目的，获得患者的认可
	脑膜刺激征检查	3. 颈强直：患者去枕仰卧，评估者以一手托患者枕部，另一只手置于患者前胸，使下颌向胸骨柄方向做被动屈颈（口述：如被动屈颈检查时感觉到抵抗力增强，即为颈部阻力增高或颈强直）
		4. Kerning征（克氏征）：患者仰卧，将患者一侧下肢的髋关节和膝关节屈曲呈直角，再用左手置于膝部固定，用右手抬起小腿（口述：观察患者膝关节能否伸达135°以上，如伸膝受阻且伴疼痛与屈肌痉挛，则为阳性）
		5. Brudzinski征（布鲁津斯基征）：患者去枕仰卧，双下肢伸直，以右手置于患者前胸，左手置于其枕后，托起头部，使头部前屈，观察其膝关节是否同时弯曲（口述：当头部前屈时，双髋与膝关节同时屈曲则为阳性）
	报告检查结果	1. 报告检查结果：脑膜刺激征阳性或阴性（正常人脑膜刺激征阴性）
		2. 脑膜刺激征阳性见于脑膜炎、蛛网膜下腔出血和颅内压增高等（口述）
	检查后处理	1. 协助取舒适体位
		2. 向患者及家属介绍病情，并进行健康指导
		3. 整理用物，洗手并记录
评价		1. 患者安全、满意
		2. 操作规范，动作熟练、轻柔
		3. 沟通有效，配合良好，健康教育内容和方式合适
		4. 语言亲切，态度和蔼，关爱患者
		5. 在规定时间内完成

看一看

蛛网膜下腔出血常见的并发症为再出血、脑血管痉挛和脑积水，其中再出血为严重的急性并发症，系出血破裂口修复尚未完好而诱因存在所致，病死率约50%。临床表现为在病情稳定和好转的情况下，再次出现剧烈头痛、恶心呕吐、意识障碍加深，原有症状和体征加重，CT和脑脊液检查提示新的出血。

练一练

确诊蛛网膜下腔出血的首选检查方法是

A. 头颅 CT　　B. DSA

C. 腰椎穿刺　　D. B 超

E. MRI

答案解析

想一想

脑膜刺激征阳性还常见于何种疾病？

答案解析

护爱生命

“2020 年第 10 届中国卒中宣传周”，主题是“医体融合，预防卒中”，口号是“科学运动，健康生活”。“中风 120”是适用于国内的迅速识别脑卒中和即刻行动的策略：“1”代表“看到 1 张不对称的脸”，“2”代表“查两只手臂是否有单侧无力”；“0”代表“聆（零）听讲话是否清晰”。

目标检测

重点回顾

1. 对多数蛛网膜下腔出血，防止再出血的根本方法是

A. 卧床休息 4 ~6 周　　B. 保持血压

C. 防止便秘　　D. 止血治疗

E. 对先天性动脉瘤和脑血管瘤畸形行手术治疗

2. 蛛网膜下腔出血特征性的表现是

A. 脑膜刺激征　B. 动眼神经麻痹　C. 呕吐　D. 偏瘫　E. 剧烈头痛

3. 患者，男性，56 岁，有高血压病史。早晨因用力排便突然出现头痛、呕吐、右侧肢体偏瘫，CT 示高密度影。该患者最有可能的诊断是

A. 脑出血　B. 脑血栓形成　C. 癫痫　D. 脑栓塞　E. 帕金森病

（4 ~5 题共用题干）患者，女性，42 岁。6 小时前无明显诱因出现剧烈头痛、枕部疼痛，伴呕吐，无高血压病史，查体：意识清楚。血压轻度升高，颈项强直，Kerning 征（+）。脑 CT 示脑正中裂、大脑外侧和基底池呈高密度影。

4. 该患者目前首要的护理问题是

A. 疼痛　B. 潜在并发症　C. 生活自理缺陷　D. 恐惧　E. 知识缺乏

5. 对患者的护理措施正确的是

A. 避免各种诱发因素　　B. 患者绝对卧床休息 1 ~2 周

C. 禁用止痛剂，以免掩盖病情　　D. 血压变化不可以作为观察重点

E. 可多次大量放脑脊液，减轻脑膜刺激征

第十八节　青霉素皮试液配制

PPT

学习目标

素质目标：

（1）仪表举止优美，不歧视传染病患者。

（2）能严格遵守隔离原则，职业防护意识强。

知识目标：

（1）掌握神经梅毒患者的主要护理问题、主要护理措施。

（2）熟悉神经梅毒患者的护理评估。

（3）了解神经梅毒患者的护理目标和护理评价。

能力目标：

（1）能正确识别青霉素过敏反应的症状。

（2）能正确执行青霉素皮试液配制操作。

导学情景

情景描述：患者，男性，30岁。因“记忆下降5个月，震颤伴运动障碍3个月”入院。患者5个月前无明显诱因出现记忆下降，进行性加重，3个月前出现双手及下肢细微震颤，逐渐加重，影响生活及工作，3天前下坡时摔倒入院。查体：神志清楚，语言迟缓，克氏征阳性，伸舌震颤，一字步不稳，戈登征阳性。脑脊液检查梅毒抗体阳性，最终诊断为神经梅毒。经青霉素抗感染治疗后，震颤、运动障碍基本消失。

情景分析：患者“记忆下降、运动障碍查因”入院，初入院时考虑代谢性脑病、颅内感染、帕金森综合征等多种诊断可能，后腰穿检查发现脑脊液梅毒抗体阳性，最终确诊神经梅毒。

讨论：请问患者存在哪些主要的护理问题？应采取哪些有针对性的护理措施？

学前导语：梅毒是由梅毒螺旋体引起的慢性、系统性传播疾病，主要通过性途径传播，被列为乙类传染病防治管理。梅毒螺旋体可侵犯中枢神经系统，引发脑膜血管病变、脊髓痨、麻痹性痴呆等。治疗上强调早诊断，早治疗，疗程规则，剂量足够。青霉素为不同分期梅毒的首选用药。护理工作者需要知晓梅毒患者的主要护理问题、针对性的护理措施，能遵医嘱为患者注射青霉素。护士应如何正确执行青霉素皮试液配制？

一、完成任务

（一）任务一

请对患者进行护理评估，提出主要的护理问题，制定有针对性的护理措施，并评估护理措施的有效性。

（二）任务二

请遵医嘱进行青霉素皮试液配制。

二、实施条件

类型	基本实施条件	备注
场地	①模拟病房；②模拟治疗室；③处置室	—
资源	①治疗台；②病床；③SP（标准化患者）；④处置室设有洗手设备、锐器盒、生活垃圾桶、医用垃圾桶；⑤电源插头；⑥多功能护理人；⑦屏风	—
用物	①青霉素专用注射盘；②无菌纱布；③皮肤消毒剂；④弯盘；⑤青霉素和生理盐水注射液；⑥砂轮和启瓶器；⑦注射卡、无菌棉签和笔；⑧1ml 注射器和 5ml 注射器；⑨急救盒（内备 0.1% 盐酸肾上腺素、地塞米松、砂轮和注射器）；⑩吸痰管、氧气导管、氧气及吸引装置（口述）；⑪手消毒剂；⑫病历本及护理记录单（按需准备）	工作服、帽子、口罩、挂表
带教老师	每 15 名学生配备一名带教老师	—

三、考核时量

20 分钟：其中用物准备 10 分钟，操作 10 分钟。

四、考核标准

（一）任务 1 考核标准

1. 护理评估

（1）健康史　年龄、性别、性生活史、输血史、过敏史。

（2）身体状况　评估患者精神状态、语言功能、肢体协调情况。

（3）实验室检查　脑脊液检查结果。

（4）心理社会状态　患者及家属对疾病的认识和心理状态。

2. 护理问题

（1）有跌倒的危险　与梅毒螺旋体影响神经系统导致运动障碍有关。

（2）焦虑　与病因不明、担心预后有关。

3. 护理目标

（1）患者住院期间避免跌倒发生。

（2）住院期间患者焦虑情绪能得到缓解，能够配合治疗。

4. 护理措施

（1）安全护理　创造安全的病房环境，及时处理地面水渍；对患者及家属进行风险告知，加强看护及巡视；患者休息时安置舒适卧位，加床栏保护；告知患者变换体位时动作应慢；指导患者选择合适的衣裤及鞋袜，避免绊倒及滑倒。

（2）药物护理　遵医嘱予以青霉素治疗，并观察药物疗效。使用青霉素前做好皮试，备好抢救用药，使用过程中加强巡视，及时发现青霉素过敏症状，并配合抢救。

（3）病情观察　在使用青霉素治疗过程中，密切观察患者生命体征，询问患者是否出现头痛、恶心、心慌等症状，及时发现吉海反应。

（4）心理护理　倾听患者心声，理解患者心情，主动与患者沟通，消除患者顾虑，使患者情绪稳定，安心接受治疗。

5. 护理效果评价

（1）住院期间患者未发生跌倒等安全事件。

（2）住院期间患者焦虑情绪得到缓解，能够配合治疗。

（二）任务2 考核标准（青霉素皮试液配制）

准备时间：10分钟；完成时间：10分钟（表3－18）。

表3－18　青霉素皮试液配制操作规范

考核内容		技术要求
评估及准备	患者	1. 核对医嘱、注射卡
		2. 评估患者全身情况：年龄、病情、意识状态、用药史、过敏史、家族史等
		3. 评估患者局部情况，选择合适注射部位：无红肿、硬结、瘢痕等情况，肢体活动度良好
		4. 评估患者心理状况，解释并取得合作
	环境	符合配药和注射要求，抢救设施到位
	操作者	1. 衣帽整洁，挂表
		2. 洗手/消毒手方法正确，戴口罩
	用物	用物准备齐全：①青霉素专用注射盘；②无菌纱布；③皮肤消毒剂；④弯盘；⑤青霉素80万U/瓶和生理盐水注射液；⑥砂轮和启瓶器；⑦注射卡、无菌棉签和笔；⑧1ml注射器和5ml注射器；⑨急救盒（内备0.1%盐酸肾上腺素、地塞米松、砂轮和注射器）；⑩吸痰管、氧气导管、氧气及吸引装置（口述）；⑪手消毒剂；⑫病历本及护理记录单（按需准备）
操作过程	开启青霉素	1. 核对注射卡、药物
		2. 开启青霉素盖瓶，常规消毒
	稀释青霉素	1. 将4ml生理盐水注入80万U青霉素粉剂的密封瓶内，摇匀
		2. 取1ml注射器抽取上液0.1ml，加生理盐水至1ml，摇匀
		3. 推掉0.9ml药液，余0.1ml，加生理盐水至1ml，摇匀
		4. 推掉0.9ml药液，余0.1ml，加生理盐水至1ml，摇匀
	整理	1. 更换针头，标明青霉素皮试液，将青霉素密封瓶、急救盒一同置无菌青霉素专用盘内备用
		2. 双人核对，签字
		3. 医用垃圾初步处理正确
评价		1. 严格遵守无菌操作原则和查对制度
		2. 操作规范，过程熟练
		3. 青霉素皮试液浓度正确
		4. 在规定时间内完成

看一看

首次使用青霉素治疗梅毒的患者，由于病毒被迅速杀死，释放出大量的异种蛋白，引起急性变态反应，在治疗后数小时出现寒战、高热、头痛、肌肉骨骼疼痛、皮肤潮红、恶心、心悸、多汗等全身症状，或者各种原有梅毒损害的症状也加重，严重的梅毒患者甚至发生主动脉破裂，称之为吉海反应。

练一练

下列性病中被列为乙类传染病管理的有

A. 淋病　　B. 梅毒

C. 尖锐湿疣　　D. 性病性淋巴肉芽肿

E. 霍乱

答案解析

想一想

护理过程中发现患者梅毒抗体阳性，应该如何处理？

答案解析

护爱生命

先天性梅毒又称胎传梅毒，病原体在母体内通过胎盘途径感染胎儿，可引起死胎、早产。孕母早期感染且未经治疗时，其胎儿几乎均会受累，其中50%的胎儿发生流产、早产、死胎或在新生儿期死亡。存活者在生后不同的年龄出现临床症状，是一种严重影响婴幼儿身心健康的疾病。近年来，梅毒发病率持续增高，胎传梅毒逐年攀升必须引起高度重视。

目标检测

重点回顾

1. 梅毒的病原体是
   A. 单纯疱疹病毒　B. 苍白螺旋体
   C. 人免疫缺陷病毒　D. 人乳头瘤病毒
   E. 革兰阴性双球菌
2. 患者，女性，24岁，服务业人员，未婚，不否认有不洁性交行为，半月前躯干、四肢、双手掌跖出现红斑，无痒痛感觉，查躯干、四肢可见玫瑰色椭圆形斑疹，对称分布，掌跖部可见黄豆大小铜红色领圈样脱屑，患者最大可能是
   A. 玫瑰糠疹　B. 梅毒　C. 红斑狼疮　D. 麻疹　E. 结节性红斑
3. 患者，女性，27岁。有不洁性交史，查体：外阴有一硬结节状物。荧光密螺旋体抗体吸收试验阳性，应选择的治疗措施是
   A. 静脉滴注甲硝唑　B. 肌内注射青霉素
   C. 口服多西环素　D. 口服阿莫西林
   E. 口服红霉素
4. 患者，男性，38岁，该患者去年注射青霉素后引起哮喘，此次入院应
   A. 直接给药　B. 青霉素常规皮试
   C. 皮试后注意观察　D. 禁止做青霉素过敏试验
   E. 皮试同时做对照试验
5. 某患者因感冒体温39.5℃，医嘱青霉素皮试，皮试后5分钟突然出现面色苍白、呼吸微弱、脉搏细弱、意识丧失，首先应
   A. 立即通知家属　B. 立即针刺人中
   C. 立即皮下注射0.1%盐酸肾上腺素　D. 氧气吸入，保暖
   E. 立即行心肺复苏术

第十九节　心肺复苏 微课5

PPT

学习目标

素质目标：

（1）仪表举止优美，关爱患者。

（2）操作规范，熟练，急救意识强。

知识目标：

（1）掌握心脏骤停患者的主要护理问题、主要护理措施。

（2）熟悉心脏骤停患者的护理评估。

（3）了解心脏骤停患者的护理目标及效果评价。

能力目标：

（1）能正确对患者进行病情观察，及时发现患者病情变化。

（2）能正确进行单人徒手心肺复苏。

导学情景

情景描述：患者，女性，65岁。患冠心病多年，今日如厕后突然跌倒，由家人急送入院。查体：呼之不应，颈动脉搏动未触及，胸廓无起伏。紧急呼救的同时行单人徒手心肺复苏，医嘱快速建立静脉通道。

情景分析：患者既往有冠心病病史，如厕后突发心脏骤停，无意识、无呼吸、无脉搏，应立即启动应急反应系统，开始抢救。

讨论：请问患者存在哪些主要的护理问题？应采取哪些有针对性的护理措施？

学前导语：心跳呼吸骤停是指各种原因导致心脏有效泵血功能突然消失，引起全身严重缺血缺氧的临床急症。在常温情况下，心搏停止3秒时患者感觉头晕；10～20秒即可发生昏厥或抽搐及意识丧失；停止60秒后自主呼吸停止，瞳孔散大；4～6分钟后大脑细胞开始发生不可逆损害。因此，一旦出现心脏骤停，应分秒必争进行有效的心肺复苏。护理工作者应该掌握心脏骤停患者的评估及护理，掌握正确的心肺复苏技术。护士应如何进行心肺复苏？

一、完成任务

（一）任务一

请对患者进行护理评估，提出主要的护理问题，制定有针对性的护理措施，并评估护理措施的有效性。

（二）任务二

请对患者实施单人徒手心肺复苏。

二、实施条件

类型	基本实施条件	备注
场地	①模拟病房；②模拟治疗室；③模拟处置室	—

续表

类型	基本实施条件	备注
资源	①病床（带硬板）；②生活垃圾桶、医用垃圾桶、锐器盒；③屏风；④心肺复苏模型	—
用物	①治疗车；②血压计、听诊器；③硬板床或硬板；④纱布；⑤弯盘；⑥手电筒；⑦抢救记录单；⑧手表；⑨手消毒剂	工作服、帽子
带教老师	每15名学生配备一名带教老师	—

三、考核时量

10分钟：其中用物准备5分钟，操作5分钟。

四、考核标准

（一）任务1考核标准

1. 护理评估

（1）确认现场环境安全。

（2）迅速判断患者意识，检查呼吸、脉搏。

1）呼叫患者姓名，轻拍患者肩部，判断意识是否丧失（5秒内完成）。

2）面部贴近患者的口鼻，感觉有无气体呼出，同时触摸颈动脉，判断有无颈动脉搏动（5～10秒完成）。

（3）确认患者心脏骤停。

2. 护理问题

（1）急性循环障碍　与心脏收缩功能障碍有关。

（2）组织灌注量不足　与急性循环功能障碍有关。

（3）气体交换受损　与微循环障碍、缺氧和呼吸形态改变有关。

（4）潜在并发症　吸入性肺炎、MODS、感染、胸骨骨折、肋骨骨折等。

3. 护理目标

（1）患者30分钟内复苏成功，意识恢复。

（2）患者30分钟内心脏功能恢复，组织灌注良好，末梢循环恢复好。

（3）患者30分钟内呼吸功能恢复，气道通畅，呼吸平稳。

（4）住院期间患者无并发症发生，或发生并发症能及时发现和处理。

4. 护理措施

（1）一旦确认患者心脏骤停，立即向周围人员呼救，启动应急反应系统，积极就地抢救，立即进行徒手心肺复苏术（CPR）。

（2）徒手心肺复苏只是临时性的抢救措施，应争分夺秒争取更高生命支持措施。当发生心室颤动和无脉搏室性心动过速时，应快速电除颤；呼吸未恢复时尽快气管内插管，以人工气囊挤压或呼吸机进行辅助呼吸和给氧。

（3）药物治疗。立即遵医嘱皮下注射肾上腺素，迅速建立至少两条静脉通道，遵医嘱使用抢救用药，维持有效循环，积极纠正水、电解质和酸碱平衡失调，密切观察药物的治疗效果。

（4）持续心电监护，密切监测意识、瞳孔、生命体征、尿量等。

（5）复苏成功后护理

1）专人监护：严密观察呼吸、意识、瞳孔、心率、血压、体温的变化，加强对患者病情的观察，动态评估患者病情的变化，如出现异常情况应及时报告医生，配合对其进行应急处理。

2）加强呼吸道管理：气管内插管患者定时翻身、拍背，及时吸痰，保证呼吸道通畅。

3）严密监测尿量变化：严格记录24小时出入量。

4）降低颅内压：预防脑水肿，置冰袋、冰帽于头部，遵医嘱使用脱水药保护脑组织。

5）加强基础护理，保障患者安全：防止坠床、压疮等发生，预防意外损伤。

（6）心理护理

1）安抚患者，保持患者情绪稳定，使患者配合治疗。

2）与家属沟通，获得理解和支持，鼓励家属及时给予患者关心安慰。

5. 护理效果评价

（1）30分钟后患者复苏成功，恢复有效循环。

（2）30分钟后患者心脏功能恢复，组织灌注、末梢循环恢复正常。

（3）30分钟后患者呼吸功能恢复。

（4）30分钟后患者无并发症发生。

（二）任务2考核标准（徒手心肺复苏）

准备时间：5分钟；完成时间：5分钟（表3－19）。

表3－19　徒手心肺复苏操作规范

考核内容		技术要求
评估及准备	患者	1. 评估患者意识（5秒内完成），呼吸及大动脉搏动（5～10秒完成），报告结果
		2. 确认患者意识丧失，呼救，计时
	环境	现场环境符合复苏要求
	操作者	着装整洁
	用物	用物准备齐全：①人工呼吸膜（纱布）；②纱布（清除口腔异物）；③手电筒；④挂表；⑤弯盘；⑥抢救记录卡（单）；⑦笔；⑧手消毒剂
操作过程	胸外心脏按压	1. 患者置于硬板床，取仰卧位
		2. 去枕，头、颈、躯干在同一轴线上，双手放于两侧，身体无扭曲（口述）
		3. 胸外按压部位：胸骨中下1/3交界处
		4. 按压方法：两手掌根部重叠，手指翘起不接触胸壁，上半身前倾，两臂伸直，垂直向下用力
		5. 按压深度：胸骨下陷5～6cm
		6. 按压频率：100～120次/分
	保持呼吸道通畅	1. 检查口腔，清除口腔分泌物及异物，取出活动性义齿（口述）
		2. 判断颈部有无损伤，根据不同情况采取合适方法开放气道
	人工呼吸	1. 捏住患者鼻孔，双唇完全包绕患者口部，缓慢向患者口内吹气，直至患者胸廓抬起（潮气量为500～650ml）
		2. 吹气毕，观察胸廓情况，完成2次人工呼吸
	连续操作	1. 胸外心脏按压与人工通气比例30∶2
		2. 连续操作5个周期，在规定时间内完成
	判断复苏效果	1. 颈动脉恢复搏动
		2. 自主呼吸恢复
		3. 散大的瞳孔缩小，对光反射存在
		4. 平均动脉血压大于60mmHg（口述）
		5. 面色、口唇、甲床和皮肤色泽转红
	复苏后处理	1. 协助取舒适体位，口述进一步生命支持
		2. 嘱患者绝对卧床休息，不要紧张，向家属介绍病情
		3. 整理用物，医用垃圾分类处理
		4. 洗手并记录

续表

考核内容	技术要求
评价	1. 复苏有效
	2. 急救意识强，动作迅速，操作规范
	3. 态度严谨，突发事件处理合适
	4. 沟通有效，解释合理
	5. 在规定时间内完成

看一看

对于心跳呼吸骤停的患者，复苏开始的越早存活率越高。大量实践表明，心跳呼吸骤停4分钟内开始心肺复苏的抢救成功率可达50%；6分钟内开始心肺复苏的抢救成功率约为10%；超过6分钟才开始心肺复苏的抢救成功率仅为4%；10分钟以后才开始心肺复苏的抢救成功率更小。

而很多猝死患者如70%的冠心病猝死患者发生在院外，着力培训公众对心跳呼吸骤停的识别及心肺复苏技术，可以使心跳呼吸骤停的最初目击者或家属学会正确的急救方法，并立即采取急救措施，可以最大程度避免延误抢救时机，提高抢救成功率。

练一练

心脏骤停后，开始进行心肺复苏的黄金时间是

A. 2～4min　　B. 4～6min

C. 6～8min　　D. 7～10min

E. 8～10min

答案解析

想一想

完整的心肺脑复苏是指对心跳呼吸骤停的患者采取的使其恢复自主循环和自主呼吸，并尽早加强脑保护措施的紧急医疗救治措施。心肺脑复苏包含哪三个部分？

答案解析

护爱生命

对于心脏骤停患者，开始心肺复苏和除颤的时间越晚，抢救成功率越低，因此公众急救知识的普及尤为重要。AED（自动体外除颤器）作为一种便携式、易于操作、专为现场急救设计的急救设备，可用于心室颤动、无脉性室性心动过速患者的除颤，帮助患者恢复窦性心律。作为专业人员，我们有责任向公众普及心肺复苏及AED使用方法，提高全民应急响应能力。

目标检测

重点回顾

1. 现场心肺复苏包括A、B、C三个步骤，其中A是

   A. 人工循环　B. 人工呼吸　C. 开放气道　D. 胸外按压　E. 电除颤

2. 心肺复苏指南中胸外按压的频率为

A. 至少 80～100 次/分
B. 至少 100 次/分
C. 至少 120 次/分
D. 至少 60～80 次/分
E. 100～120 次/分

3. 在成人心肺复苏中，潮气量大小为
A. 500～600ml　B. 600～700ml　C. 400～500ml　D. 800～1000ml　E. 1000～1200ml

4. 心肺复苏时每次吹气时间为
A. 超过 1 秒
B. 小于 1 秒
C. 超过 3 秒
D. 与呼气时间等同
E. 快速用力吹气

5. 现场救护的"生命链"中第二个环节是
A. 早期心肺复苏
B. 早期高级心肺复苏
C. 早期心脏电除颤
D. 早期高级生命支持
E. 启动急救系统

PPT

第二十节　氧气吸入法

微课 6

学习目标

素质目标：
（1）仪表举止优美，关爱患者。
（2）操作规范，熟练，急救意识强。

知识目标：
（1）掌握淹溺患者的主要护理问题、主要护理措施。
（2）熟悉淹溺患者的护理评估。
（3）了解淹溺患者的护理目标及效果评价。

能力目标：
（1）能正确对患者进行病情观察，及时发现患者病情变化。
（2）能正确执行氧气吸入操作。

导学情景

情景描述：患者，女性，20 岁。溺水后被他人救起送到医院。查体：血压 80/50mmHg，脉搏 130 次/分钟，呼吸 34 次/分钟，$SpO_2$74%，口鼻有大量的泡沫溢出，面色苍白，意识模糊，全身湿冷。

情景分析：患者溺水后口鼻有大量泡沫溢出，氧饱和度下降，意识模糊，需要立即清理呼吸道，保持呼吸道通畅，给氧以提高氧饱和度。

讨论：请问患者存在哪些主要的护理问题？应采取哪些有针对性的护理措施？

学前导语：淹溺又称溺水，是人淹没于水或其他液体介质中并受到伤害的状况。水充满呼吸道和肺泡引起缺氧窒息；吸收到血液循环的水引起血液渗透压改变、电解质紊乱和组织损害；最后造成呼吸停止和心脏停搏而死亡。护理工作者要能掌握淹溺患者的主要护理问题、针对性的护理措施，能对淹溺患者实施急救处理，能遵医嘱给氧以提高患者血氧饱和度，应如何正确执行氧气吸入操作？

一、完成任务

（一）任务一

请对患者进行护理评估，提出主要的护理问题，制定有针对性的护理措施，并评估护理措施的有效性。

（二）任务二

请对患者进行氧气吸入的护理。

二、实施条件

类型	基本实施条件	备注
场地	①模拟病房；②模拟治疗室；③处置室	—
资源	①病床；②SP（标准化患者）；③处置室备有生活垃圾桶、医用垃圾桶	—
用物	①手消毒剂；②中心吸氧设备或氧气筒及氧气装置一套；③一次性双腔鼻导管；④小药杯内盛冷开水；⑤无菌棉签；⑥弯盘；⑦四防标志；⑧医嘱单；⑨病历本；⑩笔；⑪记录本；⑫病历本	工作服、帽子、挂表
带教老师	每15名学生配备一名带教老师	—

三、考核时量

20分钟：其中用物准备10分钟，操作10分钟。

四、考核标准

（一）任务1考核标准

1. 护理评估 评估患者有无呼吸不畅、胸痛、恶心呕吐、心悸气促、头晕乏力、腹胀腹痛等情况；观察有无焦虑不安；听诊患者双肺呼吸音及心脏有无杂音，心律是否整齐。

2. 护理问题

（1）气体交换受损　与气道不畅，有效肺组织减少有关。

（2）有窒息的危险　与喉头痉挛有关。

（3）焦虑或恐惧　与呼吸困难有关。

3. 护理目标

（1）住院期间患者活动能力和耐力逐渐增强。

（2）住院期间患者未发生并发症，未出现明显药物副作用。

（3）住院期间患者情绪逐渐稳定，能够配合治疗。

4. 护理措施

（1）气道护理　及时清除呕吐物和分泌物，保持呼吸道通畅，必要时协助医师给予气管插管、呼吸机辅助呼吸，使血氧分压维持在85～100mmHg。

（2）病情观察　密切观察患者呼吸、心率变化，无心搏、呼吸患者，立即给予心肺脑复苏及进一步生命支持。连接心电监护，如为心室纤颤或无脉性室速立即给予除颤；有心搏、呼吸，给予鼻导管或面罩吸氧，使血氧饱和度在95%以上。

（3）生活护理　换下湿衣裤，盖被子保暖，卧床休息。

（4）心理护理 安慰鼓励患者，消除患者淹溺后的恐惧心理。

5. 护理效果评价

（1）住院期间患者活动能力和耐力逐渐增强。

（2）住院期间患者无并发症发生，未发生药物副作用。

（3）住院期间患者情绪逐渐稳定，能积极配合治疗。

（二）任务2 考核标准（氧气吸入）

准备时间：10 分钟；完成时间：10 分钟（表3－20）。

表3－20 氧气吸入法操作规范

考核内容		技术要求
评估及准备	患者	1. 核对医嘱、输氧卡
		2. 评估患者全身情况：年龄、病情、意识、生命体征、缺氧的原因、表现和程度
		3. 评估患者局部情况：鼻腔有无分泌物、黏膜有无红肿，鼻中隔是否偏曲，鼻腔是否通畅等
		4. 评估患者心理状况，解释并取得合作
	环境	清洁、宽敞、明亮、安全、舒适，病房无明火，远离热源
	操作者	1. 消毒双手、戴口罩
		2. 着装整洁，端庄大方
	用物	用物准备齐全；检查氧气筒内是否有氧，氧气表有无漏气，四防标志是否明显，逐一对用物进行评估，质量符合要求；摆放有序，符合操作要求
实施	装表	①冲尘；②上氧气表；③连接通气管、湿化瓶；④按关流量开关—开总开关—开流量开关的程序，检查氧气表是否装好，装置是否漏气，再关流量开关，备用
	给氧	1. 带用物至床旁，核对床号、姓名、手腕带并解释
		2. 协助患者取舒适体位
		3. 检查、清洁双侧鼻腔
		4. 连接鼻导管，调节流量
		5. 湿化并检查鼻导管是否通畅
		6. 插管、固定（将导管环绕患者耳部向下放置，长期输氧者将导管绕至枕后固定，调整松紧度）
		7. 交代用氧注意事项
		8. 消毒双手、取下口罩，记录给氧时间及流量，挂输氧卡
		9. 观察及评估患者缺氧改善情况
	停氧	1. 遵医嘱停氧，带用物至床旁，核对床号、姓名，与患者沟通。消毒双手，戴口罩
		2. 拔出鼻导管，关总开关—放余氧—关氧流量表开关
		3. 消毒双手，取下口罩，记录停氧时间
		4. 协助患者取舒适卧位，整理床单位，健康指导（安全用氧知识）
		5. 分离鼻导管、通气管、湿化瓶，卸表
	处理	按规定分类处理用物
评价		1. 患者满意，缺氧症状改善，感觉舒适、安全
		2. 操作规范，流程熟练，氧疗装置无漏气
		3. 仪表举止大方得体，关爱患者，体现整体护理理念
		4. 护患沟通有效，患者合作，并知道安全用氧的知识
		5. 在规定的时间内完成

看一看

干性淹溺，主要是指因受到强烈刺激（包括冰冷的刺激、惊吓、惊恐）和过度紧张导致喉头痉挛，结果声门关闭而不能正常呼吸继而缺氧，严重者会出现窒息甚至死亡。干性淹溺肺部没有进水或者少量进水，进水量不足以影响肺泡进行气体交换，但因喉头痉挛、声门关闭导致缺氧窒息。

练一练

干性淹溺急救首先应

A. 保持呼吸道通畅

B. 倒水处理

C. 口对口人工呼吸

D. 胸外心脏按压

E. 给予强心药

答案解析

想一想

淡水淹溺与海水淹溺的主要区别是什么？

答案解析

护爱生命

2021 年 7 月 25 日，是第一个“世界预防溺水日”。根据世界卫生组织最新数据，溺水是世界各地非故意伤害死亡的第三大原因，占所有与伤害有关死亡的 7%，每年世界各地溺水死亡数估计为 23.6 万例。我国每年约有 5.7 万人死于溺水，其中少年儿童溺水死亡人数占总溺水死亡人数的 56.04%。《淹溺急救专家共识》中指出，有关部门应根据水源地情况制定有针对性的淹溺预防措施，包括安置醒目的安全标识或警告牌，救生员要经过专业培训，并应对所有人群进行淹溺预防的宣传教育。

目标检测

重点回顾

1. 溺水急救首先应

A. 保持呼吸道通畅

B. 倒水处理

C. 口对口人工呼吸

D. 胸外心脏按压

E. 给予强心药

2. 停用氧气的正确方法是

A. 关紧总开关→关好流量表→取下鼻导管→重开流量表放余氧

B. 关紧总开关→取下鼻导管→关好流量表

C. 取下鼻导管→关紧总开关→再关流量表

D. 关紧流量表→再关总开关→取下鼻导管→重开流量表放气

E. 取下鼻导管→关紧流量表→再关总开关→重开流量表放余氧

3. 在用氧过程中，要调节氧流量，应采取的方法是

A. 拔出导管调节流量

B. 直接调节氧流量

C. 分离导管调节氧流量　　D. 更换粗导管并加大氧流量

E. 更换流量表

4. 氧气表压力指针降到多少时即不可再用

A. 1kg/cm^2　B. 2kg/cm^2　C. 3kg/cm^2　D. 5kg/cm^2　E. 8kg/cm^2

5. 当患者血气分析提示：PaO_2 37mmHg，$PaCO_2$ >69mmHg，应采用下列哪项用氧方式

A. 低流量、高浓度持续给氧　　B. 低浓度、高流量持续给氧

C. 低流量、低浓度持续给氧　　D. 高流量、低浓度间断给氧

E. 高流量、高浓度间断给氧

第二十一节　心电监护

微课 7

PPT

学习目标

素质目标：

（1）仪表举止优美，关爱患者。

（2）操作规范，熟练，急救意识强。

知识目标：

（1）掌握上消化道大出血并休克患者的主要护理问题、主要护理措施。

（2）熟悉上消化道大出血并休克患者的护理评估。

（3）了解上消化道大出血并休克患者的护理目标及效果评价。

能力目标：

（1）能正确对患者进行病情观察，及时发现患者病情变化。

（2）能正确进行心电监护操作。

导学情景

情景描述：患者，男性，45 岁，肝硬化病史 5 年。今天中午饮酒后出现恶心、呕血，呕吐鲜血约 1200ml，呕血后感头晕、乏力、心慌、口渴。体格检查：神志清楚，面色苍白，皮肤湿冷，T 38.0℃，P 120 次/分，R 21 次/分，BP 75/50mmHg。胃镜检查示“食管—胃底静脉曲张破裂出血”。临床诊断：肝硬化，上消化道大出血，失血性休克。医嘱给予卧床休息、心电监护、输液、止血等治疗。

情景分析：患者肝硬化病史 5 年，存在食管—胃底静脉曲张，饮酒后导致曲张静脉破裂出血，出现失血性休克，医嘱止血补液的同时予以心电监护，有助于第一时间了解患者病情。

讨论：请问患者存在哪些主要的护理问题？应采取哪些有针对性的护理措施？

学前导语：上消化道大出血一般指在数小时内失血量超过 1000ml 或循环血容量的 20%，表现为呕血、黑便，急性周围循环衰竭，严重者导致失血性休克而危及生命。本病为常见的临床急症，护理工作者需及早识别出血征象，严密观察周围循环状况的变化，迅速准确地抢救治疗。心电监护可帮助护理工作者时刻了解患者的生命体征，护士应该如何执行该项操作？

一、完成任务

（一）任务一

请对患者进行护理评估，提出主要的护理问题，制定有针对性的护理措施，并评估护理措施的有

效性。

（二）任务二

请遵医嘱为患者进行心电监护。

二、实施条件

类型	实施条件	备注
场地	①模拟病房；②模拟治疗室；③处置室	—
资源	①病床；②SP（标准化患者）；③生活垃圾桶、医用垃圾桶；④屏风；⑤电源及插线板	—
用物	①心电监护仪及导连线、配套的测血压袖带、SpO_2传感器；②75%乙醇纱布或棉球；③止血钳；④一次性电极片；⑤清洁纱布；⑥弯盘；⑦医嘱单；⑧记录单；⑨笔；⑩手消毒剂及挂架	工作服、帽子、口罩、挂表
带教老师	每15名学生配备一名带教老师	—

三、考核时量

20分钟：其中用物准备10分钟，操作10分钟。

四、考核标准

（一）任务1考核标准

1. 护理评估 询问患者是否有呕血与黑便以及黑便的量、颜色、形状如何；是否有头晕、眼花、心慌；有无疲乏无力、四肢冰凉、尿量减少；有无焦虑、恐惧心理。

2. 护理问题

（1）组织灌注量改变 与上消化道大出血有关。

（2）自理缺陷 与医源性限制有关。

（3）焦虑 与担心再次出血、担心预后有关。

（4）体温过高 与体温调节中枢障碍有关。

（5）知识缺乏 缺乏预防出血知识。

3. 护理目标

（1）住院期间患者组织灌注量恢复正常，生命体征正常。

（2）住院期间患者卧床时日常生活需求得到满足。

（3）住院期间患者情绪逐渐稳定，能积极配合治疗。

（4）住院期间患者体温恢复正常。

（5）出院前患者能讲述预防再出血措施。

4. 护理措施

（1）休息与体位 绝对卧床休息，取中凹卧位。

（2）维持呼吸道通畅 呕吐时患者头偏向一侧，清除口腔血液和呕吐物，以防窒息或误吸，给予吸氧。

（3）饮食护理 急性大出血伴恶心、呕吐者应禁食。少量出血无呕吐者可进温凉、清淡流质。出血停止1~2天后逐渐进高热量、高维生素流质饮食，限制钠和蛋白质摄入，避免粗糙、坚硬、刺激性食物，并注意细嚼慢咽，防止损伤曲张静脉而再次出血。

（4）心理护理 关心体贴患者，解释检查、治疗、护理措施的目的和意义，加强巡视，陪伴患者，清除血迹、污物，以减少对患者的不良刺激。

（5）病情观察　进行心电监护，严密观察生命体征、神志、尿量，观察呕吐物和粪便的性质、颜色及量，观察皮肤黏膜色泽及温度，记录24小时出入水量，监测血象、血清电解质和血气分析的变化。

（6）用药护理　迅速建立2条静脉通道，遵医嘱快速输液以补充血容量，遵医嘱给予止血药治疗，观察止血效果和药品不良反应。

（7）生活护理　患者卧床期间，协助满足日常生活需求。

5. 护理效果评价

（1）住院期间患者组织灌注量改善，生命体征恢复正常。

（2）患者卧床期间日常生活需求得到满足。

（3）住院期间患者情绪逐渐稳定，能积极配合治疗。

（4）住院期间患者体温恢复正常。

（5）出院前患者掌握预防再出血的知识。

（二）任务2考核标准（心电监护）

准备时间：10分钟；完成时间：10分钟（表3－21）。

表3－21　心电监护操作规范

考核内容		技术要求
评估及准备	患者	1. 核对医嘱、治疗卡
		2. 核对患者，解释目的，取得合作，协助患者取舒适卧位
		3. 评估患者病情、意识状态、皮肤情况、指甲情况、有无过敏史、有无起搏器
	环境	评估患者周围环境、光照情况及有无电磁波干扰，确定符合心电监护仪使用要求，注意隐私保护
	操作者	1. 着装整洁
		2. 消毒双手，方法正确，戴口罩
	用物	用物准备齐全：①治疗盘：心电监护仪及模块、导连线、电极片、配套的测血压袖带、SpO_2传感器；②75%乙醇纱布或棉球；③清洁纱布；④医嘱单；⑤护理记录单；⑥弯盘；⑦笔；⑧手消毒剂及挂架；⑨医疗垃圾桶、生活垃圾桶
实施	开机	1. 再次核对，告知配合要点，取得患者合作
		2. 连接电源，开机，检查监护仪功能是否完好
		3. 正确连接各导连线，并将电极片与ECG各导连线电极相连接，连接血氧饱和度插件，连接血压计袖带
	心电图监测	1. 暴露电极安放部位并清洁局部皮肤
		2. 正确安放电极片
		3. 选择（P、QRS、T波）显示清晰的导联
		4. 调整波形走速为25mm/s
	呼吸监测	1. 显示呼吸的波形和数据
		2. 调整波形走速为6.25mm/s
	血氧饱和度监测	1. 正确安放血氧饱和度传感器于患者手指或足趾处，注意传感器不可安置于测量患者血压肢体的手指上，传感器的红点需对准指甲位置
		2. 显示血氧饱和度的波形和数据
	无创血压监测	1. 距肘窝上2～3cm处缠好测血压袖带，松紧以能容纳1～2指为宜
		2. 测血压肢体与心脏处于同一水平，伸肘并稍外展
		3. 按测量键，设定测量间隔时间
	报警设置	根据患者情况，设定正常成人各报警上下限参数
	观察	将显示屏调至主屏幕

续表

考核内容		技术要求
实施	操作后处理	1. 协助患者取舒适体位，整理床单位
		2. 对患者和家属进行健康指导
		3. 整理用物，医用垃圾初步处理正确
		4. 消毒双手、记录
	停止监护	1. 取得患者及家属配合
		2. 关闭监护仪，撤除导连线及电极片方法正确
		3. 协助患者取舒适体位并根据病情进行健康指导
		4. 整理用物，医用垃圾初步处理正确
		5. 消毒双手，方法正确，记录
评价	技能评价	1. 操作规范，动作熟练
		2. 各项参数调节正确
		3. 在规定时间内完成
	素养评价	1. 态度和蔼，体现人文关怀，保护患者隐私
		2. 沟通良好，患者合作

看一看

上消化道出血常见的原因有消化性溃疡、急性糜烂出血性胃炎、食管—胃底静脉曲张破裂和胃癌，约占所有病因的80%～90%。可通过评估患者是否高龄、有无休克、有无并存疾病等临床危险因素来预测上消化道再出血风险和死亡率。年龄60～79岁计1分，80岁及以上计2分，存在休克且收缩压≥100mmHg计1分，收缩压＜100mmHg计2分，并存心力衰竭/心肌缺血计2分，并存肾/肝衰竭计3分，总分≤3分为临床风险低，≥4分为临床风险高。

练一练

一次性快速失血一般达到机体总血量的多少可引起失血性休克

A. 15%　　B. 20%　　C. 25%

D. 30%　　E. 35%

答案解析

想一想

所有上消化道出血患者都会表现出呕血、黑便症状吗？

答案解析

护爱生命

我国乙肝、丙肝、酒精肝等肝炎肝病发病率逐年上升，人民健康面临严重威胁，为集中各种社会力量，广泛开展预防肝炎肝病科普知识宣传，将每年的3月18日定为“全国爱肝日”，在全国进行防治肝炎肝病的大规模宣传和健康教育，使公众树立防治肝炎肝病的健康意识，降低乙肝、酒精肝等肝病的发病率，保护人民的健康。

目标检测

重点回顾

1. 消化道大出血是指几小时内出血量超过

A. 500ml　B. 750ml　C. 1000ml　D. 1250ml　E. 1500ml

2. 上消化道出血最常见的病因是

A. 消化性溃疡　B. 胆道疾病

C. 急性糜烂性胃炎　D. 贲门黏膜撕裂症

E. 肝硬化食管静脉曲张破裂

3. 门静脉高压症最危险的并发症是

A. 肝性脑病　B. 脾功能亢进

C. 全血细胞减少　D. 腹水

E. 食管—胃底静脉曲张破裂出血

4. 为保持电极与皮肤表面接触良好，应先对患者皮肤如何处理

A. 消毒　B. 清洁　C. 润滑　D. 润湿　E. 擦干

5. 在为患者进行心电监测前，除应对患者周围情况和光照情况进行评估外，还应评估

A. 有无电磁波干扰　B. 患者的意识状态

C. 操作者的心理状态　D. 有无声音干扰

E. 患者的活动能力

第二十二节　气管异物急救（成人）

PPT

学习目标

素质目标：

（1）仪表举止优美，关爱患者。

（2）操作规范，熟练，急救意识强。

知识目标：

（1）掌握噎食患者的主要护理问题、主要护理措施。

（2）熟悉噎食患者的护理评估。

（3）了解噎食患者的护理目标及效果评价。

能力目标：

（1）能正确对患者进行病情观察，及时发现患者病情变化。

（2）能正确进行气管异物的急救。

导学情景

情景描述：患者，男性，80 岁，部分自理。因家中孩子工作繁忙，缺乏陪伴与照顾而住进养老机构。家属探视日其儿子带来患者喜欢吃的食物，患者边吃边与儿子聊天，突然张爷爷停止说话，双眼圆瞪，双手掐住喉部。体格检查：T 36.9℃，P 76 次/分，R 22 次/分，BP 160/90mmHg，SpO_2 90%。神志清楚，面色青紫，急性痛苦面容。诊断：噎食。

情景分析：患者进食期间聊天，突然出现双眼圆瞪、双手掐住喉部，面色青紫，符合噎食诊断。

对于气道异物的患者，应立即清理呼吸道，保持呼吸道通畅。

讨论：请问患者存在哪些主要的护理问题？应采取哪些有针对性的护理措施？

学前导语：噎食指的是个体在进食过程中，食物与分泌物混合堵塞患者咽喉部或卡在食道的第一狭窄处压迫气管甚至误入气管，引起的呼吸道完全或不完全阻塞导致呼吸困难。进餐时情绪激动，边说边吃容易引发噎食。护理工作者需在第一时间内识别噎食的发生，尽快开始急救。护士应如何进行气管异物急救？

一、完成任务

（一）任务一

请对患者进行护理评估，提出主要的护理问题，制定有针对性的护理措施，并评估护理措施的有效性。

（二）任务二

请为患者实施气管异物的急救。

二、实施条件

类型	基本实施条件	备注
场地	①模拟病房；②模拟治疗室；③处置室	—
资源	①病床；②SP（标准化患者）；③处置室设有洗手设备、生活垃圾桶、医用垃圾桶；④屏风	—
用物	①手消毒剂；②一次性手套；③听诊器	工作服、帽子、口罩、挂表
带教老师	每15名学生配备一名带教老师	—

三、考核时量

15分钟：其中用物准备5分钟，操作10分钟。

四、考核标准

（一）任务1考核标准

1. 护理评估 观察患者是否意识清楚，能否站立，有无剧烈呛咳、面色发青、三凹征。

2. 护理问题

（1）有窒息的危险　与食物进入气管有关。

（2）气体交换受损　与食物阻塞气管有关。

（3）知识缺乏　缺乏气管、支气管异物防治知识。

（4）潜在并发症　肺炎、肺不张、肺气肿等。

3. 护理目标

（1）10分钟内患者气管内食物被及时清除。

（2）10分钟内患者血氧饱和度恢复正常。

（3）住院期间患者恐惧情绪消失，情绪逐渐稳定，能够配合治疗。

（4）住院期间患者未出现并发症，或能及时被发现并处理。

4. 护理措施

（1）密切观察患者面色、呼吸变化并给予氧气吸入。

（2）向患者及家属进行健康宣教，告诉其海姆立克法的操作目的及流程，减轻患者家属的焦虑情绪，取得配合。

（3）海姆立克法急救。站在患者身后，嘱患者前倾张嘴，一手握拳，握拳手拇指侧朝向患者腹部，放在脐与剑突连线中点，另一手抓住握拳手，使用快速向上的力量冲击患者腹部。

（4）预防噎食。提醒老年人进食时应细嚼慢咽；不能自主进食者，应将食物切成小块，煮至软烂，喂食时确认已完全吞咽下再喂第二口，避免快速喂食；尽量避免吃汤圆、年糕、果冻、水饺等滑溜或黏性大的食物。

（5）准备好气管切开包、负压吸引器、急救药品等。

5. 护理效果评价

（1）10 分钟内患者噎食情况迅速缓解。

（2）10 分钟内患者呼吸困难缓解，血氧饱和度恢复正常。

（3）10 分钟内患者情绪逐渐稳定，配合治疗。

（4）10 分钟内患者未发生并发症。

（二）任务 2 考核标准（气管异物的急救）

准备时间：5 分钟；完成时间：10 分钟（表 3－22）。

表 3－22　气管异物的急救（成人）操作规范

考核内容		技术要求
评估及准备	患者	患者一般情况，包括姓名、年龄、病情
	环境	清洁、安静、明亮、温度适宜，符合操作要求
	操作者	着装整洁，仪表大方，态度有亲和力
	用物	用物准备齐全
实施		1. 向患者或家属解释异物取出的目的及配合的必要性和方法
		2. 带用物至患者床旁，核对床号姓名，并向患者和家属做好解释
		3. 去枕仰卧位，头偏向一侧
		4. 问：是不是有东西呛进去了？如患者不能说话（或无法发声），用点头表示时，表明是严重气道梗阻；如会咳嗽及发声，表明患者轻度气道梗阻
		5. 双手消毒、戴口罩帽子，打开一次性手套，取出活动性义齿，检查口腔，将口腔异物清理
		6. 检查口腔情况
		7. 腹部冲击：一手握拳，握拳手拇指侧朝向患者腹部，放在脐与剑突连线中点，另一手抓住握拳手，使用快速向上的力量冲击患者腹部。重复冲击直至异物排出。如果腹部冲击无效，可考虑胸部冲击
		8. 胸部冲击：适用于晚期妊娠或肥胖者。站于患者背后用双臂绕过患者腋窝，环绕其胸。一手握拳，握拳手拇指侧朝向患者胸骨中点，避免压于剑突或肋缘上，另一手抓住握拳手向后冲击，直至异物排出
		9. 昏迷患者处理方法 （1）将患者仰卧位放到硬质的平面上 （2）立即呼救 （3）开始 CPR，CPR 中每次开放气道时，抢救者应查看患者口腔有无异物并予以清除（简单查看，不要在此环节花费太多时间，接着立即胸外按压）

续表

考核内容	技术要求
整理记录	1. 协助患者取舒适卧位，整理床单用品
	2. 按要求分类处理物，消毒双手，取下口罩，记录
	3. 记录患者的生命体征变化
	4. 监测生命体征
评价	1. 操作规范，动作熟练
	2. 态度和蔼，关爱患者
	3. 注意保护患者安全
	4. 沟通良好，取得患者合作
	5. 在规定时间内完成

看一看

住院患者或者养老机构老年人噎食预防应做到以下几点：

（1）食物集中管理，定点发放，集体进餐。

（2）高危人群重点看护，如年老体弱、吞咽苦难者。

（3）进餐时细嚼慢咽，控制进食速度。

（4）有吞咽困难或牙齿缺如患者，可改为流食或半流食。

练一练

下列选项中，属于噎食常见原因的是

A. 进食速度过快　　B. 气管炎　　C. 呕吐

D. 咽炎　　E. 食物过软

答案解析

想一想

婴幼儿发生气管异物梗阻应该采用的急救方法是什么？

答案解析

护爱生命

1974年6月，海姆立克（Henry J. Heimlich）在Emergency Medicine杂志上非正式地介绍了海姆立克法，用于异物误入气道后所致气道梗阻的急救，标志着海姆立克急救法的问世，至今，海姆立克急救法挽救了百万人的生命。《世界名人录》称其为“世界上拯救生命最多的人”。

重点回顾

目标检测

1. 噎食的首要表现一般不会是

A. 呛咳　　B. 突然呕吐

C. 突然不能说话
D. 出现窒息的痛苦表情
E. 双手掐住喉部

2. 噎食最常用的急救方法是
A. 气管插管 B. 海氏手法 C. 环甲膜穿刺 D. 吸氧 E. 心肺复苏

3. 噎食急救现场最关键的是
A. 马上通知医生
B. 立即清除口咽部食物
C. 立即建立静脉通道
D. 餐前1小时立即给氧
E. 保护肝功能

4. 有关气管和支气管异物并发症，叙述不正确的是
A. 脓胸
B. 肺脓肿
C. 支气管扩张、咯血
D. 肺不张
E. 大出血

5. 气管异物窒息腹部冲击法用力的方向为
A. 向内向上 B. 向内向下 C. 向外向上 D. 向外向下 E. 与腹壁垂直

第二十三节 外科洗手（免刷手消毒方法）、穿无菌手术衣、戴无菌手套 微课8

PPT

学习目标

素质目标：
（1）仪表举止优美，关爱患者。
（2）操作规范、熟练，无菌意识强。

知识目标：
（1）掌握腹外疝患者的主要护理问题、主要护理措施。
（2）熟悉腹外疝患者的护理评估。
（3）了解腹外疝患者的护理目标及效果评价。

能力目标：
（1）能正确对患者进行病情观察，及时发现患者病情变化。
（2）能正确进行外科洗手（免刷手消毒方法）、穿无菌手术衣、戴无菌手套操作。

导学情景

情景描述： 患者，男性，55岁，发现右侧腹股沟肿物2年。患者于2年前出现右侧腹股沟可复性肿块，并逐渐增大。近一月来肿块增大明显，伴下腹坠胀不适而入院。患者担心病情，紧张焦虑面容。体格检查：腹平软，右侧腹股沟可见3cm×4cm椭圆形肿块，表面光滑、质软，平卧位肿块可完全消失，压内环肿块不再出现。肿物透光试验阴性。临床诊断：右侧腹股沟可复性斜疝。医嘱要求完善术前准备，拟行右侧腹股沟斜疝无张力修补术，术前30分钟给予阿托品0.5mg肌内注射。

情景分析： 结合患者病史及查体，诊断为右侧腹股沟可复性斜疝，拟行疝修补术。手术过程需要严格保持无菌，避免出现感染。

讨论： 请问患者存在哪些主要的护理问题？应采取哪些有针对性的护理措施？

学前导语： 腹外疝发病的主要原因为腹壁强度降低和腹内压力增高，可分为易复性疝、难复性疝、嵌顿性疝和绞窄性疝。手术修补是腹股沟疝最有效的治疗方法。护理工作者需要知晓腹外疝患者的主要护理问题、针对性的护理措施，配合医生完成术前、术中、术后治疗护理。护士应如何正确地执行外科洗手（免刷手消毒方法）、穿无菌手术衣、戴无菌手套操作？

一、完成任务

（一）任务一

请对患者进行护理评估，提出主要的护理问题，制定有针对性的护理措施，并评估护理措施的有效性。

（二）任务二

请配合手术实施，术前行外科洗手（免刷手消毒方法）、穿无菌手术衣、戴无菌手套操作。

二、实施条件

类型	基本实施条件	备注
场地	①模拟病房；②模拟治疗室；③处置室；④模拟手术室	—
资源	①生活垃圾桶、医用垃圾桶；②洗手设施：洗手池、非手触式水龙头、流动水、洗手流程图	—
用物	①洗手液；②外科手消毒剂；③干手纸/毛巾；④收纳筐；⑤计时装置；⑥无菌手术衣；⑦无菌手套；⑧无菌持物钳	工作服、帽子、口罩、挂表、洗手衣裤
带教老师	每15名学生配备一名带教老师	—

三、考核时量

15分钟：其中用物准备5分钟，操作10分钟。

四、考核标准

（一）任务1考核标准

1. 护理评估 评估患者发病原因：①年龄、职业及是否长期负重或重体力劳动，平时身体体质状况等。②有无腹内压增高因素存在：如慢性咳嗽、便秘，排尿困难等；评估有无腹痛、腹胀、恶心呕吐等症状；评估紧张焦虑的原因，了解顾虑所在。

2. 护理问题

（1）舒适的改变 下腹坠胀与右侧腹股沟疝突出有关。

（2）知识缺乏 缺乏腹外疝成因、预防腹内压力升高及术前准备的相关知识。

（3）焦虑 与疝块突出不适、担心手术及治疗效果有关。

3. 护理目标

（1）住院期间患者病情稳定，腹部坠胀感减轻或消失。

（2）出院前患者能表述预防腹内压力升高的相关知识。

（3）住院期间患者焦虑减轻，情绪稳定，积极配合术前准备。

4. 护理措施

（1）休息与活动 建议患者术前多卧床休息，离床活动时使用疝带压迫疝环口，减轻下腹坠胀感，避免疝嵌顿。

（2）病情观察　密切观察患者有无腹痛、腹胀、恶心呕吐等症状，若出现明显腹痛，伴疝块突然增大、紧张发硬、触痛、不能回纳，应高度警惕嵌顿疝，立即报告医生，配合紧急处理。

（3）术前准备　消除、控制引起腹内压升高的因素，如咳嗽、便秘、排尿困难等，注意保暖，保持大便通畅，吸烟者应于术前两周戒烟；配合做好一般术前准备，如皮肤准备、药物过敏试验、术前用药等。

（4）心理护理　积极沟通，了解患者顾虑，向患者解释造成腹外疝的原因和诱发因素、讲述手术治疗的必要性和配合要点，减轻心理负担，帮助缓解焦虑情绪。

5. 护理效果评价

（1）住院期间患者舒适感增加，腹部坠胀减轻。

（2）出院前患者能正确表述预防腹内压力升高相关知识。

（3）住院期间患者情绪逐渐稳定，积极配合治疗。

（二）任务2考核标准（外科洗手、穿无菌手术衣、戴无菌手套）

准备时间：5分钟；完成时间：10分钟（表3－23）。

表3－23　外科洗手（免刷手消毒方法）、穿无菌手术衣、戴无菌手套操作规范

考核内容		技术要求
评估及准备	环境	环境清洁，地面干燥，符合无菌操作要求
	操作者	洗手衣裤整洁，上衣束进裤内，挽起衣袖至上臂1/3处，帽子口罩确保发、鼻不外漏，手指无长指甲、指甲油及装饰，手部无饰物
	用物	用物准备齐全：①洗手液（在有效期内）；②外科手消毒剂（在有效期内）；③干手纸/毛巾；④收纳筐；⑤计时装置；⑥无菌手术衣（无破损）；⑦无菌手套（型号正确）；⑧无菌持物钳
操作过程	外科洗手	1. 初步洗手 （1）用流动水淋湿双手、前臂及上臂下1/3（肘上10cm） （2）取适量洗手液均匀涂抹双手、前臂及上臂下1/3（肘上10cm） （3）揉搓双手：按七步洗手法 （4）揉搓手臂：交替、旋转揉搓前臂及上臂下1/3（肘上10cm），时间至少15s
		2. 冲洗、干手 （1）正确冲净双手、前臂及上臂下1/3（肘上10cm），冲洗应始终保持手朝上、肘朝下的姿势 （2）干手：使用干手毛巾或纸巾擦干双手、前臂及上臂下1/3（肘上10cm）
		3. 外科手消毒 （1）取适量外科手消毒剂（根据手消毒剂说明）于一手掌心，另一手指尖于该手掌心内擦洗，将剩余的手消毒剂分段涂抹至另一手前臂及上臂下1/3处（肘上10cm），涂抹部位无遗漏 （2）取适量外科手消毒剂于另一手掌心，同法用于对侧 （3）消毒双手：取适量外科手消毒剂按七步洗手法揉搓双手至手腕部
	穿无菌手术衣、戴无菌手套	1. 拿取无菌手术衣：检查包内灭菌指示卡合格，手持无菌手术衣，选择较宽敞处站立，面向无菌区
		2. 手提衣领，内面朝向自己，抖开，使衣服的另一端下垂
		3. 两手捏住手术衣领两端，于胸前展开，与肩水平，向前向上轻掷手术衣，顺势将双手、前臂伸入衣袖，双手向前平行伸直
		4. 协助穿衣：巡回护士在其背后抓住衣领内面，协助穿衣并系住领口及右侧腋下的系带
		5. 戴无菌手套（无接触式）： （1）穿无菌手术衣，双手不露出袖口 （2）隔衣袖取一侧手套，置于对侧手掌面，手套指端朝向前臂，拇指相对，放于衣袖上，反折边与袖口平齐，隔衣袖抓住手套边缘翻转包裹手和袖口 （3）隔衣袖抓住被手套包裹的衣袖向上轻拉，手指对应插入 （4）同法戴另一侧手 （5）双手相互调整手套手指
		6. 系腰带：解开腰间活结，将手术衣右叶腰带递给巡回护士用无菌持物钳夹取，旋转后与左手腰带系于腰间，遮盖背部
		7. 未操作时，双手置于胸前或插入胸前口袋中

续表

考核内容	技术要求
评价	1. 操作规范，流程熟练
	2. 外科洗手方法正确，时间合理
	3. 穿无菌手术衣、戴无菌手套未污染，无菌观念强
	4. 具有团队合作意识
	5. 在规定时间内完成

看一看

疝修补术是治疗腹股沟疝最常用的方法，包括传统的疝修补术、无张力疝修补术和经腹腔镜疝修补术。无张力疝修补术于1986年正式命名，相比于传统的疝修补术，克服了缝合张力大，组织愈合差，术后手术部位有牵扯感、疼痛等缺点。无张力疝修补术是利用人工合成网片材料，在无张力的情况下进行疝修补术，克服了传统修补术的许多弊端，因此患者下床早、恢复快。该术式将疝复发率由5%降为不足1%，现已广泛用于中老年患者及复发疝的治疗。

练一练

下列腹外疝分型中，最多见的类型是

A. 易复性疝　　B. 难复性疝

C. 嵌顿性疝　　D. 绞窄性疝

E. 滑动性疝

答案解析

想一想

腹外疝中最常见的疝内容物是什么？

答案解析

护爱生命

无菌技术是指在医疗护理操作过程中，防止一切微生物侵入人体、防止无菌物品与无菌区被污染的技术。英国外科医生李斯特（Lister）创立了李氏外科消毒法，即用苯酚喷雾消毒手术室，用煮沸法消毒手术用具，用苯酚溶液浸湿的纱布覆盖伤口，隔绝空气，大大降低了术后伤口感染率和术后死亡率，被誉为无菌技术的创始人。

目标检测

重点回顾

1. 嵌顿疝与绞窄疝的鉴别要点是

A. 疝块是否压痛　　B. 疝块不能回纳的时间长短

C. 有无休克表现　　D. 有无肠梗阻表现

E. 疝内容物有无血循环障碍

2. 患者，男性，55 岁。患者右侧腹股沟斜疝。1 小时前背重物时疝块突然增大，不能还纳，疝块紧张发硬伴疼痛和压痛。该患者术后早期，最适宜的卧位是

A. 半卧位
B. 仰卧位，膝下垫枕
C. 俯卧位
D. 斜坡卧位
E. 侧卧位

3. 穿无菌手术衣和戴无菌手套后，无菌区为

A. 肩、背、前胸、手部
B. 肩部及腰部以上
C. 前胸、手臂、腰部以上
D. 肩部、背、腰部以下
E. 前胸、臂部以上腰部以下

4. 戴无菌手套练习中，操作不正确的是

A. 先洗手、戴口罩，然后戴无菌手套
B. 手套大小合适，检查有效使用时间
C. 戴好一只手套后，持另一手套的内面戴上
D. 戴好手套的双手合掌置于胸前
E. 脱手套时，捏住手套口的外面翻转脱下

5. 外科洗手的目的是

A. 清除指甲、手、前臂的污物和暂居菌
B. 去除手部皮肤污垢、碎屑和部分致病菌
C. 杀灭手部微生物
D. 减少术者的手感染，以达到保护医生的目的
E. 便于戴无菌手套

第二十四节　皮内注射

微课 9

PPT

学习目标

素质目标：

（1）仪表举止优美，关爱患者。

（2）操作规范、熟练，责任意识强。

知识目标：

（1）掌握破伤风患者的主要护理问题、主要护理措施。

（2）熟悉破伤风患者的护理评估。

（3）了解破伤风患者的护理目标及效果评价。

能力目标：

（1）能正确对患者进行病情观察，及时发现患者病情变化。

（2）能正确进行 TAT 皮试。

导学情景

情景描述：患者，男性，43 岁。因足底被钉子刺伤 10 天后，出现张口困难，全身肌肉强直性收缩，阵发性痉挛。入院查体：T 36.8℃，P 80 次/分，R 18 次/分，BP 110/70mmHg，神志清楚，张口困难，苦笑面容，颈项强直，角弓反张，半握拳姿态。

情景分析：患者被锈钉扎伤后出现张口困难、苦笑面容、角弓反张，为破伤风杆菌感染引起的典

型症状，对于破伤风感染患者，应注意保持呼吸道通畅，避免呼吸肌痉挛引起窒息。

讨论：请问患者存在哪些主要的护理问题？应采取哪些有针对性的护理措施？

学前导语：破伤风杆菌感染后产生痉挛毒素和溶血毒素，痉挛毒素经血液循环和淋巴系统与神经细胞的突触相结合，抑制突触释放抑制性传递介质，导致随意肌紧张与痉挛，累及呼吸肌群和膈肌痉挛可导致面唇青紫，呼吸困难，甚至呼吸暂停。应早期使用破伤风抗毒素中和游离毒素，用药前需做过敏试验。护士应如何正确执行注射？

一、完成任务

（一）任务一

请对患者进行护理评估，提出主要的护理问题，制定有针对性的护理措施，并评估护理措施的有效性。

（二）任务二

请遵医嘱为患者进行破伤风抗毒素（TAT）皮试。

二、实施条件

类型	基本实施条件	备注
场地	①模拟病房；②模拟治疗室；③处置室	—
资源	①治疗台；②病床；③SP（标准化患者）；④处置室设有洗手设备、锐器盒、生活垃圾桶、医用垃圾桶	—
用物	①过敏药物专用注射盘；②无菌纱布；③皮肤消毒剂；④弯盘；⑤试验药物和生理盐水注射液；⑥砂轮和启瓶器；⑦注射卡、无菌棉签和笔；⑧1ml注射器；⑨急救盒（内备0.1%盐酸肾上腺素、地塞米松、砂轮和注射器）；⑩吸痰管、氧气导管、氧气及吸引装置（口述）；⑪手消毒剂；⑫病历本及护理记录单（按需准备）	工作服、帽子、口罩、挂表
带教老师	每15名学生配备一名带教老师	—

三、考核时量

20分钟：其中用物准备10分钟，操作10分钟。

四、考核标准

（一）任务1考核标准

1. 护理评估

（1）健康史　了解患者有无开放性损伤史，如烧伤、开放性骨折、锈钉刺伤等；注意伤口的污染程度、大小、深度，是否及时彻底清创；有无接种破伤风疫苗等。

（2）身体状况　评估患者张口困难、苦笑面容、角弓反张发作持续时间，是否有呼吸困难甚至窒息情况；评估患者生命体征、大小便情况；是否出现心力衰竭等。

（3）心理—社会状况　评估患者是否出现因反复发作痉挛、呼吸困难或窒息而产生焦虑、紧张、恐惧情绪，甚至出现濒死感；是否出现隔离治疗导致的孤独无助感和悲伤感。

（4）辅助检查　伤口渗出物涂片是否有破伤风杆菌。

2. 护理问题

（1）有窒息的危险　与持续性呼吸肌痉挛、气道堵塞有关。

（2）有受伤的危险　与强烈肌痉挛造成肌断裂或骨折有关。

（3）潜在并发症　体液不足、肺部感染、心力衰竭、尿潴留等。

3. 护理目标

（1）住院期间患者气道保持通畅，未发生窒息等情况。

（2）住院期间患者未出现坠床、骨折、舌咬伤等受伤情况。

（3）住院期间患者无并发症发生，或发生并发症能及时发现和处理。

4. 护理措施

（1）一般护理

1）环境要求：将患者置于隔离病室，室内遮光、安静，温度 15～20℃，湿度约 60%。病室内的急救药品和物品准备齐全，以便及时处理一些严重的并发症，如呼吸困难、窒息等。

2）减少外界刺激：医护人员要走路轻、语声低、操作稳、使用器具无噪音；护理治疗安排集中而有序，尽量在痉挛发作控制的一段时间内完成；减少探视，避免干扰患者。

3）保持静脉输液通路通畅：在每次抽搐发作后检查静脉通路，防止因抽搐致静脉通路堵塞、脱落而影响治疗。

4）严格隔离消毒：严格执行隔离技术，医护人员接触患者应穿隔离衣，患者的用品和排泄物均应消毒，更换下的伤口敷料应予焚烧，防止交叉感染。

（2）呼吸道管理

1）保持呼吸道通畅，及时清除呼吸道分泌物，必要时进行人工辅助呼吸，或环甲膜粗针头穿刺，或气管切开，并给予吸氧，保证通气。

2）在痉挛发作控制后的一段时间内，协助患者翻身、叩背，以利于排痰，必要时吸痰，防止痰液堵塞，给予雾化吸入，稀释痰液，便于痰咳出或吸出。气管切开患者应给予气道湿化。

3）患者进食时注意避免呛咳、误吸。

（3）饮食护理　协助患者进食高热量、高蛋白、高维生素的饮食；进食应少量多次，以免引起呛咳、误吸；病情严重者，提供肠内、外营养，以维持人体正常需要。

（4）保护患者，防止受伤

1）防止患者坠床：使用带护栏的病床，必要时设专人护理。

2）采用保护措施：必要时使用约束带固定患者，防止痉挛发作时患者坠床和自我伤害；关节部位放置软垫保护关节，防止肌腱断裂和骨折；应用合适牙垫，避免痉挛时咬伤舌。

（5）严密观察病情变化　监测生命体征，注意观察痉挛发作前的征兆，记录抽搐的发作时间、次数、症状等，发现异常及时报告并处理。

5. 护理效果评价

（1）住院期间患者气道保持通畅，未发生窒息。

（2）住院期间患者未发生坠床、骨折、舌咬伤等情况。

（3）住院期间患者未发生并发症。

（二）任务 2 考核标准（皮内注射）

准备时间：10 分钟；完成时间：10 分钟（表 3－24）。

表 3－24　皮内注射操作规范

考核内容		技术要求
评估及准备	患者	1. 核对医嘱、注射卡
		2. 评估患者全身情况：年龄、病情、意识状态、用药史、过敏史、家族史等
		3. 评估患者局部情况，选择合适注射部位：无红肿、硬结、瘢痕等情况，肢体活动度良好
		4. 评估患者心理状况，解释并取得合作
	环境	符合配药和注射要求，抢救设施到位
	操作者	1. 衣帽整洁，挂表
		2. 洗手、消毒手方法正确，戴口罩
	用物	用物准备齐全：①过敏药物专用注射盘；②无菌纱布；③皮肤消毒剂；④弯盘；⑤试验药物和生理盐水注射液；⑥砂轮和启瓶器；⑦注射卡、无菌棉签和笔；⑧1ml 注射器；⑨急救盒（内备0.1%盐酸肾上腺素、地塞米松、砂轮和注射器）；⑩吸痰管、氧气导管、氧气及吸引装置（口述）；⑪手消毒剂；⑫病历本及护理记录单（按需准备）
操作过程	配制药物过敏试验溶液	1. 认真执行“三查八对”
		2. 配制溶媒选择正确
		3. 过敏试验溶液浓度正确，更换针头，遵守无菌技术操作原则
		4. 标明过敏药物皮试液，请他人核对
		5. 医用垃圾初步处理正确
	注射	1. 带用物至患者床旁，核对床号、姓名，查对注射卡，询问是否空腹，是否对乙醇过敏，解释并取得患者配合
		2. 协助患者取合适体位
		3. 选定注射部位：前臂掌侧下 1/3 处
		4. 用75%乙醇（若对乙醇过敏，则用生理盐水清洁皮肤）消毒注射部位皮肤2遍，待干
		5. 注射前再次核对药物，排尽注射器内空气
		6. 左手绷紧注射部位皮肤，右手持注射器，针头斜面向上与皮肤呈5°角刺入皮内，至针尖斜面完全进入后，左手拇指固定针栓，右手推0.1ml 药液，使局部变成一圆形隆起的皮丘，皮丘皮肤变白，毛孔显露；迅速拔针
		7. 再次查对，针头放入锐器盒，洗手，取下口罩
		8. 急救盘放置妥当
		9. 及时询问患者反应，协助患者拉好衣袖，取舒适卧位，整理床单位
		10. 严格交代注意事项，嘱20分钟后观察结果
		11. 记录，按规定分类处理用物
	观察	巡视病房，听取患者主诉，了解皮丘情况，及时发现并处理不适反应
	结果判断	皮试结果判定：皮丘无隆起、局部无红肿、患者无自觉症状为阴性；皮丘隆起，局部出现红肿硬块，红晕直径大于4cm，硬结直径超过1.5cm，或皮丘周围有伪足、痒感为阳性。记录并告知患者结果
评价		1. 患者安全、满意
		2. 操作规范，动作熟练、轻柔
		3. 沟通有效，配合良好，健康指导内容和方式合适
		4. 语言亲切，态度和蔼，关爱患者
		5. 在规定时间内完成

看一看

破伤风的人工免疫包括主动免疫和被动免疫。

（1）主动免疫　注射破伤风类毒素抗原，使人体产生抗体以达到免疫的目的。有主动免疫力的伤员，伤后仅需肌内注射类毒素 0.5ml，便可迅速增强机体的抗破伤风的免疫力。

（2）被动免疫　是对伤前未接受主动免疫的伤员尽早皮下注射破伤风抗毒素（TAT）1500～3000U 或人体破伤风免疫球蛋白（TIG）。尽早注射有预防作用，但其作用短暂，有效期为 10 日左右，对深部创伤、有潜在厌氧菌感染的伤员，可在 1 周后追加注射 1 次。

练一练

在进行 TAT 皮试时，皮试液浓度为

A. 1.5IU/ml　　B. 15IU/ml

C. 150IU/ml　　D. 1500IU/ml

E. 15000IU/ml

答案解析

想一想

注射破伤风免疫球蛋白前，是否需要做过敏试验？

答案解析

护爱生命

百白破疫苗为我国现行免疫接种程序内规定接种的疫苗，针对 3 月龄至 12 月龄婴儿，采用上臂三角肌肌内注射进行基础免疫，并于 18～24 月龄进行加强免疫，对于破伤风的预防效果较好。每年的 4 月 25 日为全国儿童预防接种宣传日，提高儿童免疫接种率，为儿童健康保驾护航。

目标检测

重点回顾

1. 破伤风患者的主要致死原因是

A. 水、电解质平衡紊乱　　B. 肺部感染

C. 呼吸困难、窒息　　D. 酸中毒

E. 心肌抑制

2. 患者，男性，15 岁。足部刺伤 2 小时，已接受计划性混合疫苗注射，为预防破伤风，最重要的处置是

A. 刺伤部切开不予缝合　　B. 注射 TAT 750U

C. 注射 TAT 1500U　　D. 注射 TAT 3000U

E. 注射破伤风类毒素 0.5ml

3. 下列哪项不是破伤风的预防措施

A. 彻底清创　　B. 用 3% 过氧化氢冲洗伤口

C. 采用自动免疫注射破伤风类毒素　　D. 被动免疫注射破伤风抗毒素

E. 伤后立即应用镇静剂

4. 破伤风的发病是由于

A. 破伤风杆菌产生的外毒素　　B. 破伤风杆菌经伤口进入人体

C. 伤口内有破伤风产生的外毒素　　D. 机体免疫力缺乏
E. 破伤风杆菌产生的内毒素

5. 皮内注射常用的注射部位是
A. 上臂三角肌下缘　　B. 上臂外侧
C. 腹部　　D. 后背
E. 前臂掌侧下缘

第二十五节　肌内注射（成人）

PPT

学习目标

素质目标：
（1）仪表举止优美，关爱患者。
（2）操作规范、熟练，急救意识强。

知识目标：
（1）掌握过敏性休克患者的主要护理问题、主要护理措施。
（2）熟悉过敏性休克患者的护理评估。
（3）了解过敏性休克患者的护理目标及效果评价。

能力目标：
（1）能正确对患者进行病情观察，及时发现患者病情变化。
（2）能正确进行执行肾上腺素肌内注射。

导学情景

情景描述：患者，男性，65岁。因车祸后全身多处软组织挫裂伤，伤口污染严重，经清创缝合后，医嘱青霉素静脉滴注，预防伤口感染。护士询问患者无药物过敏史后，遵医嘱执行青霉素皮肤过敏试验，约5分钟后患者突发呼吸困难，进而意识丧失，瘫倒于座椅上，呼之不应。

情景分析：患者青霉素皮试5分钟后出现呼吸困难、意识丧失，符合青霉素过敏性休克表现，应该立即配合抢救。

讨论：请问患者存在哪些主要的护理问题？应采取哪些有针对性的护理措施？

学前导语：青霉素过敏反应包括过敏性休克、血清病型反应和各个器官的过敏反应，其中过敏性休克是最危急的过敏反应，表现为呼吸系统、循环系统、中枢神经系统方面的症状，通常以呼吸系统和皮肤反应为早期症状。护理工作者应该能识别青霉素过敏性休克的症状，能采取针对性的护理措施。其中最为重要的就是皮下或肌内注射盐酸肾上腺素，护士应如何正确执行肌内注射？

一、完成任务

（一）任务一

请对患者进行护理评估，提出主要的护理问题，制定有针对性的护理措施，并评估护理措施的有效性。

（二）任务二

请立即对患者肌内注射肾上腺素。

二、实施条件

类型	基本实施条件	备注
场地	①模拟病房；②模拟治疗室；③处置室	—
资源	①病床；②SP（标准化患者）；③生活垃圾桶、医用垃圾桶、锐器盒；④屏风；⑤肌内注射模型	—
用物	①无菌持物钳/镊及持物钳/镊筒；②敷料缸（内备无菌纱布数块）；③无菌盘；④砂轮；⑤药物（遵医嘱）；⑥一次性注射器（根据需要选择合适型号）；⑦弯盘；⑧注射卡和笔；⑨无菌棉签；⑩手消毒剂；⑪皮肤消毒液；⑫病历本及护理记录单（按需准备）	工作服、帽子、口罩、挂表
带教老师	每15名学生配备一名带教老师	—

三、考核时量

20分钟：其中用物准备10分钟，操作10分钟。

四、考核标准

（一）任务1考核标准

1. 护理评估

（1）确认现场环境安全。

（2）迅速判断患者意识，检查呼吸、脉搏

1）呼叫患者姓名，轻拍患者肩部，判断意识是否丧失，面部贴近患者的口鼻，感觉有无气体呼出（5秒内完成），患者无意识、无呼吸或呼吸微弱。

2）检查颈动脉搏动（5～10秒完成），判断患者无颈动脉搏动。

（3）确认患者青霉素过敏性休克致心脏骤停。

2. 护理问题

（1）急性循环障碍　与青霉素过敏、心脏收缩功能障碍有关。

（2）组织灌注量不足　与青霉素过敏、急性循环功能障碍有关。

（3）气体交换受损　与喉头水肿、支气管痉挛、微循环障碍、缺氧和呼吸形态改变有关。

（4）潜在并发症　吸入性肺炎、MODS、感染、胸骨骨折、肋骨骨折等。

3. 护理目标

（1）住院期间患者复苏成功，恢复有效循环。

（2）住院期间患者心脏功能恢复，组织灌注良好，末梢循环恢复好。

（3）住院期间患者呼吸功能恢复，气道通畅，呼吸平稳。

（4）住院期间患者无并发症发生，或发生并发症能及时发现和处理。

4. 护理措施

（1）一旦确认患者心脏骤停，立即向周围人员呼救，启动应急反应系统，积极就地抢救，立即进行徒手心肺复苏术（CPR）。

（2）徒手心肺复苏只是临时性的抢救措施，应争分夺秒争取更高生命支持措施。当发生心室颤动和无脉搏室性心动过速时，应快速电除颤；呼吸未恢复时尽快气管内插管，以人工气囊挤压或呼吸机进行辅助呼吸和给氧。

（3）药物治疗。立即遵医嘱皮下或肌内注射肾上腺素，迅速建立静脉通道，遵医嘱及时准确给予各种抗过敏性休克抢救药物，必要时，遵医嘱使用血管活性药物，改善组织灌注，积极纠正水、电解质和酸碱平衡失调，密切观察药物的治疗效果。

（4）持续心电监护，密切监测意识、瞳孔、生命体征、尿量等。

（5）复苏成功后护理

1）严密监测呼吸、意识、瞳孔、心率、血压、体温的变化，加强对患者病情的观察，动态评估患者病情的变化，如出现异常情况应及时报告医生，配合对其进行应急处理。

2）加强呼吸道管理，气管内插管患者定时翻身、拍背，及时吸痰，保证呼吸道通畅。

3）严密监测尿量变化，心肺复苏后，应严格记录24小时出入量。

4）加强外伤伤口换药，保持局部敷料清洁干燥，密切观察伤口情况，加强体温监测，预防伤口感染发生。

5）加强基础护理，保障患者安全，防止坠床、压疮等发生，预防意外损伤。

6）积极有效的沟通，及时详细向患者、家属讲解患者的病情以及风险情况，降低疑惑，使其能够积极配合医护人员的治疗。

（6）心理护理

1）安抚患者，保持患者情绪稳定，使患者配合治疗。

2）与家属沟通，获得理解和支持，鼓励家属及时给予患者关心安慰。

（7）健康指导。病情稳定后及时给予预防过敏性休克相关知识指导，避免再次接触或使用青霉素类药物；讲解意外损伤后的初步处理和自救知识；指导患者康复期加强营养。

5. 护理效果评价

（1）30分钟内患者复苏成功，恢复有效循环。

（2）30分钟内患者心脏功能恢复，组织灌注、末梢循环恢复。

（3）30分钟内患者呼吸功能恢复。

（4）住院期间患者未发生并发症。

（二）任务2 考核标准（肌内注射）

准备时间：10分钟；完成时间：10分钟（表3－25）。

表3－25 肌内注射操作规范

考核内容		技术要求
评估及准备	患者	1. 核对医嘱、注射卡
		2. 评估患者全身情况：年龄、病情、意识状态、用药史、过敏史、家族史等
		3. 评估患者局部情况，选择合适注射部位：无红肿、硬结、瘢痕等情况，肢体活动度良好
		4. 评估患者心理状况，解释并取得合作
	环境	环境符合注射要求，保护隐私
	操作者	1. 衣帽整洁，佩戴挂表
		2. 洗手/消毒手方法正确，戴口罩
	用物	用物准备齐全：①无菌持物钳/镊及持物钳/镊筒；②敷料缸（内备无菌纱布数块）；③无菌盘；④砂轮；⑤药物（遵医嘱）；⑥一次性注射器（根据需要选择合适型号）；⑦弯盘；⑧注射卡和笔；⑨无菌棉签；⑩手消毒剂；⑪皮肤消毒液；⑫必要时配抢救盒；⑬病历本及护理记录单（按需准备）

续表

考核内容		技术要求
操作过程	备药	1. 核对注射卡、药物
		2. 规范抽吸药液，剂量准确，无污染、无浪费
		3. 再次核对并签名
		4. 请他人核对并签名
		5. 医用垃圾初步处理正确
	注射	1. 带用物至患者床旁，核对床号、姓名，并解释
		2. 协助患者取合适体位
		3. 注射部位选择合适，定位方法正确并能口述（口述三角肌或臀大肌定位法）
		4. 注射部位皮肤消毒符合要求（消毒两遍，消毒直径不小于5cm，不留缝隙，待干）
		5. 注射前查对，排尽空气，备干棉签
		6. 持针方法正确，皮肤绷紧，进针角度、深度合适，进针后回抽无回血，注射一次成功
		7. 缓慢推药并口述，询问患者感受
		8. 注射完毕快速拔针并按压
		9. 及时处理注射器和针头
		10. 再次核对、记录
		11. 及时消毒双手，取下口罩
	注射后处理	1. 整理床单位，帮助患者取舒适体位
		2. 健康指导内容、方式合适
		3. 医用垃圾初步处理正确
		4. 巡视病房，听取患者主诉，及时发现并处理用药后反应
评价		1. 遵守原则和规范，无菌观念强，做到了“五个准确”
		2. 动作轻柔，运用无痛注射技术
		3. 护患沟通良好，健康指导有效
		4. 仪表举止端庄，关爱患者
		5. 在规定时间内完成

看一看

2021 年，国家卫健委发布《关于印发 β-内酰胺类抗菌药物皮肤试验指导原则（2021 版）的通知》，明确了关于头孢菌素类抗菌药的皮试原则，即不推荐在使用头孢菌素前常规进行皮试，仅在以下情况时需要皮试：

（1）既往有明确的青霉素或头孢菌素速发型过敏史患者。

（2）药品说明书中规定需进行皮试的。

同时还进一步规范了皮内注射操作方法：针尖斜面向上，与皮肤呈 5°～15°进针，皮内注射皮试液 0.02～0.03ml，形成直径 3mm 的皮丘。

练一练

成人臀大肌注射时，一手绷紧皮肤，另一手用腕部的力量快速垂直刺入针头的

A. 1/4　　B. 1/3

C. 1/2　　D. 3/4

E. 全部

答案解析

想一想

为什么盐酸肾上腺素可以作为过敏性休克抢救的首选药？

答案解析

护爱生命

2005 年 6 月 28 日，WAO 联合各国变态反应机构共同发起了对抗过敏性疾病的全球倡议，将每年的 7 月 8 日定为“世界过敏性疾病日”。旨在通过增强全民对过敏性疾病的认识，共同来预防过敏反应及过敏性哮喘。

目标检测

重点回顾

1. 对 2 岁以下婴幼儿不宜选用臀大肌注射，因其有损伤什么神经的危险
   A. 坐骨神经　B. 迷走神经　C. 脊椎神经　D. 股神经　E. 腓神经
2. 肌内注射前的评估内容是
   A. 确认医嘱和注射卡
   B. 向患者和家属解释注射目的和方法
   C. 询问过敏史
   D. 患者注射部位情况
   E. 以上都是
3. 肌内注射完毕，在护理记录单上记录的内容是
   A. 肌内注射的日期、时间　B. 注射的药名
   C. 患者的反应　D. 注射的药物剂量
   E. 以上都对
4. 发生青霉素过敏性休克时临床上最早出现的症状是
   A. 烦躁不安、血压下降　B. 四肢麻木、头晕眼花
   C. 腹痛、腹泻　D. 发绀、面色苍白
   E. 皮肤瘙痒、呼吸道症状
5. 注射青霉素引起过敏性休克，是由血管活性物质引起的生物学效应，这种休克的发生是由哪种效应所致
   A. 支气管平滑肌收缩　B. 腺体分泌增加
   C. 毛细血管扩张　D. 血管通透性增加
   E. 以上全是

第二十六节　静脉注射

PPT

学习目标

素质目标：

（1）仪表举止优美，关爱患者。

（2）操作规范、熟练，责任意识强。

知识目标：

（1）掌握甲亢术后患者的主要护理问题、主要护理措施。

（2）熟悉甲亢术后患者的护理评估。

（3）了解甲亢术后患者的护理目标及效果评价。

能力目标：

（1）能正确对患者进行病情观察，及时发现患者病情变化。

（2）能正确进行静脉注射操作。

导学情景

情景描述：患者，女性，42岁。因失眠、怕热、心悸半年就诊，入院后经进一步检查诊断为甲状腺功能亢进，经充分术前准备后，行甲状腺大部分切除术，术后出现面部、唇部及手足部的针刺样麻木感，偶有手足痉挛。

情景分析：患者诊断为甲亢，手术治疗后出现面、唇、手足部的麻木感及痉挛，此为甲状旁腺损伤引起。

讨论：请问患者存在哪些主要的护理问题？应采取哪些有针对性的护理措施？

学前导语：甲亢是指甲状腺腺体本身产生甲状腺激素过多而引起的一组临床综合征，对中度以上的原发性甲亢可采用甲状腺大部分切除术来治疗。甲状腺背面附有4个甲状旁腺，若手术时误伤易导致甲状旁腺功能障碍，引起麻木、痉挛症状。护理工作者应能对甲亢术后患者进行病情观察，及时发现各种并发症，并配合医生给予治疗措施。如甲状旁腺损伤，需遵医嘱予以10%葡萄糖酸钙静脉注射，护士应如何正确执行？

一、完成任务

（一）任务一

请对患者进行护理评估，提出主要的护理问题，制定有针对性的护理措施，并评估护理措施的有效性。

（二）任务二

请遵医嘱为患者静脉注射10%葡萄糖酸钙10ml。

二、实施条件

类型	基本实施条件	备注
场地	①模拟病房；②模拟治疗室；③处置室	—

续表

类型	基本实施条件	备注
资源	①治疗台；②病床；③SP（标准化患者）；④处置室设有洗手设备、锐器盒、生活垃圾桶、医用垃圾桶	—
用物	①无菌持物钳、镊及持物钳、镊筒；②敷料缸（内备无菌纱布数块）；③无菌盘；④砂轮；⑤药物（遵医嘱）；⑥一次性注射器（根据需要选择合适型号）；⑦头皮针；⑧胶布；⑨弯盘；⑩止血带；⑪小枕及一次性垫巾；⑫注射卡和笔；⑬无菌棉签；⑭手消毒剂；⑮皮肤消毒液；⑯病历本及护理记录单（按需准备）；⑰一次性手套（按需准备）	工作服、帽子、口罩、挂表
带教老师	每15名学生配备一名带教老师	—

三、考核时量

20分钟：其中用物准备10分钟，操作10分钟。

四、考核标准

（一）任务1考核标准

1. 护理评估

（1）健康史　了解发病的过程及治疗经过、既往健康状况、有无家族史、手术史等；术后了解麻醉方式、手术方法、术中出血量、补液量，麻醉及手术经过是否顺利；了解术后生命体征、切口及引流等情况、是否出现并发症等。

（2）身体状况　评估患者甲状腺肿大情况、基础代谢率，有无心悸脉快、脉压增大、突眼等情况。

（3）心理—社会状况　评估患者有无情绪急躁；评估患者及家属对手术治疗的了解程度及家庭经济承受能力。

（4）辅助检查　血清T_3和T_4测定。

2. 护理问题

（1）焦虑　与交感神经功能亢进、担心手术及预后有关。

（2）清理呼吸道无效　与切口疼痛以及分泌物增多、咽喉部气管受刺激有关。

（3）潜在并发症　呼吸困难和窒息、喉返神经损伤、喉上神经损伤、手足抽搐、甲状腺危象等。

3. 护理目标

（1）住院期间患者心情舒畅，能有效配合治疗护理。

（2）住院期间患者气道保持通畅，未发生窒息等情况。

（3）住院期间患者无并发症发生，或发生并发症能及时发现和处理。

4. 护理措施

（1）病情观察　密切注意患者的生命体征的变化；观察切口渗血情况，注意引流液的量、颜色，及时更换浸湿的敷料，估计并记录出血量；观察有无甲状腺术后并发症的表现，如出现进行性呼吸困难、烦躁、发绀，甚至窒息，表明喉返神经损伤；如发生误咽、呛咳或是声调降低，表明喉上神经损伤；术后出现手足抽搐，表明甲状旁腺损伤；如术后12～36h内高热（$T>39℃$）、脉快（$P>120$次/分）、大汗，烦躁不安、谵妄甚至昏迷，常伴有呕吐、腹泻等症状，应考虑并发了甲状腺危象。

（2）体位护理　取去枕平卧位，待全麻清醒、血压平稳后取半坐卧位以利于呼吸和引流。在变换体位、活动、咳嗽时可用手固定颈部，保持头颈部于舒适位置，以减少因震动而引起疼痛。

（3）饮食护理　全麻清醒后，可饮用少量温水或凉水，观察有无呛咳、误咽等现象。无不适，逐渐给予微温半流质饮食，以后逐步过渡到普食。限制肉类、乳品和蛋类等食品的摄入，避免摄入含磷较高的食物而影响钙的吸收，加重抽搐发生。

（4）保持呼吸道通畅 指导和鼓励患者深呼吸、有效咳嗽，必要时行超声雾化吸入，帮助其及时排出痰液，以免痰液阻塞气管。

（5）心理护理 向患者解释麻木及抽搐发生的原因，予以心理支持。

5. 护理效果评价

（1）住院期间患者能有效配合治疗护理。

（2）住院期间患者气道保持通畅，未发生窒息。

（3）住院期间患者无并发症发生。

（二）任务2 考核标准（静脉注射）

准备时间：10分钟；完成时间：10分钟（表3－26）。

表3－26 静脉注射操作规范

<table>
<tr><th colspan="2">考核内容</th><th>技术要求</th></tr>
<tr><td rowspan="8">评估及准备</td><td rowspan="4">患者</td><td>1. 核对医嘱、注射卡</td></tr>
<tr><td>2. 评估患者全身情况：年龄、病情、意识状态、用药史、过敏史、家族史等</td></tr>
<tr><td>3. 评估患者局部情况，选择合适注射部位：无红肿、硬结、瘢痕等情况，血管粗直、有弹性，肢体活动度良好</td></tr>
<tr><td>4. 评估患者心理状况，解释并取得合作</td></tr>
<tr><td>环境</td><td>环境符合注射要求，保护隐私</td></tr>
<tr><td rowspan="2">操作者</td><td>1. 衣帽整洁，佩戴挂表</td></tr>
<tr><td>2. 洗手、消毒手方法正确，戴口罩</td></tr>
<tr><td>用物</td><td>用物准备齐全：①无菌持物钳/镊及持物钳/镊筒；②敷料缸（内备无菌纱布数块）；③无菌盘；④砂轮；⑤药物（遵医嘱）；⑥一次性注射器（根据需要选择合适型号）；⑦头皮针；⑧胶布；⑨弯盘；⑩止血带；⑪小枕及一次性垫巾；⑫注射卡和笔；⑬无菌棉签；⑭手消毒剂；⑮皮肤消毒液；⑯病历本及护理记录单（按需准备）；⑰一次性手套（按需准备）</td></tr>
<tr><td rowspan="20">操作过程</td><td rowspan="5">备药</td><td>1. 核对注射卡、药物</td></tr>
<tr><td>2. 规范抽吸药液，剂量准确，无污染、无浪费</td></tr>
<tr><td>3. 再次核对并签名</td></tr>
<tr><td>4. 请他人核对并签名</td></tr>
<tr><td>5. 医用垃圾初步处理正确</td></tr>
<tr><td rowspan="11">注射</td><td>1. 带用物至患者床旁，核对床号、姓名，并解释</td></tr>
<tr><td>2. 协助患者取合适体位，垫一次性垫枕</td></tr>
<tr><td>3. 穿刺点上方6cm处扎一次性止血带、松紧适宜</td></tr>
<tr><td>4. 穿刺部位皮肤消毒符合要求（消毒两遍，消毒直径不小于5cm，不留缝隙，待干）</td></tr>
<tr><td>5. 穿刺前查对，排尽空气，备干棉签</td></tr>
<tr><td>6. 持针方法正确，皮肤绷紧，进针角度合适，一针见血</td></tr>
<tr><td>7. 松止血带，缓慢推药，询问患者感受</td></tr>
<tr><td>8. 推药完毕快速拔针并按压</td></tr>
<tr><td>9. 及时处理注射器和头皮针</td></tr>
<tr><td>10. 再次核对、记录</td></tr>
<tr><td>11. 及时消毒双手，取下口罩</td></tr>
<tr><td rowspan="4">注射后处理</td><td>1. 整理床单位，帮助患者取舒适体位</td></tr>
<tr><td>2. 健康指导内容、方式合适</td></tr>
<tr><td>3. 医用垃圾初步处理正确</td></tr>
<tr><td>4. 巡视病房，听取患者主诉，及时发现并处理用药后反应</td></tr>
</table>

续表

考核内容	技术要求
评价	1. 患者安全、满意
	2. 操作规范，坚持“三查八对”，无菌观念强
	3. 护患沟通良好，健康指导有效
	4. 仪表举止端庄，关爱患者，体现整体护理理念
	5. 在规定时间内完成

看一看

针对特殊患者进行静脉注射时，需掌握特殊的穿刺要点。

（1）肥胖患者　因皮下脂肪较厚，静脉位置较深，不明显，但相对固定的特点，注射时在摸清血管走向后由静脉上方进针，进针角度稍加大。

（2）水肿患者　可沿静脉解剖位置，用手按揉局部，以暂时驱散皮下水分，使静脉充分显露后再穿刺。

（3）脱水患者　血管充盈不良，穿刺困难，可做局部热敷、按摩，待血管充盈后再穿刺。

（4）老年患者　因皮下脂肪少、静脉易滑动且脆性较大，针头难以刺入或易穿破血管对侧，注射时可用手指分别固定穿刺静脉上下两端，再沿静脉走向穿刺。

练一练

下列选项中，甲状腺大部分切除术后患者出现哪一症状，提示有术后抽搐的危险

A. 背痛　　B. 吸痰时颈部肌肉收缩

C. 关节疼痛　　D. 指尖针刺感

E. 高热

答案解析

想一想

小儿头皮静脉注射时，如何区分头皮动脉和头皮静脉？

答案解析

护爱生命

每年5月25日所在的一周是“国际甲状腺知识宣传周”，又称“甲状腺周”“甲状腺知识周”，是由国际甲状腺联盟发起的，是为了提高全球居民的甲状腺健康知识，2021年为第12届宣传周，活动主题为“重视筛查、谨防恶变、提高防治意识”。

目标检测

重点回顾

1. 患者，女性，17岁，因学习紧张，压力大，每天学习到深夜，睡眠不好，于今日上课时出冷汗，面色苍白，虚脱来院就诊。医嘱：50%葡萄糖50ml iv st。选择的最佳注射部位是

A. 手背静脉　　B. 股静脉　　C. 大隐静脉　　D. 头静脉　　E. 颈外静脉

2. 患者，女性，48 岁，因感冒而行静脉注射，在注射过程中出现局部疼痛、肿胀，试抽无回血，请问最可能的原因是

A. 针头阻塞　　B. 静脉痉挛

C. 针头斜面紧贴血管壁　　D. 针头斜面一半在血管外

E. 针头滑出血管外

3. 静脉注射操作中错误的步骤是

A. 在穿刺点上方约 6cm 处扎止血带　　B. 常规消毒皮肤后嘱患者握拳

C. 针头与皮肤呈 15°～30°进针　　D. 见回血后即推注药液

E. 注射后用干棉签拔针按压

4. 患儿，男性，1 岁。因肺炎需要进行静脉注射，最常用的静脉是

A. 大隐静脉　　B. 头部的静脉　　C. 手背浅静脉　　D. 头静脉　　E. 贵要静脉

5. 患者，女性，35 岁，诊甲亢后即行甲状腺次全切手术，术后患者出现高热，心率 160 次/分，烦躁不安，大汗淋漓，腹泻，应首先考虑的诊断是

A. 甲亢症状加重　　B. 甲亢术后感染

C. 甲亢危象　　D. 甲亢危象前期

E. 甲亢术后感染性腹泻

PPT

第二十七节　大量不保留灌肠

学习目标

素质目标：

（1）具有开放、接纳的思想和态度。

（2）具有耐心、爱心的职业素养。

知识目标：

（1）掌握痔疮患者的主要护理问题及护理措施。

（2）熟悉痔疮患者的护理效果评价及处理原则。

（3）了解痔疮患者的护理评估、病因和病理生理。

能力目标：

（1）根据患者病情，能正确判断痔疮的种类及分级。

（2）能正确为痔疮患者进行健康指导。

导学情景

情景描述： 患者，男性，40 岁，因“排便后肛门肿物脱出，无法回纳，伴剧烈疼痛”而就诊。患者自诉两日前排便后肛门肿物增大，无法回纳，伴疼痛剧烈难忍，门诊以“混合痔并嵌顿”收入院治疗。患者惧怕排便，诉平日饮食喜饮酒，好食辣。医嘱给予对症处理，减轻局部水肿，减轻疼痛，手法还纳，做好肠道准备，择期手术治疗。

情景分析： 结合体格检查、患者主诉和以往病史等，患者诊断为混合痔并嵌顿；根据痔的位置不同可分为内痔、外痔和混合痔，不同类型临床表现不同。混合痔是指齿状线上下均发生静脉曲张，具有内痔和外痔的临床特点，严重时可发生环状痔。

讨论：请问患者存在哪些主要的护理问题？应采取哪些有针对性的护理措施？

学前导语：痔疮发生的主要原因有长期久坐、便秘、妊娠、腹水等引起腹内压升高的因素。此外，直肠下端和肛管慢性炎症及饮酒、辛辣食物都可以引起痔疮。护理工作者需要知晓痔疮患者的主要护理问题、针对性的护理措施、正确的健康指导及手术前后的护理要点。患者在手术前，护士应如何为患者做好肠道准备？

一、完成任务

（一）任务一

请对患者进行护理评估，提出主要的护理问题，制定有针对性的护理措施，并评估护理措施的有效性。

（二）任务二

请为患者进行大量不保留灌肠。

二、实施条件

类型	基本实施条件	备注
场地	①模拟病房；②模拟治疗室；③处置室；④模拟手术室	—
资源	①病床；②志愿者；③灌肠模型；④屏风；⑤生活垃圾桶、医用垃圾桶；⑥输液架；⑦洗手设施：洗手池、非手触式水龙头、流动水、洗手流程图	—
用物	①一次性灌肠包；②灌肠液：根据医嘱准备；③弯盘；④水温计；⑤手消毒剂；⑥便盆；⑦便盆巾；⑧医嘱执行单；⑨洗手液（在有效期内）	—
带教老师	每 15 名学生配备一名带教老师	—

三、考核时量

任务 1：案例分析 30 分钟。

任务 2：大量不保留灌肠，20 分钟（其中用物准备 10 分钟，操作 10 分钟）。

四、考核标准

（一）任务 1 考核标准

1. 护理评估 评估患者发病原因，询问：①是否有腹内压力增高的因素。如久坐久站、长期重体力劳动、便秘、前列腺增生等。②是否有慢性感染。如直肠下段、肛周的感染肛窦炎、肛腺炎等。③日常饮食习惯。长期饮酒及食用辛辣刺激性食物是痔的诱发因素；评估痔块、疼痛、便秘、便血、瘙痒等情况；评估心理状况，了解有无紧张、焦虑及发生的原因。

2. 护理问题

（1）疼痛　与混合痔并嵌顿有关。

（2）便秘　与排便出血、疼痛、不良饮食、排便习惯有关。

（3）知识缺乏　缺乏痔的治疗护理和预防术后复发的康复知识。

3. 护理目标

（1）住院期间患者疼痛减轻或消失。

（2）住院期间患者能养成良好的饮食、排便习惯，保持大便通畅。

（3）住院期间患者能积极配合治疗，准确表达治疗护理配合要点及术后康复的相关知识。

4. 护理措施

（1）饮食护理　鼓励患者多饮水，多食新鲜蔬菜、水果和富含膳食纤维的食物，避免饮酒，忌食辛辣刺激性食物。

（2）减轻疼痛，保持大便通畅　遵医嘱肛管内纳入消炎止痛栓、肛门坐浴，减轻局部肿胀、疼痛、瘙痒症状；及时还纳痔块；养成良好的排便习惯，防止便秘，必要时遵医嘱给予缓泻剂。

（3）病情观察　观察疼痛的症状有无加重，痔块、便血等情况。

（4）术前准备　术前1日进流质饮食，术日晨禁食；排空大便，必要时遵医嘱清洁灌肠；配合做好其他术前准备，如皮肤准备、药物过敏试验、术前用药等。

（5）心理护理　积极沟通，了解患者心理状况，帮助缓解焦虑情绪。

（6）健康指导　指导患者：①避免久坐久站，适当运动；②保持良好健康的饮食习惯，不饮酒，少吃辛辣食物；③养成良好的排便习惯，保持大便通畅，保持肛周卫生。

5. 护理效果评价

（1）住院期间患者疼痛减轻或消失。

（2）住院期间患者能养成良好的饮食、排便习惯，保持大便通畅。

（3）住院期间患者能积极配合治疗，准确表达治疗护理配合要点及术后康复的相关知识。

（二）任务2 考核标准（大量不保留灌肠）

准备时间：10分钟；完成时间：10分钟（表3－27）。

表3－27　大量不保留灌肠（成人）操作规范

考核内容		技术要求
评估及准备	患者	1. 患者的病情、意识、合作程度
		2. 肛周皮肤、黏膜情况，有无肛肠疾患、灌肠经历
	环境	环境安静整洁、光线适中、温度适宜、屏风遮挡
	操作者	着装整洁，七步洗手法
	用物	用物准备齐全
实施	核对解释安置体位	1. 携用物至床旁，核对床号、姓名、手腕带，解释
		2. 关闭门窗，遮挡患者，备输液架
		3. 协助患者取左侧卧位，褪裤至膝部
		4. 臀部移至床沿，双膝屈曲
		5. 垫一次性治疗巾，放置弯盘，注意保暖
	挂液与排气	1. 将配制好的溶液倒入灌肠袋中，灌肠袋挂架上，袋底与床的高度为40～60cm
		2. 戴手套，润滑肛管前端
		3. 打开调节器，排尽灌肠袋管内空气放出少量液体，夹闭肛管
	插入肛管	左手分开肛门，暴露肛门，嘱患者深呼吸，右手将肛管轻轻插入直肠7～10cm
	灌注液体	1. 固定肛管
		2. 开放管夹，根据患者耐受情况调节流速
		3. 密切观察筒内液面下降速度和患者的情况
	拔管	1. 灌肠液即将流尽时夹管，左手持卫生纸轻轻压肛门，右手用卫生纸包裹肛管轻轻拔出，放入弯盘内
		2. 擦净肛门，撤一次性垫巾，将灌肠袋、肛管、垫巾等一次性用品放入医疗垃圾袋内
		3. 脱手套，协助患者穿裤
	保留	1. 嘱患者取平卧位，保留5～10分钟后排便
		2. 移去屏风，开窗通风
	整理记录	1. 整理床单位
		2. 告知注意事项，做好健康指导
		3. 洗手，取下口罩
		4. 记录

续表

考核内容	技术要求
评价	1. 插管一次成功，固定无脱出，灌肠顺利，未污染衣裤、床单
	2. 操作规范、熟练，程序正确，动作轻柔
	3. 沟通有效，关心患者，保护患者隐私
	4. 在规定时间内完成

看一看

直肠肛管良性疾病包括直肠肛管周围脓肿、肛瘘、肛裂和痔。直肠肛管周围脓肿可因脓肿发生的位置不同而临床表现有所不同，如果引流不畅或由于脓肿本身可发生肛瘘。肛瘘本身不能治愈，需手术治疗。肛裂由粪便干结引起，可出现典型的肛裂、肛乳头肥大和前哨痔三联征。痔可分为内痔、外痔、混合痔，可有出血、痔块脱出、疼痛等表现。

练一练

在开展社区护理时，某患者诉其患内痔多年，经常便秘。护士对她的健康指导中，不妥的措施是

A. 鼓励多喝水　　B. 多食水果蔬菜

C. 坚持每日定时排便　　D. 每日服用泻药

E. 坚持适当体育活动

答案解析

想一想

痔疮患者应该如何给予饮食指导？

答案解析

护爱生命

肛门坐浴：坐浴是清洁肛门，改善血液循环，促进炎症吸收的有效方法，并有缓解括约肌痉挛、减轻疼痛的作用。水温40~46℃，每日2~3次，每次20~30分钟。对直肠肛管炎症性疾病或术后患者可用0.02%高锰酸钾或0.1%苯扎溴铵坐浴。年老体弱者，坐浴结束时注意搀扶，防止体位性低血压造成晕倒。在肛门坐浴时要保护患者的隐私，尊重患者，保证患者的人身安全。

目标检测

重点回顾

1. 使痔核逐步缺血脱落坏死的治疗方法是

A. 注射疗法　　B. 冷冻疗法　　C. 切除法　　D. 结扎法　　E. 剥离法

2. 某患者，排便后肛门剧烈疼痛，并有一肿块，触痛明显，最可能的诊断是
A. 内痔脱出　　B. 肛周脓肿
C. 血栓性外痔　　D. 肛裂并前哨痔
E. 直肠息肉脱出

3. 治疗痔注射疗法的机制是
A. 局部产生细菌性炎症，使痔核化脓
B. 使痔核缺血坏死
C. 局部产生无菌性炎症，痔核萎缩
D. 局部产生高热，使痔核液化
E. 药物溶化痔核

4. 肛管手术后，能促进炎症吸收，缓解肛门括约肌痉挛的措施是
A. 保持大便通畅　　B. 早期适当活动
C. 温水肛门坐浴　　D. 保持局部清洁
E. 避免仰卧位

5. 内痔手术后出院指导不正确的是
A. 定时排便　　B. 提肛运动
C. 少吃水果　　D. 避免辛辣食物
E. 排便后清洁肛周皮肤

PPT

第二十八节　胃肠减压术

学习目标

素质目标：
(1) 能尊重患者，具有“爱伤观念”。
(2) 具有认真严谨的态度、操作规范、熟练，职业防护意识强。

知识目标：
(1) 掌握机械性肠梗阻患者的主要护理问题、主要护理措施。
(2) 熟悉机械性肠梗阻患者的护理效果评价。
(3) 了解机械性肠梗阻患者的护理评估、分类、病理生理。

能力目标：
(1) 根据患者的临床表现，采取正确的处理措施。
(2) 能正确为患者进行胃肠减压护理。

导学情景

情景描述： 患者，男性，72岁，因腹痛、腹胀、呕吐、肛门停止排气、排便2天入院。既往曾于5年前行胃大部切除术。查体：全腹轻度压痛、无反跳痛、肌紧张，叩鼓音，肠鸣音亢进，偶可闻气过水声。立位腹平片，可见多个液平面。入院诊断：急性肠梗阻。医嘱要求严格禁食、胃肠减压，经静脉补充水分、电解质，维持体液平衡，口腔护理2次/日，保持口腔清洁，密切观察病情变化，做好术前准备，必要时手术治疗。

情景分析：结合体格检查、实验室检查和以往病史等，患者诊断为急性肠梗阻。肠梗阻是指肠内容物不能正常、顺利通过肠道，是外科常见的急腹症之一，约 90% 的肠梗阻发生于小肠，及时有效的处理措施，能够促进病情康复，减少并发症的发生。

讨论：请问患者存在哪些主要的护理问题？应采取哪些有针对性的护理措施？

学前导语：机械性肠梗阻是最常见的肠梗阻，临床上根据患者的病情选择手术或者非手术治疗，并给予正确的健康指导；护理工作者需要知晓肠梗阻患者的主要护理问题、针对性的护理措施、正确的胃肠减压技能。护士如何为患者实施胃肠减压？

一、完成任务

（一）任务一

请对患者进行护理评估，提出主要的护理问题，制定有针对性的护理措施，并评估护理措施的有效性。

（二）任务二

请为患者进行胃肠减压。

二、实施条件

类型	基本实施条件	备注
场地	①模拟病房；②模拟治疗室；③处置室	—
资源	①病床；②标准化患者（SP）；③生活垃圾桶、医用垃圾桶、锐器盒	—
用物	①治疗盘；②治疗碗 2 个：内盛生理盐水或凉开水；③治疗巾；④液体石蜡棉球；⑤弯盘；⑥胃管；⑦50ml 注射器；⑧纱布；⑨胶布；⑩胃管标示及管道滑脱标识；⑪胃肠减压器；⑫镊子；⑬止血钳；⑭压舌板；⑮听诊器；⑯无菌手套；⑰医嘱、护理记录单	—
带教老师	每 15 名学生配备一名带教老师	—

三、考核时量

任务 1：案例分析 30 分钟。

任务 2：胃肠减压术，30 分钟（其中用物准备 15 分钟，操作 15 分钟）。

四、考核标准

（一）任务 1 考核标准

1. 护理评估 评估患者病因：询问病史，既往有胃大部切除手术史；评估有无其他腹部疾病史、手术史、外伤史；评估有无感染、饮食不当、过度劳累等诱因。

2. 护理问题

（1）急性疼痛 与肠管痉挛、肠壁缺血、蠕动增强有关。

（2）体液不足 与频繁呕吐、肠腔积液、禁饮食、胃肠减压等有关。

（3）知识缺乏 缺乏疾病的治疗、护理、手术配合的相关知识。

（4）潜在并发症 肠坏死、腹膜炎、感染性休克、肠瘘等。

3. 护理目标

（1）住院期间患者病情稳定，腹痛症状逐渐减轻或消失。

（2）住院期间患者症状缓解，体液平衡得以维持。

（3）住院期间患者能说出治疗、护理、手术配合相关的重要知识。

（4）住院期间患者的并发症得到有效的预防，或发生并发症能及时发现和处理。

4. 护理措施

（1）一般护理　①休息与活动：患者卧床休息，给予半卧位，以减轻腹胀对呼吸循环系统的影响；②禁食、胃肠减压：严格禁食水，密切观察记录胃液的性质和量。

（2）病情观察　密切观察患者意识、生命体征、腹痛、呕吐、腹胀、肛门排气排便情况，有无腹膜刺激征等，高度警惕绞窄性肠梗阻的发生。

（3）对症护理　①呕吐：嘱患者坐起或头偏向一侧，避免误吸引起肺炎或窒息，及时清除呕吐物，给予漱口，保持口腔清洁，认真记录；②疼痛：病情观察期间禁用吗啡类止痛剂，以免掩盖病情；③维持体液平衡：遵医嘱静脉输液，维持水、电解质、酸碱平衡。

（4）术前准备　遵医嘱做好备皮、配血、过敏试验、补足液体等术前常规准备。

（5）心理护理　积极沟通，耐心解释安慰、稳定患者情绪，向患者和家属介绍有关肠梗阻的知识，讲述治疗措施、必要时手术治疗的必要性和重要性，减少不必要的紧张和担忧，使之积极配合治疗和护理。

（6）健康指导　①注意适当休息和活动，避免饭后剧烈活动和腹部受凉；②注意饮食卫生，不可暴饮暴食，忌食不易消化和刺激性食物；③保持大便通畅，预防便秘的发生。

5. 护理效果评价

（1）住院期间患者疼痛减轻或消失。

（2）住院期间患者体液维持平衡，生命体征稳定。

（3）住院期间患者能正确表述治疗、护理、手术配合相关的重要知识。

（4）住院期间患者未发生并发症，或发生并发症能及时发现和处理。

（二）任务2考核标准（胃肠减压）

准备时间：15分钟；完成时间：15分钟（表3－28）。

表3－28　胃肠减压术的操作规范

考核内容		技术要求
评估及准备	患者	1. 评估患者病情、检查鼻孔是否通畅
		2. 向患者及家属解释目的、过程、操作中配合方法，取得患者配合
	环境	环境安全、清洁、舒适、温湿度适宜。符合操作要求
	操作者	着装整洁，符合操作要求
	用物	用物准备齐全

续表

考核内容		技术要求
操作过程	插胃管	1. 核对医嘱、用物、患者
		2. 患者体位、准备
		3. 戴手套
		4. 检查胃管，测量插管长度，作标记
		5. 润滑胃管前端
		6. 插管 （1）再次核对床号、姓名 （2）左手以纱布托住胃管，右手持镊子夹住胃管前端，沿一侧鼻孔缓缓插入，到咽喉部时（约 10～15cm），嘱患者做吞咽动作，随后迅速将胃管插入所需长度 （3）插管时出现恶心不适应休息片刻，嘱患者做深呼吸，随后再插入。插入不畅时应检查胃管是否盘在口中 （4）插管过程中如果出现呛咳、呼吸困难、发绀等情况，应立即拔出，休息片刻后重插
	确认固定	1. 验证胃管是否在胃内（任选其一） （1）注射器连接胃管末端，能抽出胃液 （2）置听诊器于患者胃部，经胃管快速注入 10ml 空气，能听到气过水声 （3）将胃管末端置于盛水的治疗碗内，无气泡逸出
		2. 证实在胃内后，脱手套，胶布固定胃管
	连接减压器	1. 检查、调节胃肠减压器的负压
		2. 将胃管与负压装置连接，妥善固定，贴好胃管标识
		3. 再次核对床号、姓名、执行单
	整理记录	1. 擦净患者口鼻，询问患者感受，整理床单位
		2. 注意观察和记录引流液的颜色、量、性质
		3. 按要求分类整理用物
		4. 洗手，记录
评价		1. 操作步骤流畅、准确
		2. 态度严谨、动作轻稳、测量准确
		3. 沟通有效，解释合理，人文关怀得当
		4. 在规定时间内完成

看一看

蛔虫性肠梗阻是指蛔虫扭结成团，堵塞肠腔并引起肠管痉挛引起的肠梗阻，属于单纯性机械性肠梗阻。蛔虫性肠梗阻多见于农村儿童，多由驱虫不当引起；在肠道的某一个部位，多为不完全性梗阻。

练一练

粘连性肠梗阻属于哪种类型的肠梗阻

A. 动力性肠梗阻　　B. 麻痹性肠梗阻

C. 血运性肠梗阻　　D. 机械性肠梗阻

E. 绞窄性肠梗阻

答案解析

想一想

肠梗阻非手术治疗期间应密切观察患者的哪些症状和体征，以便及时发现绞窄性肠梗阻的发生？

答案解析

护爱生命

近年来的一些研究表明，胃肠减压只具有解除肠梗阻患者的呕吐症状作用，对急性胰腺炎并无特异性的治疗作用，长期应用甚至可导致急性胰腺炎复发，因此轻中度急性胰腺炎只要无肠梗阻和明显的呕吐症状，可不采用胃肠减压治疗。在胃肠减压过程中，时刻关注患者的舒适度，倾听患者主诉，满足患者心理需求。

目标检测

重点回顾

1. 急性肠梗阻非手术治疗期间最重要的治疗措施是
   A. 输血　B. 纠正水、电解质紊乱　C. 胃肠减压　D. 应用抗生素　E. 灌肠
2. 患者，男性，35 岁，因肠梗阻收入院。非手术治疗期间，护士发现患者腹部出现固定性压痛及腹膜刺激征，提示肠梗阻的性质演变为
   A. 痉挛性　B. 麻痹性　C. 粘连性　D. 绞窄性　E. 单纯性
3. 患者，男性，21 岁，饱餐后打球，突然全腹持续性疼痛，阵发性加剧，向腰背部放射，呕吐，应考虑为
   A. 肠扭转　B. 肠套叠　C. 肠肿瘤　D. 肠粘连　E. 肠系膜动脉栓塞
4. 绞窄性肠梗阻是指肠梗阻并伴有
   A. 肠袢两端均完全阻塞　B. 肠壁血供障碍　C. 肠壁穿孔、坏死　D. 肠系膜扭转　E. 肠腔高度扩张
5. 肠梗阻的四大共同表现
   A. 腹痛、肠型、呕吐、便闭　B. 便闭、呕吐、腹胀、腹痛　C. 便闭、腹痛、腹胀、肠音亢进　D. 便闭、腹痛、肠音减弱、腹胀　E. 腹痛、便闭、肠型、腹胀

第二十九节　口腔护理

PPT

学习目标

素质目标：

（1）具有爱心与责任心的职业态度，具有“爱伤观念与人文关怀”的职业素养。

（2）具有吃苦耐劳、认真、严谨的“工匠精神”。

知识目标：

（1）掌握胃癌术后患者的主要护理问题、主要护理措施。

（2）熟悉胃癌术后患者的护理效果评价。

（3）了解胃癌术后患者的护理评估及常见的并发症。

能力目标：

（1）根据患者手术后的临床表现，给予正确有效的护理措施。

（2）能为术后患者进行有效的健康教育。

导学情景

情景描述：患者，男性，46岁。胃溃疡病史8年。近1个月来上腹不适，疼痛、反酸、嗳气等症状明显加重，服制酸剂无效，体重下降3kg。大便隐血试验阳性，经病理切片检查诊断为胃癌，给予胃大部分切除手术，术后第1天生命体征平稳、伤口疼痛；遵医嘱禁食、胃肠减压。医嘱给予患者每日2次的口腔护理，保持引流管通畅，密切观察病情、减少并发症。

情景分析：结合体格检查、实验室检查等，患者诊断为胃癌，胃癌是我国最常见的消化道恶性肿瘤。在我国，40～60岁多见，男性多于女性，比例为2∶1。胃癌一旦明确诊断，即应积极争取做根治性胃大部分切除术或胃全切术。若晚期胃癌不能行根治术者，可采用姑息性手术。术后正确的护理，能够有效地减少并发症的发生。

讨论：请问患者存在哪些主要的护理问题？应采取哪些有针对性的护理措施？

学前导语：胃癌的病因尚未明确，可能与多种因素相关。幽门螺杆菌是胃癌发病的重要因素。胃癌对放射治疗不敏感。护理工作者需要熟悉胃癌术后患者的主要护理问题、针对性的护理措施，做好清洁护理。护士如何为胃癌术后患者进行口腔护理？

一、完成任务

（一）任务一

请对患者进行护理评估，提出主要的护理问题，制定有针对性的护理措施，并评估护理措施的有效性。

（二）任务二

请为患者进行口腔护理。

二、实施条件

类型	基本实施条件	备注
场地	①模拟病房；②模拟治疗室	—
资源	①病床；②志愿者；③生活垃圾桶、医用垃圾桶	—
用物	①口腔护理盘（治疗碗2个、无菌棉球若干、止血钳2把、纱布两块）；②一次性压舌板；③手电筒；④治疗巾；⑤弯盘；⑥口腔护理液；⑦一次性手套；⑧无菌棉签、剪刀；⑨病历本；⑩笔；⑪漱口杯；⑫吸管；⑬开口器（按需准备）；⑭外用药物（按需准备）；⑮护理记录单	—
带教老师	每15名学生配备一名带教老师	—

三、考核时量

任务1：案例分析30分钟。

任务2：口腔护理15分钟（其中用物准备5分钟，操作10分钟）。

四、考核标准

（一）任务1考核标准

1. 护理评估 评估患者：①一般情况。姓名、性别、年龄、性格特征等。②健康史。日常饮食结构；药物使用情况等；既往健康情况、手术史、药物过敏史等；患者的症状、体征及辅助检查情况。③心理和社会支持状况等情况。

2. 护理问题

（1）疼痛 与手术伤口有关。

（2）营养失调 低于机体需要量：与肿瘤导致机体处于高代谢状态、手术禁食有关。

（3）有体液不足的危险 与禁食、急性穿孔、大出血、幽门梗阻等引起的失血、失液有关。

（4）潜在并发症 出血、感染、吻合口瘘、消化道梗阻、倾倒综合征等。

3. 护理目标

（1）住院期间患者自述疼痛逐渐缓解或消失。

（2）出院时患者的消化功能逐渐恢复，营养状况得到改善。

（3）住院期间患者水电解质平衡。

（4）住院期间患者未出现并发症。

4. 护理措施

（1）术前护理

1）心理护理：对患者关心体贴，富有同情心，掌握患者情绪变化，根据患者的需要，及时解答有关问题以及提供治疗和疾病的相关知识，消除患者的顾虑和消极心理，增强患者对治疗的信心和勇气，积极配合治疗和护理。

2）改善营养状况：给予高蛋白、高维生素、高热量、易消化饮食，纠正低蛋白血症，提高手术耐受力，有利于术后身体修复。必要时，进行肠外营养。

3）协助患者做好手术前各项检查及术前常规准备。

（2）术后护理

1）体位与活动：麻醉清醒血压平稳后采取半卧位。指导患者有效咳嗽、咳痰，深呼吸运动；协助其翻身、拍背。病情许可，鼓励早期下床活动，减少并发症发生，同时有利于身体恢复。

2）病情观察：定时监测生命体征、意识、皮肤色泽温度、尿量以及记录24小时出入量等。

3）胃肠减压和饮食护理：保持胃管通畅，定时冲洗和抽吸胃液，每4小时一次，密切观察胃液的颜色、性质、量，并做好记录。拔胃管前禁食，拔胃管后从少量水或者米汤开始逐渐过渡到正常。

4）术后并发症护理：①术后观察患者的生命体征及神志，胃肠减压引流颜色，判断是否有术后出血；②观察术后24～48小时，是否出现突发上腹部剧痛、发热和腹膜刺激征等，判断是否有十二指肠残端破裂；③观察患者术后一周内，是否出现高热、腹膜炎，引流出含肠内容物的混合液体，判断是否有吻合口瘘；④观察患者有无腹胀、腹痛、呕吐等术梗阻情况；⑤一旦出现异常，及时通知医生并配合处理。

5. 护理效果评价

（1）住院期间患者疼痛逐渐缓解或消失。

（2）住院期间患者得到良好的健康照护，营养得到改善。

（3）住院期间患者水电解质平衡。

（4）住院期间患者未发生并发症。

（二）任务2 考核标准（口腔护理）

准备时间：5分钟；完成时间：10分钟（表3－29）。

表3－29　口腔护理操作规范

考核内容		技术要求
评估及准备	患者	1. 核对医嘱
		2. 评估患者全身情况：年龄、病情、意识状态
		3. 评估患者口腔情况，选择合适漱口溶液：有无松动性牙齿和活动性义齿
		4. 评估患者心理状况，解释并取得合作
	环境	清洁、安静、明亮，符合口腔护理要求
	操作者	1. 着装整洁，端庄大方
		2. 洗手，戴口罩
	用物	用物准备齐全，逐一对用物进行检查，漱口液选择正确，质量符合要求；清点棉球数量；摆放有序，符合操作原则
实施	口腔护理	1. 带用物至患者床旁，核对患者床号、姓名
		2. 向患者或家属解释口腔护理的目的、配合方法及注意事项
		3. 协助患者取合适体位，头偏向一侧（右侧），面向护士
		4. 戴手套，取治疗巾铺于颌下，弯盘放于口角旁
		5. 先湿润口唇与口角，再协助患者用吸水管吸水漱口（昏迷患者禁忌漱口）
		6. 嘱患者张口（昏迷患者使用开口器协助张口），观察口腔情况，有活动性义齿的取下义齿，用冷开水冲洗干净浸于冷水中
		7. 嘱患者咬合上下齿，用压舌板撑开左侧颊部，夹棉球由内向外纵向擦洗牙齿左外侧面，同法擦洗右侧
		8. 嘱患者张口（用开口器协助昏迷患者张口），依次擦洗牙齿左上内侧面、左上咬合面、左下内侧面、左下咬合面、弧形擦洗左侧颊部，同法擦洗右侧

续表

考核内容		技术要求
实施	口腔护理	9. 擦洗舌面、舌下及硬腭部
		10. 再次漱口
		11. 遵医嘱给口腔黏膜异常者用药
		12. 再次评估口腔情况
		13. 再次清点棉球数量，根据需要协助患者佩戴义齿
		14. 取下治疗巾，协助患者取舒适卧位，整理床单位
		15 按规定处理用物，脱手套
		16. 洗手，取下口罩，记录
	健康指导	询问患者的感受，健康指导
评价		1. 患者满意，口腔清洁、舒适、无口腔黏膜、牙龈出血
		2. 护患沟通有效，患者合作，并知道口腔卫生保健知识
		3. 仪表举止大方得体，关爱患者，体现整体护理理念
		4. 操作规范，流程熟练，正确选择口腔护理液
		5. 在规定时间内完成

看一看

幽门螺杆菌（HP）是一种致癌因子，在胃癌的发病中起病因作用，这是世界卫生组织（WHO）国际癌症研究机构得出的结论。一个国家或地区的 HP 感染率与胃癌的发病率成正比，而且胃癌的危险性随着 HP 抗体滴度的升高相应增加。儿童期感染 HP 可致发生胃癌的危险性增加，而成年后感染 HP 多不足以发展成胃癌。所以防治 HP 感染应从儿童做起。

练一练

胃癌的主要治疗手段是

A. 手术　　B. 化疗

C. 放疗　　D. 免疫治疗

E. 中医药治疗

答案解析

想一想

针对胃癌术后患者如何进行人群的健康宣教？

答案解析

护爱生命

电动牙刷的工作原理是通过马达每分钟几万次的震动频率带动传动轴上的刷头进行上下左右四个方向的往复运动，以此对牙齿进行高效的清洁。这种工作原理所带来的清洁力远高于手动刷牙，也逐渐被国内外的权威机构所认可。甚至有权威机构实验室测试发现，电动牙刷对牙菌斑、牙结石等牙齿关键致病要素有着更高的清洁力，能有效改善牙齿问题。

重点回顾

目标检测

1. 口腔护理的目的不包括
   A. 保持口腔清洁　B. 清除牙垢
   C. 预防口腔感染　D. 清除口腔内一切细菌
   E. 观察口腔变化
2. 下列不需进行特殊口腔护理的患者是
   A. 昏迷　B. 禁食　C. 高热　D. 鼻饲　E. 下肢外伤
3. 为昏迷患者行口腔护理时，不需准备的用物是
   A. 棉球　B. 弯盘　C. 开口器　D. 吸水管　E. 弯止血钳
4. 护士在观察患者口腔时，发现口腔黏膜有一感染溃烂处，应为其选用的口腔护理溶液是
   A. 生理盐水　B. 朵贝尔溶液
   C. 0.1%醋酸溶液　D. 3%过氧化氢溶液
   E. 4%碳酸氢钠溶液
5. 患者，男性，50岁。细菌培养显示口腔有铜绿假单胞菌感染，护士在为其进行口腔护理时应选用的口腔护理溶液是
   A. 生理盐水　B. 1%～3%过氧化氢溶液
   C. 1%～4%碳酸氢钠溶液　D. 0.1%醋酸浴液
   E. 朵贝尔溶液

第三十节　留置导尿术

微课10

PPT

学习目标

素质目标：

（1）具有严谨、一丝不苟的职业态度。

（2）具有“关爱患者、同情患者”的道德情操。

知识目标：

（1）掌握前列腺增生患者的主要护理问题及护理措施。

（2）熟悉前列腺增生患者的护理效果评价、治疗原则、辅助检查。

（3）了解前列腺增生患者的护理评估、病因和病理生理。

能力目标：

（1）根据患者病情，能正确评估前列腺增生患者病情的进展。

（2）能正确为前列腺增生患者进行健康教育。

导学情景

情景描述：患者，男性，63岁，半年来无明显原因出现尿频，夜尿明显增多，每晚3～4次。近3个月来自感排尿费力，尿线变细，尿程变短，排尿时间延长，排尿末淋漓不尽，有尿不尽感。入院当天，已经6小时未排尿，膀胱高度膨胀、患者烦躁不安。

情景分析：结合体格检查、临床表现和以往病史等，患者诊断为前列腺增生症而引起尿潴留；前

列腺增生症为老年男性常见病。对于此类患者，应该给予有效的处理措施，避免急性尿潴留的发生。

讨论： 请问患者存在哪些主要的护理问题？应采取哪些有针对性的护理措施？

学前导语： 前列腺增生症病因目前尚不完全清楚，可能与体内性激素水平失衡有关，目前认为高龄和有功能的睾丸是发病的两个重要因素，缺一不可。护理工作者注意评估患者是否有定时排尿的习惯，有无憋尿的情况；了解平时排尿困难程度，是否有尿潴留存在，需要掌握前列腺增生症患者的主要护理问题、针对性的护理措施、正确的健康指导及手术前后的护理要点。患者在手术前，护士应如何为患者做好尿道准备？

一、完成任务

（一）任务一

请对患者进行护理评估，提出主要的护理问题，制定有针对性的护理措施，并评估护理措施的有效性。

（二）任务二

请为患者进行留置导尿。

二、实施条件

类型	基本实施条件	备注
场地	①模拟病房；②模拟治疗室；③处置室	环境符合操作要求
资源	①病床；②志愿者；③处置室设有洗手设备、生活垃圾桶、医用垃圾桶；④屏风	设备完好、准备齐全
用物	①无菌导尿包（内装止血钳2把、弯盘、治疗碗、一个小药杯内置棉球数个、一个空小药杯、液体石蜡棉球瓶、有盖标本瓶、纱布数块、孔巾1块）；②留置导尿管2根；③集尿袋1个；④无菌手套2副；⑤皮肤消毒液；⑥会阴消毒包（内装治疗碗、弯盘、止血钳1把、棉球数个）；⑦无菌持物钳及筒；⑧生理盐水及2个注射器；⑨一次性垫布；⑩大浴巾；⑪便盆及便盆巾；⑫病历本及护理记录单（按需准备）；⑬尿管标识贴；⑭手消毒剂	—
带教老师	每15名学生配备一名带教老师	—

三、考核时量

任务1：案例分析30分钟。

任务2：留置导尿术，30分钟（其中用物准备10分钟，操作20分钟）。

四、考核标准

（一）任务1考核标准

1. 护理评估 了解患者手术、麻醉方式与效果，术中出血、补液、输血情况。评估：①生命体征是否平稳；②意识是否清楚，有无焦虑不安；③尿道口有无渗血；④尿管是否通畅，引流液的色、量及性状；⑤有无发生出血、TUR、膀胱痉挛、尿失禁、尿道狭窄等术后并发症；⑥有无腹胀、咳嗽等导致腹内压增高的因素。

2. 护理问题

（1）疼痛　与术后前列腺出血导致引流不畅有关。

（2）焦虑　与出血、担心预后有关。

（3）知识缺乏　缺乏术后护理相关知识。

（4）潜在并发症　有组织灌注量不足的危险、下肢静脉血栓形成、感染的危险。

3. 护理目标

（1）住院期间患者的引流管保持通畅，保持尿管引流通畅，疼痛明显缓解。

（2）住院期间患者疼痛减轻，出血停止，情绪稳定。

（3）住院期间患者了解术后护理相关知识，能够配合治疗。

（4）住院期间未发生并发症，或发生并发症时，能及时准确处理。

4. 护理措施

（1）减轻疼痛　①加快膀胱冲洗速度，保持引流通畅：可采取挤捏尿管、施行高压冲洗、调整尿管位置等方法，如无效，可用注射器吸取无菌生理盐水进行反复抽吸冲洗，直至引流通畅；②往冲洗液里加入解痉药物；③按摩腹部、热敷会阴部可有效减轻疼痛。

（2）遵医嘱止血　①术后早期禁止灌肠或肛管排气，术后保持排便通畅，避免用力排便、腹压增高引起出血；②前列腺窝出血用气囊尿管牵拉压迫前列腺窝止血，同时持续膀胱冲洗或配合间断人工冲洗，避免血块形成堵塞尿管，尿管引流不畅可致膀胱腔及前列腺窝过度扩张，加重出血；③遵医嘱正确给予止血药物治疗或输血。

（3）做好引流管和膀胱冲洗的护理　①妥善固定尿管：取一粗细合适的无菌小纱布条缠绕导尿管并打一活结置于尿道外口，将纱布结往尿道口轻退，直至压迫尿道外口，注意松紧度合适；将导尿管牵拉并固定于大腿内侧，稍加牵引，以利于止血，防止因坐起或肢体活动致气囊异位，影响压迫止血效果。②保持通畅：防止尿管折叠、扭曲、受压、堵塞。③保持会阴部清洁：用苯扎溴铵棉球消毒尿道外口，每日2次。④冲洗液温度：控制在25～30℃，预防膀胱痉挛；冲洗速度：色深则快，色浅则慢；确保冲洗通畅并观察记录。

（4）给予术后护理知识宣教　①生活护理：继续卧床休息，可在床上进行肢体活动，可进食半流质食物，宜低钠、低脂、高纤维饮食，清淡易消化，避免过饱，保持大便通畅；②管道护理知识：注意翻身、体位，以免牵拉引流管引起疼痛。

（5）心理护理　简要解释疾病过程，减轻患者的心理负担，缓解焦虑心情。

（6）预防并发症　及时采取有效的止血措施，防止因失血过多而引起组织灌注量不足的发生；鼓励患者床上活动，预防下肢静脉血栓的形成；保持引流通畅，预防上行性感染的发生。

5. 护理效果评价

（1）住院期间患者疼痛明显缓解。

（2）住院期间患者情绪逐渐稳定，能积极配合治疗和护理。

（3）住院期间患者了解术后管道护理、饮食、活动、体位等相关知识。

（4）患者住院期间，未发生并发症。

（二）任务2 考核标准（留置导尿术）

准备时间：10分钟；完成时间：20分钟（表3－30）。

表 3-30　留置导尿术操作规范

考核内容		技术要求
评估及准备	患者	1. 核对医嘱
		2. 评估患者全身情况：年龄、病情、意识状态
		3. 评估患者会阴及膀胱充盈情况
		4. 评估患者心理状况，解释并取得合作，嘱有自理能力患者自行清洗会阴
	环境	清洁、宽敞、明亮，关闭门窗、屏风遮挡，符合无菌技术要求，注意保护隐私
	操作者	1. 着装整洁，戴好口罩、帽子、挂表
		2. 消毒双手，方法正确
	用物	用物准备齐全；逐一对用物进行检查，质量符合要求；按操作先后顺序放置
实施	初步消毒	1. 带用物至床旁，核对，解释，取得同意；拉上窗帘或屏风遮挡
		2. 了解外阴清洗情况
		3. 体位安置符合操作要求，铺一次性垫巾，暴露外阴，患者感觉舒适
		4. 打开消毒包方法正确，倒入消毒液量适宜
		5. 戴无菌手套方法正确
		6. 右手持止血钳夹消毒液棉球擦洗：依次消毒阴阜、阴茎、阴囊，用无菌纱布裹住阴茎将包皮向后推暴露尿道口，自尿道口向外螺旋擦洗龟头主冠状沟
		7. 医用垃圾初步处理正确
	再次消毒	1. 开无菌导尿包无污染，倒入适量消毒液，备好生理盐水、导尿管、无菌注射器、集尿袋
		2. 戴无菌手套方法正确
		3. 铺巾方法正确，无污染，无菌巾与孔巾构成一无菌区
		4. 检查气囊，无漏气
		5. 连接导尿管与集尿袋，润滑长度合适
		6. 左手用无菌纱布包裹阴茎将包皮向后推，露出尿道口，自尿道口向外螺旋擦洗龟头主冠状沟，每个棉球用一次，污棉球及用过的血管钳放弯盘内并移开，消毒符合要求，顺序正确，动作轻柔
	插管与固定	1. 嘱患者深呼吸，插管动作轻柔，插入尿道约 20～22cm，见尿液流出再插入 7～10cm，用血管钳夹闭导尿管末端。沟通有效
		2. 根据导尿管上注明的气囊容积向气囊注入等量的无菌生理盐水，生理盐水注入方法正确，轻拉导尿管有阻力感，导尿管固定有效
		3. 固定集尿袋，开放导尿管
		4. 及时撤下用物，注意保护隐私和保暖
		5. 集尿袋固定妥当、低于膀胱的位置。脱手套。注明置管日期
	导尿后处理	1. 及时撤出浴巾，协助患者穿好裤子及取舒适体位，床单位整洁
		2. 消毒双手，方法正确；取下口罩；记录
		3. 健康指导内容正确，方式合适
		4. 医用垃圾初步处理正确
评价		1. 患者满意
		2. 护患沟通有效，患者合作
		3. 仪表举止大方得体，关爱患者，体现整体护理理念
		4. 操作规范，流程熟练
		5. 在规定时间内完成

看一看

多数学者认为老年男性出现前列腺增生与体内雄性激素平衡失调有关。有的科学家在动物体内注射雄性激素后，发现后尿道腺体增大，引起尿潴留；相反，将双侧睾丸切除，前列腺就缩小。实验证明前列腺与睾丸有着密切的关联，睾丸的正常功能是发生前列腺增生的基础。前列腺由腺体和间质组成，间质包括平滑肌和纤维组织，一般认为前列腺增生主要是间质部分的增生。造成排尿困难的原因有：前列腺增大压迫后尿道、膀胱颈部平滑肌紧张收缩阻力加大、膀胱逼尿肌开始出现肥厚等，收缩力加强但最终会收缩无力失去代偿。

练一练

前列腺增生最早出现的症状是

A. 尿线变细　　B. 尿滴沥

C. 尿频及夜尿次数增多　　D. 急性尿潴留

E. 尿失禁

答案解析

想一想

如何预防前列腺增生手术后患者的继发性出血？

答案解析

护爱生命

导尿管相关尿路感染是医院感染中最常见的感染类型。导尿管相关尿路感染的危险因素包括患者方面和导尿管置入与维护方面。患者方面的危险因素主要包括：患者年龄、性别、基础疾病、免疫力和其他健康状况等。导尿管置入与维护方面的危险因素主要包括：导尿管留置时间、导尿管置入方法、导尿管护理质量和抗菌药物临床使用等。

目标检测

重点回顾

1. 老年男性尿潴留最常见的原因是

A. 尿道狭窄　　B. 膀胱结石

C. 膀胱肿瘤　　D. 膀胱结核

E. 前列腺增生症

2. 前列腺增生最主要的症状是

A. 血尿　　B. 排尿痛

C. 尿流中断　　D. 会阴疼痛和便秘

E. 进行性排尿困难

3. 前列腺增生梗阻症状主要决定于

A. 前列腺增生的部位　　B. 前列腺体积大小

C. 患者年龄　　D. 前列腺硬度

E. 有无并发癌

4. 前列腺增生症，残余尿过多，使膀胱失去收缩能力，膀胱过度膨胀，尿不自主从尿道口流出，称为

A. 压力性尿失禁　　B. 充盈性尿失禁

C. 急迫性尿失禁　　D. 真性尿失禁

E. 尿滴沥

5. 前列腺增生伴尿潴留，首先考虑的处理方法是

A. 导尿一次拔除导尿管　　B. 导尿并保留导尿管

C. 耻骨上膀胱穿刺排尿　　D. 用金属导尿管导尿

E. 急诊行膀胱造瘘

第三十一节　膀胱冲洗

PPT

学习目标

素质目标：

（1）具有爱心与责任心的职业态度，具有“爱伤观念与人文关怀”的职业素养。

（2）具有吃苦耐劳、认真、严谨的“工匠精神”。

知识目标：

（1）掌握膀胱癌术后患者的主要护理问题、主要护理措施。

（2）熟悉膀胱癌术后患者的护理效果评价。

（3）了解膀胱癌术后患者的护理评估及诱发因素。

能力目标：

（1）根据患者手术后的临床表现，给予正确的引流管护理及造口护理。

（2）能为术后患者进行有效的健康教育。

导学情景

情景描述：患者，男性，65 岁。该患者做了膀胱 B 超检查，检查发现膀胱右侧壁有 1cm×1cm 肿块，再行膀胱镜检查发现肿块呈菜花样，距离右侧输尿管开口约 4cm，取活检结果为膀胱癌，CT 检查癌块未浸润膀胱周围。行膀胱部分切除术，术中出血 100ml，术后返回病房，麻醉已清醒，查体：T 36.5℃，P 82 次/分，R 20 次/分，BP 144/98mmHg。膀胱冲洗液呈淡红色。遵医嘱给予止血、抗感染、补液、膀胱冲洗等对症支持治疗。术后继续进行膀胱内灌注卡介苗治疗。

情景分析：结合体格检查、临床表现及实验室检查等，患者诊断为膀胱癌，血尿是膀胱肿瘤最早、最常见的症状，多数为无痛性间歇性全程肉眼血尿，终末加重，患者采取保留膀胱的手术，术后给予正确的护理，能够有效地减少并发症的发生。

讨论：请问患者存在哪些主要的护理问题？应采取哪些有针对性的护理措施？

学前导语：引起膀胱肿瘤的因素很多。吸烟是导致膀胱癌的重要因素之一。长期从事染料、橡胶、塑料、油漆等生产加工的职业人员发生膀胱癌的危险性显著增加。护理工作者应该熟悉膀胱癌发病的诱发因素，熟练膀胱癌术后患者的主要护理问题、针对性的护理措施，保持引流管通畅。护士应如何

为膀胱癌术后患者进行膀胱冲洗护理？

一、完成任务

（一）任务一

请对患者进行护理评估，提出主要的护理问题，制定有针对性的护理措施，并评估护理措施的有效性。

（二）任务二

请为患者进行膀胱冲洗。

二、实施条件

类型	基本实施条件	备注
场地	①模拟病房；②模拟治疗室；③处置室	环境符合操作要求
资源	①病床；②志愿者；③处置室设有洗手设备、生活垃圾桶、医用垃圾桶；④屏风；⑤电源插头	设备完好、准备齐全
用物	①治疗盘；②无菌膀胱冲洗装置；③一次性无菌治疗巾；④无菌治疗碗；⑤冲洗液；⑥无菌手套；⑦棉签；⑧络合碘；⑨空针；⑩膀胱冲洗标签；⑪换药盘（内装消毒棉球）；⑫生活、医疗垃圾桶；⑬一次性留置导尿包；⑭手消毒剂；⑮医嘱单；⑯病历本；⑰笔	—
带教老师	每15名学生配备一名带教老师	—

三、考核时量

任务1：案例分析30分钟。

任务2：膀胱冲洗，20分钟（其中用物准备10分钟，操作10分钟）。

四、考核标准

（一）任务1考核标准

1. 护理评估 了解患者手术、麻醉方式与效果，术中出血、补液、输血情况。评估：①生命体征是否平稳；②意识是否清楚，有无焦虑不安；③尿道口有无渗血；④尿管是否通畅，引流液的色、量及性状；⑤有无发生出血、膀胱痉挛、尿失禁等术后并发症；⑥有无腹胀、咳嗽等导致腹内压增高的因素。

2. 护理问题

（1）疼痛　与术后膀胱出血导致引流不畅有关。

（2）焦虑　与出血、担心预后有关。

（3）知识缺乏　缺乏术后护理相关知识。

（4）潜在并发症　有组织灌注量不足的危险、下肢静脉血栓形成、感染的危险。

3. 护理目标

（1）住院期间患者保持尿管引流通畅，疼痛明显缓解。

（2）住院期间患者疼痛减轻，出血停止，情绪稳定。

（3）住院期间患者了解术后护理相关知识，能够配合治疗。

（4）住院期间患者未发生并发症，或发生并发症时，能及时准确处理。

4. 护理措施

（1）减轻疼痛　①加快膀胱冲洗速度，保持引流通畅：可采取挤捏尿管、施行高压冲洗、调整尿管位置等方法，如无效，可用注射器吸取无菌生理盐水进行反复抽吸冲洗，直至引流通畅；②往冲洗液里加入解痉药物；③按摩腹部、热敷会阴部可有效减轻疼痛。

（2）遵医嘱止血　①术后早期禁止灌肠或肛管排气，术后保持排便通畅，避免用力排便、腹压增高引起出血；②持续膀胱冲洗或配合间断人工冲洗，避免血块形成堵塞尿管，尿管引流不畅可致膀胱腔过度扩张，加重出血；③遵医嘱正确给予止血药物治疗或输血。

（3）做好引流管和膀胱冲洗的护理　①保持通畅：防止尿管折叠、扭曲、受压、堵塞。②保持会阴部清洁，用苯扎溴铵棉球消毒尿道外口，每日 2 次。③冲洗液温度：控制在 25 ~ 30℃，预防膀胱痉挛；冲洗速度：色深则快，色浅则慢；确保冲洗通畅并观察记录。

（4）给予术后护理知识宣教　①生活护理：继续卧床休息，可在床上进行肢体活动，可进食半流质食物，宜低钠、低脂、高纤维等清淡、易消化饮食，避免过饱，保持大便通畅；②管道护理知识：注意翻身、体位，以免牵拉引流管引起疼痛。

（5）心理护理　简要解释疾病过程，减轻患者的心理负担，缓解焦虑心情。

（6）预防并发症　及时采取有效的止血措施，防止因失血过多而引起组织灌注量不足的发生；鼓励患者床上活动，预防下肢静脉血栓的形成；保持引流通畅，预防上行性感染的发生。

5. 护理效果评价

（1）住院期间患者疼痛明显缓解。

（2）住院期间患者情绪逐渐稳定，能积极配合治疗和护理。

（3）住院期间患者了解术后管道护理、饮食、活动、体位等相关知识。

（4）住院期间患者住院期间，未发生并发症。

（二）任务 2 考核标准（膀胱冲洗）

准备时间：10 分钟；完成时间：10 分钟（表 3 – 31）。

表 3 – 31　膀胱冲洗的操作规范

考核内容		技术要求
评估及准备	患者	1. 评估患者病情、意识状态、心理状态、合作程度等
		2. 评估尿的性状，有无尿频、尿急、尿痛、膀胱憋尿感，是否排尽尿液及尿管通畅情况
	环境	清洁、宽敞、明亮，温、湿度适宜，有屏风遮挡
	操作者	衣帽整洁、洗手、戴口罩
	用物	用物准备齐全

续表

考核内容		技术要求
实施	取得配合	1. 携用物至床旁，再次核对患者，解释膀胱冲洗目的及方法，以便取得患者的配合
		2. 协助患者取舒适体位
	排气并连接	1. 操作者戴手套
		2. 给患者臀下垫治疗巾
		3. 将膀胱冲洗液悬挂在输液架上并排气，液面距床面约60cm
		4. 消毒三腔导尿管其中之一尾端管口，连接冲洗管与冲洗液，另一尾端管口连接引流袋
	冲洗并观察	1. 打开冲洗管，夹闭引流袋，根据医嘱调节冲洗速度
		2. 夹闭冲洗管、打开引流袋、排出冲洗液，如此反复。经尿道前列腺电切术后的患者，需持续膀胱冲洗
		3. 在持续冲洗过程中，观察患者的反应及冲洗液的量及颜色。色深则快，色浅则慢
		4. 评估冲洗液的入量和出量，膀胱有无憋胀感
	冲洗后处置	1. 冲洗完毕，取下冲洗管，消毒导尿管尾端管口，连接引流袋，妥善固定，位置低于耻骨联合水平，以利于引流尿液
		2. 取出臀下治疗巾，妥善安置，协助患者取舒适卧位整理床单位
	健康教育	1. 询问患者感受，观察引流液颜色、性质、量
		2. 告知注意事项 （1）多饮水 （2）防脱管 （3）防尿液逆流
	操作后处理	1. 协助取舒适体位，口述进一步生命体征观测
		2. 嘱患者绝对卧床休息，不要紧张，向家属介绍病情
		3. 整理用物，医用垃圾分类处理
		4. 洗手并记录冲洗液的量及引流情况
评价		1. 无菌意识强，动作熟练，操作规范
		2. 沟通有效，解释合理
		3. 注重人文关怀
		4. 能及时观察患者的病情变化及冲洗效果
		5. 在规定时间内完成

看一看

术后坚持膀胱灌注化疗药物：膀胱保留术后能憋尿者，即行膀胱灌注化疗药物，可预防或推迟肿瘤复发。每周灌注一次，共6次，膀胱灌注药物后须将药物保留在膀胱内2小时，每半小时变换体位一次，即平、俯、左、右侧卧位各半小时。然后复查膀胱镜，若有肿瘤复发，立即再次手术治疗，若无复发者可将膀胱灌注间隔时间延长至每月一次，一年后若仍无肿瘤复发，可将膀胱灌注间隔时间延长至2个月，终身灌注，每2～3年复查膀胱镜。

练一练

膀胱肿瘤最主要的症状是

A. 排尿困难　　B. 膀胱刺激症状

C. 下腹部肿块　　D. 间歇性无痛性血尿

E. 尿潴留

答案解析

想一想

进行膀胱冲洗的目的有哪些？

答案解析

护爱生命

集尿袋的自我护理：尿流改道术后腹部佩戴集尿袋者，应学会自我护理，避免集尿袋的边缘压迫造瘘口，保持清洁，定期更换尿袋。可控膀胱术后，开始每2～3小时导尿一次，逐渐延长间隔时间至每3～4小时一次，导尿时要注意保持清洁，定期用生理盐水或温开水冲洗集尿袋，清除黏液及沉淀物。

目标检测

重点回顾

1. 患者，男性，25岁，近2年来出现膀胱刺激症状，逐渐加重，青霉素治疗无效。目前尿频严重，且有终末血尿、脓尿。应首先考虑
   A. 前列腺增生　　B. 慢性前列腺炎
   C. 泌尿系结核　　D. 膀胱结石
   E. 膀胱肿瘤
2. 能反映膀胱排空功能的检查是
   A. 残余尿测定　　B. 尿常规
   C. 肾功能　　D. 膀胱测压
   E. 尿比重测定
3. 患者膀胱充盈时，受到钝性暴力撞击引起的损伤是
   A. 开放性损伤　　B. 闭合性损伤
   C. 贯通伤　　D. 挤压伤
   E. 医源性损伤
4. 诊断膀胱癌最可靠的方法是
   A. 尿脱落细胞检查　　B. 静脉肾盂造影
   C. B超　　D. 膀胱镜检＋活检
   E. CT
5. 膀胱左侧壁有带蒂的乳头状肿瘤1.5cm，最佳的治疗方法是
   A. 膀胱部分切除术　　B. 膀胱全切除术
   C. 膀胱切开肿瘤单纯切除术　　D. 经膀胱镜电切术
   E. 经尿道灌注抗癌药物治疗

第三十二节　肠造口护理

PPT

学习目标

素质目标：

（1）具有同理心。

（2）具有“爱护患者观念”与“仁爱”精神。

知识目标：

（1）掌握结肠癌患者的主要护理问题及护理措施。

（2）熟悉结肠癌患者的护理效果评价及并发症。

（3）了解结肠癌患者的护理评估、病因、病理生理及临床表现。

能力目标：

（1）根据患者病情，为患者提供合理的护理措施。

（2）能为结肠癌手术后的患者进行有效的健康指导。

导学情景

情景描述：患者，女性，56 岁，因患“直肠癌”已行 Miles 手术后 10 天。体格检查：T 36.8℃，P 78 次/分，R 20 次/分，BP 120/60mmHg。患者面容消瘦，体重较术前减轻 3kg，嘱其进食高热量、高蛋白、高维生素、低脂的半流饮食，并加强营养状况的监测及结肠造口的护理，患者因担心结肠造口影响今后的生活及工作导致心情焦虑。

情景分析：结合体格检查、患者主诉和以往病史等，患者诊断为直肠癌；对于直肠癌术后患者，教会患者做好结肠造口的护理。教会患者及家属学会更换造口袋，掌握其注意事项，是预防并发症的主要措施之一。

讨论：请问患者存在哪些主要的护理问题？应采取哪些有针对性的护理措施？

学前导语：直肠癌的病因和结肠癌有共同之处，即与直肠慢性炎症、腺瘤、血吸虫病和低纤维素、高蛋白、高脂肪饮食有关。护理工作者需要熟练掌握直肠癌患者手术前后的主要护理问题、针对性的护理措施、正确有效的健康指导。患者手术后，护士应如何指导患者进行造瘘口护理？

一、完成任务

（一）任务一

请对患者进行护理评估，提出主要的护理问题，制定有针对性的护理措施，并评估护理措施的有效性。

（二）任务二

请为患者进行结肠造口护理。

二、实施条件

类型	基本实施条件	备注
场地	①模拟病房；②模拟治疗室；③处置室	—

续表

类型	基本实施条件	备注
资源	①病床；②模拟人；③处置室设有洗手设备、生活垃圾桶、医用垃圾桶；④屏风	—
用物	①治疗碗 2 个；②镊子 2 把；③弯盘；④治疗巾；⑤造口测量板；⑥造口袋一套（底板、袋）；⑦剪刀；⑧纱布；⑨棉球若干；⑩无菌生理盐水；⑪无菌手套；⑫医嘱单；⑬记录单；⑭笔；⑮手消毒剂。必要时备皮肤护肤粉、皮肤保护膜、防漏膏或防漏条，一次性引流袋	—
带教老师	每 15 名学生配备一名带教老师	—

四、考核时量

任务 1：案例分析 30 分钟。

任务 2：结肠造口护理，20 分钟（其中用物准备 10 分钟，操作 10 分钟）。

四、考核标准

（一）任务 1 考核标准

1. 护理评估　患者生命体征是否平稳？营养状况是否得以维持或改善？造口是否有缺血坏死或狭窄？造口周围皮肤是否糜烂？了解造口患者的术后心理适应程度，询问是否掌握造口护理措施。

2. 护理问题

（1）营养失调　低于机体需要量：与癌肿慢性消耗、手术创伤、放化疗反应有关。

（2）自我形象紊乱　与行肠造口后排便方式改变有关。

（3）焦虑　与对癌症治疗缺乏信心及担心结肠造口影响生活、工作有关。

3. 护理目标

（1）住院期间患者营养状况得以维持或改善。

（2）住院期间患者能适应新的排便方式，并自我认可。

（3）住院期间患者情绪逐渐稳定，焦虑减轻能够配合治疗。

4. 护理措施

（1）病情观察　严密监测生命体征及营养状况，观察肠造口的活力、高度、形状与大小，观察造瘘口肠黏膜的血液循环，注意有无肠段回缩、出血、坏死等。

（2）生活护理　嘱其进食高热量、高蛋白、高维生素、少渣的熟食，多饮水，禁食粗纤维、有刺激性气味、辛辣的食物。

（3）造口护理　①一件式造口袋操作流程：取袋—观察并清洁皮肤（用生理盐水）—剪切造口袋底板（大于造口直径 2 毫米）—粘贴—扣好造口袋尾夹；②保持造口皮肤清洁、干燥，长期使用者可先使用皮肤保护膜，如造口周围出现皮肤破溃、皮肤发红可使用溃疡粉；③指导患者进行结肠灌洗。

（4）心理护理　鼓励患者诉说真实感受，组织讲座及病友联谊会以提高患者信心，进行造口换药时维护患者尊严，保护患者隐私，引导患者对现状的自我认同，取得家属的理解及支持，以缓解焦虑心情。

5. 护理效果评价

（1）住院期间患者营养状况得以维持或改善。

（2）住院期间患者正视造口，对今后的工作、生活充满信心，能有效调节不良情绪。

（3）住院期间患者情绪稳定，食欲、睡眠未受影响。

（二）任务2 考核标准（结肠造口护理）

准备时间：10分钟；完成时间：10分钟（表3－32）。

表3－32 结肠造口护理的操作规范

考核内容		技术要求
评估及准备	患者	1. 核对医嘱、治疗卡，确认医嘱
		2. 核对患者，评估病情，意识、心理状态、手术方式、造口的类型、造口周围皮肤情况及造口有无异常情况、家属及患者对造口的认知情况及患者自我照顾能力
	环境	清洁、宽敞、明亮，温、湿度适宜，注意隐私保护
	操作者	1. 着装整洁，符合操作要求
		2. 消毒双手方法正确，戴口罩
	用物	用物准备齐全，逐一对用物进行评估，质量符合要求，摆放有序
实施	取下原来的底板	1. 再次核对，告知患者配合要点及注意事项，取得其配合
		2. 协助患者取平卧位
		3. 腰下铺治疗巾，置弯盘
		4. 剥除造口袋，一手轻按腹壁，一手将造口底板缓慢撕下
	清洁造口	1. 用外用生理盐水棉球清洗造口及周围皮肤
		2. 用小方纱或纸巾擦干皮肤
	粘贴造口袋	1. 用测量板测量造口大小
		2. 先用笔在底板背面标记、用剪刀修剪出造口的大小
		3. 检查：将底板对准造口，检查开口大小是否合适
		4. 粘贴：撕去底板的剥离纸，拉平造口周围皮肤，粘贴底板，并均匀按压各处
		5. 关好造口袋的排放口
		6. 指导患者饮食、活动、衣着、沐浴等知识
	观察、记录	1. 观察造口黏膜及周围皮肤情况
		2. 观察患者及家属对造口的接受程度及反应
		3. 记录造口评估情况及处理措施
		4. 记录排泄物的性质、颜色、量、气味
	操作后处理	1. 整理床单位，协助患者取舒适体位，放好呼叫器
		2. 整理用物，医用垃圾初步处理正确
		3. 消毒双手
评价		1. 操作规范，手法正确，动作熟练、轻柔
		2. 态度和蔼，体现人文关怀
		3. 沟通良好，患者合作

看一看

近年来，尤其在大城市，结肠癌的发病率明显上升，有向近端（右半结肠）发展的趋势。发病年龄趋老年化，男女之比为1.65∶1。世界范围内的调查发现，在大肠癌高发的北美、西欧、澳大利亚等国家和地区，人们每天进食的脂肪量在120g以上。在大肠癌发病率居中的波兰、西班牙等国家，每人每天消耗的脂肪在60～120g。而在大肠癌低发的哥伦比亚、斯里兰卡、泰国等国家每人每天的脂肪消耗量只有20～60g。高、低发区大肠癌的发病率相差可达6倍以上。中、低发区则可相差3倍左右。大肠癌高发的美国人饮食中脂肪含量占总热量的41.8%，且以饱和脂肪为主。而大肠癌低发的日本人

（大肠癌的发病率为美国的1/2左右），其饮食中脂肪占总热量的12.2%，并以不饱和脂肪为主。

练一练

结肠癌最早出现的症状是

A. 排便习惯及粪便性状改变　　B. 腹痛

C. 腹部包块　　D. 肠梗阻

E. 全身中毒症状

答案解析

想一想

说出右半结肠癌的临床表现？

答案解析

护爱生命

造口（stoma）一词来源于希腊语，是开口的意思。当病变的肠管被切除后，无法将肠管相接时，肠管的一端在腹部适当的位置被拉出并缝于腹壁上，便形成一个有开口、乳头部的肠黏膜，称为肠造口，俗称“人工肛门”，在护理人工肛门时，应强调人文关怀，满足患者的身心需求。

目标检测

重点回顾

1. 患者，70岁，有冠心病病史，可疑直肠癌，准备进行直肠指检，采用何种体位为宜

A. 仰卧位　　B. 侧卧位

C. 俯卧位　　D. 蹲位

E. 截石位

2. 患者，男性，56岁，近3个月来排便次数增多，每天3～4次，黏液脓血便，有里急后重感，首选的检查方法是

A. B超　　B. X线钡剂灌肠

C. 直肠指检　　D. 纤维结肠镜

E. 血清癌胚抗原

3. 患者，男性，58岁，患结肠癌，拟行左结肠癌根治术，术前需几天开始服用肠道消炎药

A. 1天　　B. 3天　　C. 5天　　D. 2天　　E. 4天

4. 患者，男性，结肠癌术后7天，患者剧烈咳嗽后感伤口疼痛，有缝线断裂感，下列哪项处理措施不妥

A. 安慰患者　　B. 立即在病床上将内脏还纳

C. 立即用无菌盐水纱布覆盖　　D. 用腹带包扎

E. 送手术室缝合

第三十三节　吸痰法

PPT

学习目标

素质目标：

（1）具有严谨、慎独精神。

（2）具有“爱护患者观念”。

知识目标：

（1）掌握肺炎合并脑病患者的主要护理问题及护理措施。

（2）熟悉肺炎合并脑病患者的护理效果评价及处理原则。

（3）了解肺炎合并脑病患者的护理评估及发生机制。

能力目标：

（1）根据患者病情，能正确判断肺炎合并脑病的临床表现，并给予合理的护理措施。

（2）能正确为肺炎合并脑病患者进行健康指导。

导学情景

情景描述：患者，男性，患肺炎合并脑病，给予持续氧气、雾化吸入，巡视病房时发现患者出现呼吸困难、发绀，肺部听诊可闻及痰鸣音。医嘱：立即吸痰。

情景分析：结合体格检查、临床表现等，患者诊断为肺炎合并脑病；一旦出现脑病，应该密切观察患者意识、瞳孔、生命体征、颅内压增高症状和肢体活动情况，及时发现和处理并发症，特别是防止脑水肿、颅内压增高。

讨论：请问患者存在哪些主要的护理问题？应采取哪些有针对性的护理措施？

学前导语：肺炎合并脑病，其临床意义不仅在于肺炎本身，而在于肺炎所引起的脑部缺氧、水肿、颅内压增高等。护理工作者需要掌握肺炎合并脑病患者的主要护理问题、针对性的护理措施、正确的健康指导及颅内水肿患者的护理要点。对于痰鸣音明显的肺炎合并脑病患者，护士应该如何做吸痰护理？

一、完成任务

（一）任务一

请对患者进行护理评估，并提出主要的护理问题，从病情观察、协助治疗、心理护理、人文沟通及教育等方面针对首优护理问题提出有针对性的护理措施，并评估护理措施的有效性。

（二）任务二

请为患者进行吸痰护理。

二、实施条件

类型	基本实施条件	备注
场地	①模拟病房；②模拟治疗室；③处置室	—
资源	①病床；②志愿者；③多功能护理人；④处置室设有洗手设备、生活垃圾桶、医用垃圾桶；⑤电源插头	—

续表

类型	基本实施条件	备注
用物	①电动吸引器；②电插板；③盛有消毒液的消毒瓶；④一次性吸痰管；⑤无菌盘内置无菌血管钳数把、无菌纱布；⑥敷料缸内盛无菌生理盐水；⑦无菌手套；⑧手电筒；⑨听诊器；⑩治疗巾；⑪弯盘；⑫笔；⑬记录单；⑭病历本及护理记录单（按需准备）；⑮手消毒剂	—
带教老师	每15名学生配备一名带教老师	—

三、考核时量

任务1：案例分析30分钟。

任务2：吸痰，25分钟（其中用物准备10分钟，操作15分钟）。

四、考核标准

（一）任务1考核标准

1. 护理评估 检查患者瞳孔大小、对光反射？意识情况？生命体征的变化？痰鸣音情况？

2. 护理问题

（1）潜在并发症 窒息。

（2）意识障碍 与脑细胞缺氧有关。

（3）自理能力缺陷 与颅内压增高有关。

3. 护理目标

（1）住院期间患者未出现并发症或并发症得到及时发现和处理。

（2）住院期间患者的意识障碍程度有所减轻。

（3）住院期间患者生活需要得到满足。

4. 护理措施

（1）严密监测患者意识、瞳孔、生命体征的变化，定时进行GCS评分，并及时做好记录。

（2）吸氧，保持患者呼吸道通畅，及时清理口腔、鼻腔分泌物及呕吐物，抬高患者头部15°～30°，头偏向一侧。

（3）遵医嘱给予脱水、降颅压药物治疗，快速静滴甘露醇，密切观察药物的作用及不良反应。

（4）护理操作时动作轻柔，尽量减少头部振动。

（5）吸痰的护理。及时清除气道分泌物，吸痰时，动作轻柔迅速，严格无菌操作，吸痰前后给予患者高流量吸氧，吸痰过程中密切观察患者的病情、生命体征、血氧饱和度等。

（6）心理护理及健康教育。向家属沟通并解释疾病情况，发展过程，减轻焦虑的心情。

5. 护理效果评价

（1）住院期间患者未出现窒息。

（2）住院期间患者痰鸣音消失，痰液得到及时清理，血氧饱和度正常。

（3）住院期间患者意识障碍程度有所缓解。

（二）任务2考核标准（吸痰）

准备时间：10分钟；完成时间：15分钟（表3－33）。

表 3-33 吸痰法（经鼻）的操作规范

考核内容		技术要求
评估及准备	患者	1. 核对医嘱
		2. 评估全身情况：年龄、病情、意识状态、生命体征
		3. 评估局部情况：呼吸困难、发绀的程度，肺部呼吸音，口腔咽部黏膜情况，有无活动性义齿
		4. 评估患者心理状况，解释并取得合作
	环境	清洁、安静、明亮，温、湿度适宜
	操作者	1. 消毒双手、戴口罩
		2. 着装整齐，端庄大方
	用物	用物准备齐全；逐一对用物进行检查，质量符合要求；摆放有序，符合操作原则
实施	吸痰	1. 带用物至患者床旁，核对床号、姓名、手腕带，并解释
		2. 消毒液挂瓶挂于床头，连接负压瓶与橡胶管，接通电源，打开开关，检查是否通畅和有无漏气
		3. 正确调节负压（成人 40～53.3kPa，小儿 13.3～40kPa、新生儿＜13.3kPa）
		4. 协助患者头偏向护士，头略后仰
		5. 消毒双手，戴口罩。颌下铺巾、放置弯盘
		6. 打开无菌盘，打开吸痰管包装，戴手套，取吸痰管，衔接，打开电动吸引器开关，试吸无菌生理盐水，湿润及检查导管是否通畅
		7. 一手反折吸痰管末端，另一手用无菌血管钳（镊）或者用戴手套的手持吸痰管前端经鼻腔插入 20～25cm 至气管
		8. 放松吸痰管末端，将吸痰管左右旋转，向上提拉（依次吸净气道内、咽喉、鼻腔的痰液，同一部位一次吸痰时间不超过 15 秒）
		9. 注意观察患者面色、呼吸，观察吸出物的颜色、性状和量
		10. 吸痰完毕，抽吸生理盐水冲净管道内痰液，关闭电动吸引器，将连接导管末端插入消毒液挂瓶内
		11. 取纱布擦净患者口鼻，撤去治疗巾、弯盘，脱下手套，检查鼻腔黏膜情况
		12. 听诊呼吸音，判断吸痰效果
		13. 消毒双手，取下口罩，记录
		14. 协助患者取舒适卧位，整理床单位
		15. 关闭电源开关、清理用物，储液瓶及时倾倒（液体不得超过容积的 2/3），清洁消毒备用，吸痰用物每日更换
	健康指导	做好有效咳嗽、叩击拍背等畅通呼吸道的健康指导
评价		1. 遵守无菌原则，无菌观念强
		2. 操作规范，动作轻柔
		3. 护患沟通良好，健康指导有效
		4. 仪表举止大方得体，关爱患者
		5. 在规定时间内完成

看一看

肺炎合并脑病患者早期就有记忆力减退、定向力减退、头痛、失眠等症状。随着病情的发展可逐渐出现狂躁不安、嗜睡、昏睡、阵发性的肌肉震颤等典型症状，除此之外，部分患者还表现为性格的改变、产生幻觉、胸闷气短等。

练一练

患者，女性，49岁，患颅内肿瘤入院。入院当日患者突然出现剧烈咳嗽，呼吸困难，口唇发绀，护士应立即采取的措施是

A. 吸引器吸出呼吸道内异物　　B. 约束四肢

C. 给予氧气吸入　　D. 实施术前准备

E. 开通静脉通道，应用脱水药物

答案解析

想一想

肺炎合并脑病的诱发因素有哪些？

答案解析

护爱生命

充氧吸痰双腔管的使用方法与注意事项如下。

（1）用品及准备　F12、F14（长55、58cm）吸痰管各一个，F14吸痰管管端有5个侧孔。

（2）方法及内容　①将F14、F12吸痰管粘合在一起，F14用于吸痰，F12用于充氧；②按下导管末端的活门，氧气关闭，即可吸痰。

（3）注意事项　保证吸痰的间歇期，导管呈开放状，以利于氧气供给。吸痰是使患者极为痛苦的侵入性操作，在护理过程中一定要注重人文关怀，动作轻柔，增加患者的舒适度；尊重患者，满足患者的需求。

目标检测

重点回顾

1. 护士为一窒息患者吸痰，在吸痰过程中她特别注意操作的准确性。以下注意事项中正确的是
   A. 吸痰应自口腔开始
   B. 吸痰管插入气管时引起咳嗽立即停止
   C. 如痰液黏稠可注入0.9%氯化钠溶液帮助稀释
   D. 昏迷患者喉头有痰鸣音或排痰不畅及时抽吸
   E. 每次吸痰不超过5分钟，以免缺氧
2. 患者，男性，47岁。因阑尾炎导致阑尾穿孔、化脓性腹膜炎，手术后一般情况差，痰液堵塞气管不易咳出，医嘱立即吸痰，护士应调节负压为
   A. 150mmHg（20.0kPa）　　B. 100mmHg（13.3kPa）
   C. 450mmHg（60kPa）　　D. 300～400mmHg（40～53.3kPa）
   E. 300mmHg（40kPa）
3. 患儿，男性，4岁。因痰液咳不出来，医嘱给予吸痰请问其负压一般不超过
   A. 150mmHg（20.0kPa）　　B. 100mmHg（13.3kPa）
   C. 300mmHg（40kPa）　　D. 300～400mmHg（40～53.3kPa）
   E. 450mmHg（60kPa）

4. 患者，男性，72 岁。因肺源性心脏病致呼吸困难，行气管切开术。护士为其吸痰时，正确的操作是
   A. 动作轻柔并向上提拉，左右旋转
   B. 动作宜慢并上下提拉，左右旋转
   C. 动作快并上下提拉，左右旋转
   D. 动作轻柔，由上而下，边插入边抽吸
   E. 动作迅速，由浅到深，以保证充分吸痰
5. 吸痰时痰液黏稠辅以叩背的作用是
   A. 促进肺支气管循环
   B. 增强气道免疫力
   C. 借助振动使分泌物脱落排出
   D. 被动活动胸廓呼吸肌
   E. 促进支气管纤毛运动

第三十四节　气管切开术后护理

PPT

学习目标

素质目标：
（1）具有严谨、慎独精神。
（2）具有爱护患者的情怀。
知识目标：
（1）掌握颅脑外伤患者的主要护理问题及护理措施。
（2）熟悉颅脑外伤患者的护理效果评价及处理原则。
（3）了解颅脑外伤患者的护理评估及发生机制。
能力目标：
（1）根据患者病情，能正确判断不同颅脑损伤，并给予合理的护理措施。
（2）能正确为颅脑外伤患者进行健康指导。

导学情景

情景描述：患者，男性，35 岁，5 天前因车祸致头部外伤急诊入院。入院诊断：颅骨骨折。现患者仍呈昏迷状态，已做气管切开，气切纱布有渗湿，为保持呼吸道通畅、预防感染，遵医嘱给予雾化吸入、吸痰，并做好口腔护理，每日 2 次。

情景分析：结合体格检查、临床表现等，患者诊断为颅骨骨折；一旦出现颅骨骨折，应该密切观察患者意识、瞳孔、生命体征、颅内压增高症状和肢体活动情况，及时发现和处理并发症，特别是继发性脑损伤。

讨论：请问患者存在哪些主要的护理问题？应采取哪些有针对性的护理措施？

学前导语：颅骨骨折指颅骨受暴力作用所致颅骨结构的改变，护理工作者需要掌握颅骨骨折患者的主要护理问题、针对性的护理措施、正确的健康指导及手术前后的护理要点。对于已行气管切开的颅骨骨折患者，护士应该如何做好气道护理？

一、完成任务

（一）任务一

请对患者进行护理评估，并提出主要的护理问题，从病情观察、协助治疗、心理护理、人文沟通

及教育等方面针对首优护理问题提出有针对性的护理措施，并评估护理措施的有效性。

（二）任务二

请为患者进行气管切开术后护理。

二、实施条件

类型	基本实施条件	备注
场地	①模拟病房；②模拟治疗室；③处置室	—
资源	①病床；②志愿者；③多功能护理人；④处置室设有洗手设备、生活垃圾桶、医用垃圾桶；⑤电源插头	—
用物	①电动吸引器；②电插板；③盛有消毒液的消毒瓶；④一次性吸痰管；⑤无菌盘内置无菌血管钳数把、无菌纱布；⑥敷料缸内盛无菌生理盐水；⑦无菌手套；⑧手电筒；⑨听诊器；⑩治疗巾；⑪弯盘；⑫笔；⑬记录单；⑭病历本及护理记录单（按需准备）；⑮手消毒剂；⑯气管切开护理包	—
带教老师	每 15 名学生配备一名带教老师	—

三、考核时量

任务 1：案例分析 30 分钟。

任务 2：气管切开护理，20 分钟（其中用物准备 10 分钟，操作 10 分钟）。

四、考核标准

（一）任务 1 考核标准

1. 护理评估 评估患者的一般情况如姓名、年龄、性别、生命体征、血氧饱和度等；患者昏迷的程度，对刺激的反应；患者的病史，颅脑外伤的部位、程度；伤口或者气管切口皮肤情况；套管固定情况，松紧度；气管套管是否通畅，分泌物的性质、颜色和量；伤口敷料情况；患者的口腔状况等。

2. 护理问题

（1）清理呼吸道无效 与患者昏迷、意识障碍，不能有效排出分泌物有关。

（2）意识障碍 与头部外伤、脑损伤有关。

（3）营养失调 低于机体需要量：与昏迷、脑损伤后进食障碍及高代谢有关。

（4）有感染的危险 与颅骨骨折、气管切开等有关。

（5）潜在并发症 颅内出血、颅内压增高、颅内低压综合征、颅内感染。

3. 护理目标

（1）住院期间患者呼吸道通畅，导管固定正常，能维持有效的气体交换。

（2）住院期间患者病情好转，意识逐渐恢复。

（3）住院期间患者生命活动及疾病康复正常。

（4）住院期间患者体温正常，无感染的症状和体征。

（5）住院期间患者未发生潜在并发症。

4. 护理措施

（1）病情观察 严密监测呼吸、血氧饱和度，观察气管套管的固定情况、皮肤切口的情况，伤口敷料情况，观察血压、脉搏、尿量，观察有无呼吸困难、缺氧、痰鸣音等。

（2）一般护理 患者处于安静，整洁，温、湿度适宜的病室。病室定期消毒。

（3）气管导管护理　气管导管以两条系带固定于颈部。松紧适宜，预防套管气囊破裂及滑脱。气管套管覆盖2～4层湿纱布，定时检测气囊内压力，以免持续压迫造成气管黏膜缺血坏死。嘱患者及家属不要随意触碰气管套管，以免套管移位，伤口感染。

（4）吸痰的护理　及时清除气道分泌物，吸痰时，动作轻柔迅速，严格无菌操作，吸痰前后给予患者高流量吸氧，吸痰过程中密切观察患者的病情、生命体征、血氧饱和度等。

（5）心理护理及健康教育　向家属沟通并解释疾病情况，发展过程，减轻焦虑的心情。

5. 护理效果评价

（1）住院期间患者能维持有效的气体交换。

（2）住院期间患者意识状况逐渐恢复。

（3）住院期间患者营养需求满足患者的疾病康复。

（4）住院期间患者无感染的症状和体征。

（5）住院期间患者无潜在并发症。

（二）任务2考核标准（气管切开护理）

准备时间：10分钟；完成时间：10分钟（表3－34）。

表3－34　气管切开术后护理（成人）的操作规范

考核内容		技术要求
评估及准备	患者	1. 核对医嘱、治疗卡、患者个人信息
		2. 全身情况：病情、意识、生命体征、血氧饱和度
		3. 局部情况：呼吸困难、发绀的程度，肺部呼吸音，气管套管固定情况，伤口情况
		4. 心理状况、合作程度、健康知识
	环境	清洁、宽敞、明亮，温、湿度适宜，符合无菌技术操作要求
	操作者	1. 着装整洁，端庄大方
		2. 消毒双手、戴口罩
	用物	用物准备齐全；逐一对用物进行检查，质量符合要求；摆放有序，符合操作原则
	便携式吸痰器	检查便携式吸痰器性能；干燥无菌空瓶备于床头
实施	吸痰	1. 带用物至患者床旁，核对床号、姓名；并向患者和家属做好解释
		2. 给患者高流量吸氧3～5分钟（口述）
		3. 协助患者头偏向护士，去枕仰卧位
		4. 打开吸痰器开关，正确调节负压（成人40～53.3kPa，小儿33～40kPa、新生儿＜13.3kPa）
		5. 消毒双手、戴口罩
		6. 打开一次性吸痰包，取治疗巾铺于颌下，放弯盘
		7. 检查、倾倒无菌生理盐水至治疗碗内
		8. 戴好一次性手套，取出吸痰管与连接导管相连
		9. 打开吸痰器开关，用无菌生理盐水试吸，湿润及检查导管是否通畅
		10. 反折吸痰管，将吸痰管插入气管套管内
		11. 将吸痰管左右旋转，向上提拉，吸净气道内的痰液（一次吸痰时间不超过15秒）
		12. 将吸痰管与连接管断开，抽吸生理盐水，冲洗连接管，关闭吸引器，将连接管放置妥当，撤去吸痰用物，消毒双手
		13. 吸痰过程中密切观察患者面色、生命体征和血氧饱和度，判断吸痰效果。吸痰后给予患者高流量吸氧3～5分钟（口述）

续表

考核内容		技术要求
实施	更换敷料	1. 打开换药无菌盘，戴无菌手套
		2. 取下开口纱布
		3. 用络合碘棉球依次（从上到下、从内到外）消毒切口周围皮肤及托盘 2 次（直径 >8cm）
		5. 取开口无菌纱布衬于套管和皮肤中间
		6. 套管口覆盖湿润纱布并固定
		7. 检查气管套管的固定带松紧度，撤去换药用物，脱手套，听诊肺部呼吸音，判断吸痰效果
	整理记录	1. 协助患者取舒适卧位，整理床单位
		2. 按要求分类处理用物
		3. 消毒双手，取下口罩，记录
	健康指导	做好有效咳嗽排痰、叩击拍背、防止气管套管脱落的健康指导
评价		1. 遵守无菌技术操作原则，无菌观念强
		2. 操作规范，动作轻柔
		3. 护患沟通良好，健康指导有效
		4. 仪表端庄，关爱患者
		5. 在规定时间内完成

看一看

防治脑水肿：是治疗脑挫裂伤的关键，伤后 2～4 天脑水肿达高峰，2 周左右逐渐消失，故伤后最初几天脑水肿是防治的重点，可采用脱水、激素、吸氧、限制液体入量、冬眠低温疗法或过度换气等治疗对抗脑水肿和降低颅内压。

练一练

患者，男性，35 岁。因车祸致头部外伤，当即头痛，呕吐，随即出现昏迷，送往医院途中患者短暂清醒，到达医院后格拉斯哥评分 6 分。该患者初步诊断是

A. 脑震荡　　B. 脑挫裂伤

C. 硬膜外血肿　　D. 硬膜下血肿

E. 脑内血肿

答案解析

想一想

颅底骨折患者，如何预防颅内感染？

答案解析

护爱生命

普通口腔气管插管一般不超过 72 小时，使用经鼻气管低压或等压气囊可保留 1 周或更长时间。气管插管或气管套管之气囊充气以使气道密闭而不漏气为原则，其压力应不超过 2.7kPa（20mmHg），气囊应每 4～6 小时放气 15 分钟。低压气囊气管插管可每两天放气 15 分钟。在护理过程中，一定要密切观察患者生命体征，做好心理疏导，注重人文关怀，增加患者的舒适度。

目标检测

重点回顾

1. 颅底骨折患者禁忌腰穿和耳鼻堵塞是为了避免
   A. 脑疝形成
   B. 颅内压减低
   C. 颅内压增高
   D. 颅内继发感染
   E. 头痛
2. 颅底骨折临床诊断的主要依据是
   A. 颅骨平片
   B. 颅内血肿出现
   C. 生命体征变化
   D. 脑脊液漏
   E. 以上都不对
3. 硬膜外血肿的典型意识改变是
   A. 持续性昏迷
   B. 原发昏迷—中间清醒—继发昏迷
   C. 昏迷进行性加深
   D. 清醒—昏迷
   E. 短暂昏迷
4. 头部外伤性颅骨骨折处容易引起的颅内血肿是
   A. 对称性血肿
   B. 急性硬膜外血肿
   C. 急性硬膜下血肿
   D. 脑内血肿
   E. 脑室内血肿
5. 急性硬脑膜外血肿患者中间清醒期的长短取决于
   A. 原发性脑损伤的程度
   B. 出血的来源
   C. 血肿的部位
   D. 血肿形成的速度
   E. 血肿量的大小

第三十五节　“T”管引流护理

PPT

学习目标

素质目标：

（1）具有感性与理性认知。

（2）具有“爱伤意识与人文关怀”精神。

知识目标：

（1）掌握胆石症术后患者的主要护理问题及护理措施。

（2）熟悉胆石症术后患者的护理效果评价及胆石症的鉴别诊断。

（3）了解胆石症术后患者的护理评估及术后常见并发症。

能力目标：

（1）根据患者病情，能正确判断胆石症的种类及相应的护理措施。

（2）能正确为胆石症术后的患者进行健康教育。

导学情景

情景描述： 患者，女性，41 岁，突发上腹部疼痛 2 天，伴寒战、高热 1 天。2 天前无明显诱因，突发上腹部疼痛，持续性痛，阵发性加剧，向右肩及右后背部放射，既往有右上腹疼痛发作史。查体：体温 39℃，脉搏 96 次/分，血压 120/80mmHg。右上腹压痛，反跳痛、肌紧张。B 超提示肝内胆管扩张，胆总管直径 2.2cm。诊断为急性胆囊结石性胆囊炎，拟行胆囊切除及胆总管探查术，术后“T”管引流。

情景分析： 结合体格检查、实验室检查及临床表现等，患者诊断为急性胆囊结石性胆囊炎；胆石症和胆道感染之间互为因果，胆石症可以引起胆囊管和胆管的梗阻，导致胆汁淤积，胆道内的细菌生长繁殖，产生大量的毒素，引发胆道感染。

讨论： 请问患者存在哪些主要的护理问题？应采取哪些有针对性的护理措施？

学前导语： 胆囊结石由综合性因素引起，主要与脂类代谢异常、胆囊的细菌感染和收缩排空功能障碍有关。护理工作者需要熟悉胆石症术后患者的主要护理问题、针对性的护理措施、正确的健康指导及手术前后的护理要点。护士应如何为术后患者做好“T”管护理？

一、完成任务

（一）任务一

请对患者进行护理评估，提出主要的护理问题，制定有针对性的护理措施，并评估护理措施的有效性。

（二）任务二

请为患者进行“T”管引流护理。

二、实施条件

类型	基本实施条件	备注
场地	①模拟病房；②模拟治疗室；③处置室	—
资源	①床单位；②志愿者；③治疗车、治疗盘；④医疗垃圾桶、生活垃圾桶；⑤屏风或布帘；⑥“T”管引流模型	—
用物	①无菌引流袋及接口；②治疗巾；③棉签；④碘伏（络合碘）；⑤无菌手套；⑥弯盘；⑦体温计；⑧血管钳；⑨治疗卡；⑩病历本及护理记录单（按需准备）；⑪标签；⑫手消毒剂；⑬笔	—
带教老师	每 15 名学生配备一名带教老师	—

三、考核时量

任务 1：案例分析 30 分钟。

任务 2：“T”管引流护理，20 分钟（其中用物准备 10 分钟，操作 10 分钟）。

四、考核标准

（一）任务 1 考核标准

1. 护理评估　询问患者现在还有无腹痛？腹痛的部位？腹痛的程度？腹痛的性质？有无恶心、呕吐？有无腹胀、腹泻？有无皮肤巩膜黄染？有无大便、尿液颜色异常？有无皮肤瘙痒？患者有无肝大、肝区压痛和叩痛？触诊胆囊是否肿大？有无腹膜刺激征？

2. 护理问题

（1）疼痛　与结石突然嵌顿、胆汁排空受阻致胆囊强烈收缩或继发感染有关。

（2）体温过高　与胆囊结石梗阻导致急性胆囊炎有关。

（3）潜在并发症　胆囊穿孔、出血、胆漏等。

3. 护理目标

（1）住院期间患者腹痛减轻或消失。

（2）住院期间患者体温恢复正常。

（3）住院期间患者未发生并发症。

4. 护理措施

（1）疼痛护理　评估疼痛的程度，观察疼痛的部位、性质、发作时间、诱因及缓解的相关因素，评估疼痛与饮食、体位、睡眠的关系，为进一步治疗和护理提供依据。对诊断明确且剧烈疼痛者，遵医嘱予消炎利胆、解痉止痛药物，以缓解疼痛，常用哌替啶、阿托品等，禁用吗啡，因其能使 Oddi 括约肌痉挛，加重胆道梗阻。

（2）维持正常体温　①降温：根据体温升高的程度，采用温水擦浴、冰敷等物理降温方法，必要时使用药物降温；②控制感染：联合应用足量有效的抗生素，有效控制感染，使体温恢复正常。

（3）病情观察　严密监测生命体征，观察腹部体征变化。若出现寒战、高热、腹痛加重，腹痛范围扩大，应考虑病情加重，及时报告医生，及时处理。

（4）改善和维持营养状况　对非手术治疗的患者，根据病情决定饮食种类，病情较轻者可予低脂清淡饮食；病情严重者需禁食和（或）胃肠减压。不能经口进食或进食不足者，可经肠外营养途径补充和改善营养状况。拟行急诊手术的患者应禁食，经静脉补充足够的水、电解质、热量和维生素等，维持水、电解质及酸碱平衡。

（5）心理护理　简要解释疾病过程，减轻患者的心理负担。

5. 护理效果评价

（1）住院期间患者腹痛减轻或消失。

（2）住院期间患者体温恢复正常。

（3）住院期间患者未发生并发症。

（二）任务 2 考核标准（“T”管引流护理）

准备时间：10 分钟；完成时间：10 分钟（表 3－35）。

表 3－35　“T”管引流护理的操作规范

考核内容		技术要求
评估及准备	患者	1. 核对医嘱、执行卡
		2. 核对患者，评估病情、“T”管引流情况
		3. 解释操作目的，取得患者合作
	环境	清洁、宽敞、明亮，温、湿度适宜，注意保护隐私
	操作者	1. 着装整洁，符合操作要求
		2. 消毒双手，方法正确
	用物	用物准备齐全；逐一对用物进行检查，质量符合要求

续表

考核内容		技术要求
实施	操作前	1. 再次核对，拉上屏风或布帘。协助患者取平卧位或半卧位，暴露“T”管及右侧腹壁
		2. 治疗巾铺于引流管的下方
		3. 置弯盘于“T”管与引流袋接口下方
	操作中	1. 夹管：用血管钳夹闭引流管管口近端
		2. 戴无菌手套
		3. 初消毒：用碘伏（络合碘）棉签消毒连接处“T”管（从接口处开始向上至少5cm）
		4. 分离引流袋，并置于医用垃圾袋，脱手套，快速消毒液洗手
		5. 再消毒：用碘伏（络合碘）棉签消毒“T”管引流口（由内向外消毒管口及外周）
		6. 连接与固定：检查新引流袋，出口处拧紧，一手握住引流管，将新的引流袋与引流管连接牢固
		7. 固定：将引流袋挂于床边，引流袋应低于“T”型引流管平面
		8. 保持有效引流：松开血管钳，观察引流通畅情况
		9. 在标签上注明引流袋更换的日期和时间，并贴于引流袋醒目处
	操作后	1. 撤去治疗巾、弯盘
		2. 协助患者取舒适体位，整理床单位
		3. 整理用物，垃圾分类处理
		4. 消毒双手、记录
		5. 根据病情进行健康指导
评价		1. 严格执行无菌操作，无菌观念强
		2. 操作规范，动作熟练精准
		3. 态度和蔼，关爱患者，体现人文关怀
		4. 注意保护患者隐私；沟通良好，患者合作
		5. 在规定时间内完成

看一看

腹腔镜手术多采用2～4孔操作法，其中一个开在人体的脐部，避免在患者腹腔部位留下长条状的伤疤，恢复后，仅在腹腔部位留有2～4个0.5～1cm的线状疤痕，可以说是创面小、痛楚小的手术，因此也有人称之为“钥匙孔”手术。腹腔镜手术具有患者创伤小、住院时间短、节省费用、疗效显著、并发症少等传统开腹手术所无法比拟的优点。腹腔镜手术的开展，是近年来发展迅速的一个手术项目。

练一练

“T”型管引流患者护理哪项不妥

A. T形管妥善固定　　B. 保持引流通畅

C. 每周更换引流瓶一次　　D. 记录胆汁量及性质

E. 观察全身情况

答案解析

想一想

当结石阻塞胆管并继发感染时，可出现夏柯（Charcot）三联症，具体有哪些表现？

答案解析

护爱生命

T管引流患者的健康教育：带T管出院患者宜穿宽松柔软的衣服，以防管道受压；淋浴时，可用塑料薄膜覆盖引流管处，以防感染；避免提举重物或过度活动，以免牵拉T管导致管道脱出；保持置管皮肤及伤口清洁干燥，每日定时记录引流的颜色、量和性状；出现引流异常及管道脱出时，及时就医。

目标检测

重点回顾

1. 胆总管下端有阻塞时，T型管引出的胆汁为
   A. 量过多　B. 量过少，色深　C. 浑浊　D. 量少而色淡　E. 橙色稠厚而清
2. 胆道疾病首选的检查方法是
   A. B超　B. 腹部平片
   C. 口服胆囊造影　D. 静脉胆道造影
   E. 经皮肝穿刺胆管造影
3. 急性梗阻性化脓性胆管炎最关键治疗是
   A. 及时使用抗生素　B. 应用肾上腺皮质激素
   C. 及时用升压药　D. 紧急胆道减压手术
   E. 纠正水电解质酸碱失衡
4. 胆石症患者出现胆绞痛时禁用
   A. 阿托品　B. 硫酸镁　C. 吗啡　D. 654－2　E. 地西泮
5. “T”型管拔管的指征是
   A. 引流液颜色正常　B. 大便量逐日减少
   C. 大便颜色正常，食欲好转　D. 黄疸逐日消退、无发烧、腹痛
   E. T管造影无残余结石，夹管试验无异常变化

第三十六节　常用手术器械识别与使用

PPT

学习目标

素质目标：

（1）具有认真、严谨的职业态度。

（2）具有爱伤意识与人文关怀精神。

知识目标：

（1）掌握乳腺癌患者的主要护理问题及护理措施。

（2）熟悉乳腺癌患者的护理效果评价及发病原因。

（3）了解乳腺癌患者的护理评估及临床表现。

能力目标：

（1）能正确说出乳腺癌发病的常见因素。

（2）能正确为乳腺癌患者提供相应的护理措施，并对术后患者进行有效的健康教育。

导学情景

情景描述：患者，女性，45 岁。3 个月前无意中发现左侧乳房有一小指头大小的无痛性肿块，近 1 个月来肿块逐渐增大，甚为忧虑，故来院就诊。门诊拟“左乳腺肿物”收住入院。体格检查：左侧乳房外上象限可见局限性凹陷，双侧乳头不对称，左侧乳头略向下凹陷（为近期出现），无疼痛和乳头溢液。左侧乳房可扪及 1 个 3cm×2cm 大小的肿块，质地较硬，边界欠清楚，表面不光滑，活动度尚可，与胸肌无粘连；临床诊断为乳腺癌。医嘱要求完善术前准备，拟第三日行乳腺癌改良根治术 。

情景分析：结合体格检查、实验室检查及临床表现等，患者诊断为乳腺癌；乳腺癌是女性最常见的恶性肿瘤，在我国占全身各种恶性肿瘤的 7% ~10%。手术是治疗乳腺癌的主要手段，还有化学药物、放射、内分泌、生物免疫、中医中药等疗法。

讨论：请问患者存在哪些主要的护理问题？应采取哪些有针对性的护理措施？

学前导语：乳腺癌发病原因尚不清楚。已证实的某些发病因素亦仍存在着不少争议，绝经前和绝经后雌激素变化是刺激发生乳腺癌的明显因素。护理工作者需要知晓乳腺癌术后患者的主要护理问题、针对性的护理措施、正确的健康指导；患者接受手术治疗时，“器械护士”应该做好哪些准备工作？

一、完成任务

（一）任务 1

请对患者进行护理评估，提出主要的护理问题，制定有针对性的护理措施，并评估护理措施的有效性。

（二）任务 2

请器械护士正确识别常用手术器械并配合手术实施。

二、实施条件

类型	基本实施条件	备注
场地	①模拟病房；②模拟治疗室；③处置室；④模拟手术间	—
资源	①生活垃圾桶、医用垃圾桶；②器械台车	—
用物	①无菌器械包；②缝针；③丝线；④手术刀片；⑤敷料；⑥无菌手术衣（无破损）；⑦无菌手套（型号正确）；⑧手消毒剂	—
带教老师	每 15 名学生配备一名带教老师	—

三、考核时量

任务 1：案例分析 30 分钟。

任务 2：手术器械识别，30 分钟（其中用物准备 10 分钟，操作 20 分钟）。

四、考核标准

（一）任务 1 考核标准

1. 护理评估 ①评估患者年龄、性别、婚姻、职业、肥胖、饮食习惯、生活环境；②评估患者月经史、婚育史、哺乳史，既往是否患乳房良性肿瘤；③评估患者家属有无乳腺癌或其他肿瘤；④心理评估，评估紧张焦虑的原因，了解顾虑所在。

2. 护理问题

（1）焦虑/恐惧　与对癌症的恐惧、担心预后、乳房缺失、死亡的威胁等有关。

（2）知识缺乏　缺乏术前配合、乳房自查等知识。

3. 护理目标

（1）住院期间患者焦虑减轻，情绪稳定，积极配合治疗。

（2）住院期间患者能表述术前配合、乳房自查的相关知识。

4. 护理措施

（1）心理护理　了解和关心患者，鼓励患者表达对疾病和手术的顾虑与担心，有针对性地进行心理护理。向患者和家属解释手术的必要性和重要性，请曾接受过类似手术且已痊愈者现身说法，帮助患者度过心理调适期。告诉患者行乳房重建的可能，鼓励其树立战胜疾病的信心。对已婚患者，应同时对其丈夫进行心理辅导，使之逐渐接受妻子手术后身体意象的改变，鼓励夫妻双方坦诚相待，取得丈夫的理解、关心和支持。

（2）术前准备　做好术前常规检查和准备。除常规备皮外，应同时做好供皮区的皮肤准备。

（3）健康指导　告知术前准备的配合要点及乳房自查知识。乳房自查知识：自查时间最好选在每次月经周期的第7～10天或月经结束后2～3天。①视诊：站在镜前取各种姿势（两臂放松垂于身体两侧、向前弯腰或双手上举置于头后），观察双侧乳房的大小和外形是否对称；有无局限性隆起、凹陷或皮肤橘皮样改变；有无乳头回缩或抬高等。②触诊：平卧或侧卧，肩下垫软薄枕或将手臂置于头下进行触诊。一侧手的示指、中指和无名指并拢，用指腹在对侧乳房上进行环形触摸，要有一定的压力。从乳房外上象限开始检查，依次为外上、外下、内下、内上象限，然后检查乳头、乳晕，最后检查腋窝有无肿块，乳头有无溢液。若发现肿块和乳头溢液，及时到医院做进一步检查。

5. 护理效果评价

（1）住院期间患者情绪逐渐稳定，能积极配合治疗。

（2）住院期间患者能正确表述术前配合、健侧乳房自查等相关知识。

（二）任务2 考核标准（常用手术器械识别与使用）

准备时间：10分钟；完成时间：20分钟（表3－36）。

表3－36　常用手术器械识别与使用的操作规范

考核内容		技术要求
评估及准备	环境	环境清洁，地面干燥，符合手术室操作要求
	操作者	衣帽整洁，仪表符合无菌操作要求
	用物	用物准备齐全；各种手术器械分类放置，摆放有序
实施	识别常用手术器械	1. 识别手术刀：刀片（种类）、刀柄（型号）
		2. 识别手术剪：组织剪、分离剪、拆线剪
		3. 识别手术镊：有齿镊、无齿镊
		4. 识别止血钳、持针器、持物钳
		5. 识别拉勾
		6. 识别吸引器头：单管型、双套管型
		7. 识别缝针、缝线
		8. 识别敷料：纱布块、剥离子、纱布条、纱布垫

续表

考核内容		技术要求
实施	常用手术器械分类及使用方法	1. 手术刀 （1）正确装卸手术刀片 （2）使用法：持弓式、指压式、执笔式、反挑式
		2. 手术剪
		3. 止血钳 （1）正确的持钳法 （2）止血钳开放法
		4. 手术镊
		5. 持针器 （1）用拇指与无名指分别插入持针钳的两环，中指在无名指前外方托住钳柄，示指轻压在钳柄的轴节处，以便掌握方向 （2）以拇、中、无名、小指握钳环及附近的钳柄，示指前伸抵住轴节
	手术器械传递方法	1. 手术刀传递法：刀柄端递给对方
		2. 剪刀传递方法：尖端对自己
		3. 血管钳传递法：尖端对自己
		4. 持针钳传递法：尖端对自己
		5. 缝线传递法：用持针器正确夹持后，传递
		6. 深部结扎线传递法：用弯血管钳夹住线的一端，正确传递
		7. 镊子传递方法：手柄递给对方
		8. 拉钩传递法：拉钩手柄递给对方
		9. 纱布块传递法：用血管钳夹紧纱布块后传递给对方
		10. 纱布垫传递法：用卵圆钳夹持纱布垫后传递给对方
评价		1. 着装整齐，态度认真
		2. 操作者能掌握常用手术器械的名称及用途
		3. 技术操作动作规范，准确到位
		4. 在规定时间内完成，操作有序，用力恰当
		5. 具有团队合作意识

看一看

很多女性对乳腺增生特别紧张，担心这是乳腺癌的前兆。其实严格说来乳腺增生应分为生理性增生和病理性增生。生理性增生是指随妇女月经周期乳房组织也发生周期性的胀缩改变。病理性的增生是指乳腺组织发生结构上的增殖。不论月经情况如何，该增殖不会退缩。绝大多数乳腺增生患者在其绝经后就会不治而愈，而不是得了乳腺增生就一定会转变成乳腺癌。病理增生也分数种，其中囊性增生，尤其增生中含有乳头状瘤病时，癌变率较其他几种增生高。对病理性乳腺增生患者应定期乳房自我检查和复查，以便及时发现恶性变。

练一练

对经期妇女进行乳房检查的最佳时间是

A. 月经前 3 天　　B. 月经前 1 天

C. 月经期间　　D. 月经干净后 1 天

E. 月经干净 7 ~ 10 天

答案解析

想一想

治疗乳腺癌的关键在早期发现、早期治疗，如何进行乳房自我检查？

答案解析

护爱生命

器械护士职责如下。

(1) 提前20分钟刷手，检查整理器械台上用品，供给第一助手准备手术区的用品。

(2) 胸腹腔或深部手术在手术开始前及手术完毕前，要准确细致地清点器械、纱布、纱垫、棉片、缝针及线卷等数目，并与第二助手、巡回护士共同查对是否和手术前的数目相符，严防异物遗留在患者体腔或组织内。

(3) 手术中应密切注意手术的程序及需要，主动灵活地传递所需要的器械、敷料及针线等。新开展或重大手术，应参加术前讨论会，以熟悉手术步骤及特殊准备。

(4) 严格无菌操作，保持器械台及手术区清洁整齐和干燥。

(5) 妥善保管切下的标本，防止遗失。

(6) 手术完毕，负责清洗与整理刀、剪、精细器械及缝线等手术用品。

目标检测

重点回顾

1. 乳腺癌患者早期乳房包块多见于哪个象限

A. 乳房外上象限　　B. 乳房外下象限

C. 乳房内上象限　　D. 乳房内下象限

E. 中央区

(2~5题共用题干）患者，女性，40岁，右侧腋窝包块1个月。查体：营养状况良好，生命体征稳定。右侧乳房触诊未扪及包块。行钼靶X线检查发现右侧乳房外上象限有一密度增高的肿块阴影，中央有细小簇状钙化，边缘呈毛刺状。

2. 该患者最合适的手术治疗方式是

A. 单纯腋窝淋巴结摘除术　　B. 保留乳房手术

C. 乳房单纯切除术　　D. 乳腺癌根治术

E. 改良根治术

3. 该患者手术后，术侧上肢康复训练中不正确的选项是

A. 术后24小时内，鼓励患者活动手部及腕关节

B. 术后13天，进行屈肘、伸臂等锻炼

C. 术后7~10天内开始外展肩关节

D. 术后12周，开始循序渐进地做肩关节活动

E. 47天，鼓励患者用患侧手洗脸、刷牙、进食等

4. 术后2年，该患者乳房自检发现左侧乳房有包块。患者最可能的诊断是

A. 乳腺炎　　B. 乳腺癌

C. 乳房纤维瘤　　D. 乳房囊性增生

E. 乳管内乳头状瘤

5. 该患者进行空心针穿刺活检证实是乳腺癌转移。请问乳腺癌最多见的淋巴转移部位是

A. 同侧腋窝淋巴结　　B. 同侧内乳区淋巴结

C. 同侧锁骨上淋巴结　　D. 对侧锁骨上淋巴结

E. 同侧颈淋巴结

第三十七节　腹部评估

PPT

学习目标

素质目标：

（1）具有严谨、慎独精神。

（2）具有爱伤观念与吃苦耐劳的工匠精神。

知识目标：

（1）掌握阑尾炎患者手术后的主要护理问题及护理措施。

（2）熟悉阑尾炎患者手术后的护理效果评价、临床表现及治疗原则。

（3）了解阑尾炎患者手术前后的护理评估及病理生理变化。

能力目标：

（1）根据患者病情，能为阑尾炎术后的患者提供正确的护理措施。

（2）能为阑尾炎术后的患者进行有效的健康教育。

导学情景

情景描述：患者，男性，30 岁，5 天前因突发转移性右下腹痛伴恶心、呕吐 4 小时入院。入院后查体：T 39.2℃，P 85 次/分，R 21 次/分，BP 120/75mmHg；一般情况可，腹部平软，麦氏点压痛明显，无反跳痛。血常规：白细胞计数 8.5×10^9/L，中性粒细胞 0.87/L。B 超检查提示阑尾炎。患者 4 天前急诊行阑尾切除术，手术顺利。

情景分析：结合体格检查、实验室检查及临床表现等，患者诊断为急性阑尾炎，手术治疗后 4 天；急性阑尾炎是外科最常见的急腹症之一，急性阑尾炎一经确诊，应尽早手术治疗。部分急性单纯性阑尾炎可经非手术治疗而痊愈。阑尾炎术后需避免切口感染、出血、肠粘连等并发症的发生。

讨论：请问患者存在哪些主要的护理问题？应采取哪些有针对性的护理措施？

学前导语：急性阑尾炎可分为单纯性阑尾炎、化脓性阑尾炎、坏疽性阑尾炎或阑尾穿孔和阑尾周围脓肿四种病理类型。典型的急性阑尾炎表现是转移性右下腹痛和右下腹固定压痛。护理工作者需要熟悉阑尾炎术后患者的主要护理问题、针对性的护理措施、正确的健康指导及手术前后的护理要点。护士如何通过腹部检查来协助临床诊断？

一、完成任务

（一）任务一

请对患者进行护理评估，并提出主要的护理问题。

（二）任务二

请你对患者进行腹部评估（明确麦氏点位置）。

二、实施条件

类型	基本实施条件	备注
场地	①模拟病房；②模拟治疗室	—
资源	①病床；②志愿者；③生活垃圾桶、医用垃圾桶；④屏风	—
用物	手消毒剂	—
带教老师	每15名学生配备一名带教老师	—

三、考核时量

任务1：案例分析30分钟。

任务2：腹部评估15分钟（用物准备时间5分钟，操作时间10分钟）。

四、考核标准

（一）任务1考核标准

1. 护理评估 了解患者现在是否还有腹痛，是否还有恶心、呕吐；手术伤口部位是否有明显疼痛；有无腹胀便秘。

2. 护理问题

（1）疼痛 与阑尾炎炎症刺激与手术创伤有关。

（2）体温过高 与阑尾炎症有关。

（3）潜在并发症 出血、切口感染、粪瘘、腹腔脓肿等。

3. 护理目标

（1）住院期间患者的腹痛得到缓解。

（2）住院期间患者恶心、呕吐缓解，食欲增强。

（3）住院期间患者未发生术后并发症。

4. 护理措施

（1）术后采取半卧位。

（2）术后6小时给予流质饮食，肛门排气后可给予半流质饮食，至术后5~6日转成软质普食。勿进食过多易产气食物。

（3）鼓励患者早期下床活动。

（4）监测患者基本生命体征。

（5）观察患者手术切口及腹部体征变化，保持伤口敷料干燥清洁，及时换药。

5. 护理效果评价

（1）住院期间患者腹痛缓解，腹部手术切口愈合良好。

（2）住院期间患者恶心呕吐缓解，术后进食情况良好。

（3）住院期间未发生手术后的并发症。

（二）任务2考核标准（腹部评估）

准备时间：5分钟；完成时间：10分钟（表3-37）。

表 3－37　腹部评估的操作规范

考核内容		技术要求
评估及准备	患者	核对患者信息，解释并告知患者评估名称，缓解其紧张情绪，评估患者病情、合作情况
	环境	环境宽敞、明亮，温、湿度适宜，能保护隐私
	操作者	自身穿戴整齐、指甲已剪、洗手、戴口罩
	用物	用物准备齐全：手消毒液，质量符合操作要求
操作过程	阑尾压痛	1. 与患者进行良好沟通，告知在检查过程中被检查者需要配合的注意事项
		2. 床帘或屏风遮挡患者，保护患者隐私
		3. 协助其取仰卧位，头垫低枕，双手自然置于身体两侧，双腿屈起并稍分开
		4. 协助患者松解衣扣，注意防止过多暴露
		5. 评估者立于患者右侧，面对患者
		6. 手保持温暖
		7. 准确定位麦氏点（Mc Burney 点）：位于脐与右髂前上棘连线中、外 1/3 交界处
		8. 以右手并拢的 2～3 个手指逐渐深压麦氏点，达 4～5cm
		9. 观察患者的面部表情，并询问患者是否有压痛
		10. 协助患者扣好衣服
		11. 口述检查结果
		12. 口述反跳痛的检查方法及临床意义
		13. 整理用物、洗手
评价		1. 能对异常结果进行简单临床分析
		2. 动作熟练、轻柔，操作规范
		3. 沟通有效，注意人文关怀
		4. 患者安全、满意
		5. 在规定时间内完成

看一看

不同类型急性阑尾炎的手术方法如下。

（1）急性单纯性阑尾炎　行阑尾切除术，切口行一期缝合。

（2）急性化脓性和坏疽性阑尾炎　行阑尾切除术，腹腔清除脓液。切口置乳胶片引流。

（3）穿孔性阑尾炎　切除阑尾，腹腔清除脓液后放置引流管。

（4）阑尾周围脓肿　先非手术治疗，肿块缩小局限、体温正常，3 个月后行阑尾切除术。如果在非手术治疗期间，体温逐渐升高，肿块增大，应行脓肿切开引流术，待伤口愈合，3 个月后行阑尾切除术。

练一练

阑尾炎的患者，术后第一天应特别注意观察的并发症是

A. 肠粘连　　B. 盆腔脓肿

C. 内出血　　D. 门静脉炎

E. 切口感染

答案解析

想一想

急性阑尾炎的临床表现有哪些?

答案解析

护爱生命

阑尾位于盲肠末端，是一段长约5~10cm的细长盲管，直径0.5~0.7cm。阑尾的体表投影约在脐与右髂前上棘连线中外1/3交界处，称为麦氏（Mc Bureny）点。阑尾系膜为两层腹膜，包裹阑尾，短且呈三角形，内有血管、淋巴管及神经。供应阑尾的动脉是终末动脉，一旦发生血运障碍，易引起阑尾坏死。阑尾静脉与阑尾动脉伴行，可回流至门静脉，因此阑尾的炎症可能会引起细菌性肝脓肿。阑尾是个淋巴器官，黏膜和黏膜下层有丰富的淋巴滤泡，在儿童时期具有一定的免疫功能，成人时逐渐消失，因此切除成人的阑尾，对免疫功能不会造成影响。

目标检测

重点回顾

1. 患者，女性，38岁，转移性右下腹痛4小时，伴恶心、呕吐、发热。最能提示该患者患有阑尾炎的体征是

A. 移动性浊音　　B. 右下腹固定压痛
C. 肠鸣音亢进　　D. 肠型、蠕动波
E. 肝浊音界缩小

2. 患者，男性，40岁，阑尾穿孔腹膜炎手术后第7天，体温39℃，伤口无红肿，大便次数增多，混有黏液，伴有里急后重，应考虑并发

A. 盆腔脓肿　B. 细菌性痢疾　C. 肠粘连　D. 膈下脓肿　E. 肠炎

3. 患者，男性，50岁，阑尾切除术后5天，体温38.8℃，诉伤口疼痛，无咳嗽，应首先考虑

A. 肺不张　　B. 肺炎
C. 伤口裂开　　D. 伤口缝线反应
E. 伤口感染

（4~5题共用题干）患者，男性，转移性右下腹痛8小时，体温38℃，血压正常，右下腹有固定压痛，无腹肌紧张，临床诊断为急性阑尾炎，经术前准备后，在腰麻下行阑尾切除术

4. 该患者阑尾病变属于

A. 单纯性阑尾炎　　B. 化脓性阑尾炎
C. 坏疽性阑尾炎　　D. 阑尾周围脓肿
E. 阑尾穿孔

5. 手术前准备，错误的是

A. 禁食、禁水　B. 静脉输液　C. 备皮、皮试　D. 通便灌肠　E. 术前用药

第三十八节 换药护理

PPT

学习目标

素质目标：

（1）具有“救死扶伤”的职业素养。

（2）具有吃苦耐劳、认真、严谨的“工匠精神”。

知识目标：

（1）掌握脚外伤患者的主要护理问题、主要护理措施。

（2）熟悉脚外伤患者的护理效果评价。

（3）了解脚外伤患者的护理评估。

能力目标：

（1）根据患者的临床表现，采取正确的处理措施。

（2）能为患者进行有效的健康教育。

导学情景

情景描述：患者，男性，14 岁。某中学八年级学生。主诉：骑自行车摔倒致右足踝扭伤、皮肤擦伤出血伴有肿胀半日，伴疼痛。查体：右足踝肿胀明显，拒按、伤口渗血，面积 2cm×4cm，行走困难。辅助检查：右足踝部 X 线片示：未见骨折影像。医嘱：右足踝部伤口清创换药，固定、暂抬高、制动，24 小时后扭伤部位湿热敷，减轻局部组织肿胀、疼痛。

情景分析：结合体格检查、实验室检查等，患者诊断为脚部外伤。机械性因子作用所致的损伤，又称创伤，如工伤事故、交通意外等导致的皮肤、软组织破损、出血、脏器破裂、骨折、关节脱位等。本案例中，患者出现脚部外伤，应根据医嘱，积极进行清创处理，防止伤口感染。

讨论：请问患者存在哪些主要的护理问题？应采取哪些有针对性的护理措施？

学前导语：创伤首先造成组织损害，继而引起局部炎性反应和全身性反应及重要脏器的功能变化，以稳定自身内环境。严重创伤性反应超过机体的调节能力时，可损害机体本身。护理工作者需要熟悉脚部外伤患者的主要护理问题、针对性的护理措施。护士应如何为脚外伤患者进行清创处理？

一、完成任务

（一）任务一

请对患者进行护理评估，提出主要的护理问题，制定有针对性的护理措施，并评估护理措施的有效性。

（二）任务二

请为患者执行右踝部清创换药的医嘱。

二、实施条件

类型	基本实施条件	备注
场地	①模拟病房；②模拟治疗室	—

续表

类型	基本实施条件	备注
资源	①病床；②志愿者；③生活垃圾桶、医用垃圾桶	—
用物	①无菌持物钳及筒；②无菌敷料缸（内备纱布数块）；③换药包；④无菌治疗碗包；⑤有盖方盒（内盛血管钳）；⑥无菌棉签；⑦消毒液；⑧无菌溶液；⑨无菌手套；⑩清洁治疗盘；⑪弯盘；⑫便签、笔；⑬急救盒（按需准备）；⑭病历本及护理记录单（按需准备）	—
带教老师	每15名学生配备一名带教老师	—

三、考核时量

任务1：案例分析30分钟。

任务2：换药护理20分钟（其中用物准备5分钟，操作15分钟）。

四、考核标准

（一）任务1考核标准

1. 护理评估 评估患者：①一般情况，姓名、性别、年龄、职业特点和运动爱好等。②健康史，有无饮酒，日常饮食结构；受伤的原因、部位和时间、受伤时的体位和环境，外力作用的方式、方向与性质，伤后患者功能障碍及伤情发展情况、急救处理经过等；既往健康情况、手术史、药物过敏史等；患者的症状、体征及辅助检查情况。③心理和社会支持状况等情况。

2. 护理问题

（1）疼痛　与右足踝部扭伤、局部皮肤擦伤有关。

（2）躯体活动障碍　与右足踝部损伤及伤肢固定有关。

（3）知识缺乏　缺乏损伤后肢体活动及功能锻炼的相关知识。

（4）有周围血管或神经功能障碍的危险　与局部软组织损伤有关。

3. 护理目标

（1）住院期间患者自述疼痛逐渐缓解或消失。

（2）住院期间患者得到良好的健康照护，生活自理能力提高。

（3）住院期间患者能说出伤后肢体活动及功能锻炼的相关要求。

（4）住院期间患者保持肢体感觉、运动和血液循环情况良好，未发生相关并发症。

4. 护理措施

（1）心理护理　做好解释与安慰，消除患者的精神紧张或心理负担。

（2）疼痛护理　遵医嘱给予局部关节绷带包扎外固定，维持受伤关节的功能位，抬高伤肢、暂制动，注意保持局部绷带清洁，疼痛剧烈时，遵医嘱给予药物止痛。

（3）必要时冷、热敷及理疗　受伤关节早期可冷敷，以减轻局部组织渗血和肿胀。24小时后可热敷，以促进积血和水肿的吸收，促进损伤组织的修复。后期必要时配合理疗或使用中药洗剂、擦剂。

（4）预防并发症的发生　受伤初期，固定后注意观察伤肢远端皮肤色泽、温度、感觉和足趾活动情况，触摸足部动脉搏动并与健侧相比较。如有异常，及时与医生联系。

（5）提高自理能力　当患者生活自理性活动有障碍时，采取有效帮助，并给予伤肢活动指导和功能训练，促进康复。

5. 护理效果评价

(1) 住院期间患者疼痛逐渐缓解或消失。

(2) 住院期间患者得到良好的健康照护，生活自理能力提高。

(3) 住院期间患者能说出伤后肢体活动及功能锻炼的相关要求。

(4) 住院期间患者未发生并发症。

(二) 任务 2 考核标准（换药）

准备时间：5 分钟；完成时间：15 分钟（表 3 – 38）。

表 3 – 38　换药的操作规范

考核内容		技术要求
评估及准备	患者	1. 核对患者一般情况，包括姓名、年龄、病情、伤口情况
	环境	2. 清洁、宽敞、明亮，温度适宜，符合无菌操作要求
	操作者	3. 着装整洁，符合操作要求
	用物	4. 用物准备齐全，摆放有序，符合操作原则
实施	与患者沟通	向患者说明换药的目的、配合方法及注意事项
	取下敷料	1. 患者平卧位
		2. 充分暴露伤口
		3. 用手揭开胶布并移去外层敷料
		4. 内层敷料用镊子揭去，先用生理盐水棉球沾湿内层敷料
	两把镊子操作	1. 使用两把镊子操作，符合操作要求
		2. 观察伤口，口述伤口情况
	处理伤口	1. 由伤口中心向外周涂擦，不可留白，消毒范围距伤口 5 ~ 6cm，消毒 2 ~ 3 遍
		2. 清除伤口内的分泌物和异物
		3. 用生理盐水棉球清洁伤口，由内向外涂擦
	覆盖敷料	1. 用无菌纱布覆盖伤口并固定，纱布边缘距离切口 3cm 以上，下层纱布光面向下，上层纱布光滑面向上
		2. 粘贴胶布的方向应与躯干长轴垂直，长短和数量适宜
	指导患者	告知患者注意保护伤口敷料，注意休息，如有问题及时通知医生或护士
	整理记录	1. 协助患者取舒适卧位，整理床单位
		2. 按要求分类处理用品，洗手
		3. 规范记录
评价		1. 操作规范，动作熟练
		2. 态度和蔼，关爱患者
		3. 注意保护患者安全
		4. 沟通良好，取得患者合作
		5. 在规定时间内完成

看一看

一般外伤出血只要用无菌敷料或清洁的织物填入伤口内压紧，外加绷带等加压包扎即可起到止血的目的，一般不需用止血带。四肢出血量较大且难以控制时，可使用止血带，止血带应扎在伤口的近侧，压力适当，以远端动脉搏动消失为度；患者身上要做好标记，记录上止血带的时间，上止血带时要求每小时放开 5 分钟左右，以免肢体缺血坏死。指压动脉止血常用的部位有：面部出血可在下颌角前方约 1.2cm 处压迫颌外动脉；头顶部出血可在耳前压迫颞动脉；上肢近端出血可在锁骨上窝处压迫锁骨下动脉；下肢出血可在腹股沟处压迫股动脉。

练一练

清创缝合的最佳时间，是受伤几个小时内实施

A. 6～8 小时内　　B. 8～10 小时内

C. 10～12 小时内　　D. 12～14 小时内

E. 14～16 小时内

答案解析

想一想

简述换药的操作过程。

答案解析

护爱生命

肉芽组织生长良好者，呈新鲜粉红色或红色、颗粒均匀、分泌物少、触之易出血，清洁后外敷油纱及纱布。若发现创面苍白水肿可用3%～5%高渗盐水纱布湿敷；色暗有苔、分泌物多说明有感染，予充分引流，用抗菌药物纱布湿敷；肉芽生长过盛、高出创面周围的皮肤时，可用剪刀或刀片削去；肉芽变硬、不出血说明已老化，应切除形成新鲜创面。

目标检测

重点回顾

1. 清洁伤口是指
   A. 清创以后的伤口　　B. 无菌手术后的伤口
   C. 消炎以后的伤口　　D. 伤后 6～8 小时以内的伤口
   E. 有致病菌入侵，但未化脓的伤口
2. 下列伤口清创后，哪一项不宜一期缝合
   A. 受伤后在 8 小时内的伤口
   B. 受伤时间在伤后 12 小时以内，污染较轻
   C. 受伤时间超过 12 小时或伤口污染严重者
   D. 面部皮肤裂伤，受伤时间在伤后 24 小时以内
   E. 腹部开放性伤口，有大网膜外露，受伤时间在伤后 24 小时以内
3. 对有较深伤口的开放性损伤处理，下列哪项应常规执行，不可缺少
   A. 输液、输血　　B. 静脉滴注抗生素
   C. 创口内放置橡皮管　　D. 创口严密缝合
   E. 注射 TAT
4. 经清创缝合的伤口 3～5 天后，患者高烧、伤处肿胀、发红、剧痛，此时宜
   A. 继续观察　　B. 加大抗生素剂量
   C. 局部理疗　　D. 及时拆除缝线引流

E. 伤口内注射抗生素

5. 应先换药的伤口是

A. 破伤风伤口

B. 脓性切开引流伤口

C. 乳腺手术切口拆线

D. 压疮创面

E. 肾盂切开取石术后拔除引流物

第三十九节　绷带包扎

PPT

学习目标

素质目标：

（1）具有细心、耐心，“救死扶伤、争分夺秒”的职业素养。

（2）具有评判性思维、具有吃苦耐劳、认真、严谨的“工匠精神”。

知识目标：

（1）掌握腕关节外伤患者的主要护理问题、主要护理措施。

（2）熟悉腕关节外伤患者包扎的目的及护理效果评价。

（3）了解腕关节外伤患者包扎的注意事项及护理评估。

能力目标：

（1）根据患者的临床表现，采取合适的包扎方法实施护理。

（2）能为患者进行有效的健康教育。

导学情景

情景描述：患者，男性，36 岁，因右腕部疼痛伴活动受限 1 小时急诊入院。患者 1 小时前洗澡时不慎摔倒，右腕部着地，当即出现右腕部疼痛伴活动受限。体格检查：患者痛苦表情，右腕部肿胀、淤青，活动受限。辅助检查：右腕部未见骨折影像。诊断：右腕部软组织挫伤。医嘱：测量生命体征；右腕部绷带包扎固定。

情景分析：结合体格检查、辅助检查及患者主诉等，患者诊断为右腕部软组织挫伤。本案例中，患者出现腕部软组织外伤，应根据医嘱，积极进行包扎固定、减轻肿胀疼痛、促进软组织修复。

讨论：请问患者存在哪些主要的护理问题？应采取哪些有针对性的护理措施？

学前导语：用绷带包扎伤口、目的是保护创面、减少污染、压迫止血、固定敷料和夹板、减轻疼痛。护理工作者需要熟悉腕关节软组织损伤患者的主要护理问题、针对性的护理措施。护士应如何为腕关节软组织损伤患者进行包扎处理？

一、完成任务

（一）任务一

请对患者进行护理评估，提出主要的护理问题，制定有针对性的护理措施，并评估护理措施的有效性。

（二）任务二

请为患者进行右腕部绷带包扎。

二、实施条件

类型	基本实施条件	备注
场地	①模拟小手术室；②模拟治疗室；③处置室	—
资源	①治疗床；②志愿者伤口已经遮盖无菌敷料；③治疗车、治疗盘；④医疗垃圾桶、生活垃圾桶；⑤屏风	—
用物	①弹力绷带卷；②剪刀；③纱布；④胶布；⑤医嘱单；⑥治疗单；⑦笔；⑧手消毒剂；⑨三角巾、夹板（按需准备）	—
带教老师	每15名学生配备一名带教老师	—

三、考核时量

任务1：案例分析30分钟。

任务2：绷带包扎，15分钟（其中用物准备5分钟，操作10分钟）。

四、考核标准

（一）任务1考核标准

1. 护理评估 评估患者：①一般情况，姓名、性别、年龄、职业特点和运动爱好等。②健康史，有无饮酒，日常饮食结构；受伤的原因、部位和时间、受伤时的体位和环境，外力作用的方式、方向与性质，伤后患者功能障碍及伤情发展情况、急救处理经过等；既往健康情况、手术史、药物过敏史等；患者的症状、体征及辅助检查情况。③心理和社会支持状况等情况。

2. 护理问题

（1）疼痛 与右腕部扭伤、局部软组织损伤有关。

（2）躯体活动障碍 与右腕部损伤及伤肢固定有关。

（3）知识缺乏 缺乏损伤后肢体活动及功能锻炼的相关知识

（4）有周围血管或神经功能障碍的危险 与局部软组织损伤有关

3. 护理目标

（1）住院期间患者自述疼痛逐渐缓解或消失。

（2）住院期间患者得到良好的健康照护，生活自理能力提高。

（3）住院期间患者能说出伤后肢体活动及功能锻炼的相关要求。

（4）住院期间患者保持肢体感觉、运动和血液循环情况良好，未发生相关并发症。

4. 护理措施

（1）心理护理 做好解释与安慰，消除患者的精神紧张或心理负担。

（2）疼痛护理 遵医嘱给予局部关节绷带包扎外固定，维持受伤关节的功能位，抬高伤肢、暂制动，注意保持局部绷带清洁，疼痛剧烈时，遵医嘱给予药物止痛。

（3）适当的冷、热敷及理疗 受伤局部早期可冷敷，以减轻局部组织渗血和肿胀。24小时后可热敷，以促进积血和水肿的吸收，促进损伤组织的修复。后期必要时配合理疗或使用中药洗剂、擦剂。

（4）预防并发症的发生 受伤初期，固定后注意观察伤肢远端皮肤色泽、温度、感觉和手指活动情况，触摸桡动脉搏动并与健侧相比较。如有异常，及时与医生联系。

（5）提高自理能力 当患者生活自理性活动有障碍时，采取有效帮助，并给予伤肢活动指导和功能训练，促进康复。

5. 护理效果评价

（1）出院时患者疼痛消失。

（2）出院时患者能够说出功能锻炼的相关知识。

（3）出院时患者未出现皮肤受损的情况。

（4）出院时患者未出现并发症。

（二）任务 2 考核标准（四肢绷带包扎）

准备时间：5 分钟；完成时间：10 分钟（表 3 －39）。

表 3 －39　四肢绷带包扎的操作规范

考核内容		技术要求
评估及准备	患者	1. 核对医嘱、治疗卡，确认医嘱
		2. 核对患者，评估病情，检查患者损伤部位和程度，向患者解释并取得合作
	环境	清洁、宽敞、明亮，温、湿度适宜，符合包扎操作要求
	操作者	1. 着装整洁，挂表
		2. 消毒双手方法正确，戴口罩
	用物	用物准备齐全；逐一对用物进行检查，质量符合要求；摆放有序，符合操作原则
实施	包扎前	1. 携用物到患者床旁，再次核对患者、治疗卡
		2. 向患者解释包扎的目的，取得患者配合，沟通有效
		3. 协助患者取舒适体位
		4. 选用宽度适宜绷带
	包扎中	1. 包扎时，绷带卷轴朝上，需平贴包扎部位从远心端向近心端方向包扎
		2. 根据受伤部位选择包扎方法，包扎方法正确
		3. 包扎松紧适宜，外观整洁
		4. 包扎中密切观察肢体末梢的感觉、运动、温度
		5. 包扎完毕，并用胶布或撕开尾带打结固定，方法正确
	包扎后	1. 协助患者取舒适体位
		2. 整理用物，消毒双手，取下口罩
		3. 记录包扎日期、时间、包扎部位
		4. 告知注意事项
	解除绷带	解除绷带方法正确
评价		1. 操作中始终坚持包扎原则，包扎整齐美观
		2. 操作熟练，包扎方法正确
		3. 护士仪态端庄，关爱患者，注意观察病情
		4. 护患沟通有效，患者合作
		5. 在规定时间内完成

看一看

闭合性损伤：浅表组织的闭合伤应予制动休息、抬高患肢，早期冷敷和加压包扎可以减轻肿胀和疼痛，24 小时后改为热敷促进血肿吸收和组织修复，后期加强功能锻炼。

练一练

绷带包扎要点中，错误的是

A. 包扎均由近心端开始，先环形包扎两周，将其始端固定，再向远心端包扎

B. 指（趾）端尽可能外露，以便观察肢体末梢血液循环情况

C. 每包扎一周应压住前周的1/3~1/2，反折部位不可压在伤口或骨隆突处

D. 包到出血伤口处，宜稍加压力，起压迫止血作用

E. 包扎完毕时再环绕两周以胶布粘贴固定，或撕开带端打结

答案解析

想一想

小明同学骑自行车上学途中，不小心摔倒在马路边上。右膝盖处擦伤，有渗血。小红同学连忙奔过来帮助小明。伤口应该采取什么绷带包扎法？

答案解析

护爱生命

四肢包扎方法有：①环形包扎法常用于手腕、颈、额等处或其他包扎开始与结束时的固定；②螺旋形包扎法用于包扎肢体直径基本相同的部位，如上臂、大腿等；③螺旋反折包扎法用于直径大小不等的部位，如前臂、小腿等，使绷带更加贴合；④“8”字形包扎法用于屈曲的关节如肩、髋、膝等部位。

目标检测

重点回顾

1. 某患者由高处跌下，引起骨盆骨折、左肱骨骨折及右股骨开放性骨折，伤口正在大量出血，急救治疗要首选

A. 抗休克　　B. 加压包扎止血

C. 骨折复位　　D. 清创缝合

E. 骨折临时固定

2. 患者，男性，16岁。上体育课时不慎将踝关节扭伤，2小时后来院就诊。处理的方法是

A. 推拿按摩　　B. 热敷

C. 冷敷　　D. 冷热敷交替

E. 热水足浴

3. 包扎疗法最适用于

A. 污染较轻的四肢浅度烧伤　　B. 面部烧伤

C. 会阴部烧伤　　D. 头、颈部烧伤

E. 躯干烧伤

4. 患者，男性，38岁，在拆除旧房子时，不慎被倒塌的泥墙把双腿埋住，2小时后，患者被救离现场送往医院就诊。入院查体：患者神志清醒，T 37.2℃，P 70次/分，R 23次/分，BP 92/75mmHg，血钾浓度为6.1mmol/L。患者双下肢肿胀明显，皮下广泛出血，双大腿尤其明显。患

者损伤最可能的诊断为

A. 扭伤　　B. 挫伤　　C. 挤压伤　　D. 冲击伤　　E. 创伤性窒息

5. 复合性创伤患者出现下列情况时，应首先紧急处理的是

A. 疼痛　　B. 窒息　　C. 伤口流血　　D. 骨折　　E. 休克

书网融合……

微课 1　　微课 2　　微课 3　　微课 4　　微课 5　　微课 6

微课 7　　微课 8　　微课 9　　微课 10　　习题

第四章　老年护理

第一节　口服给药

PPT

学习目标

素质目标：

（1）态度和蔼，语言亲切，沟通有效。

（2）能严格遵守查对原则，操作规范、熟练，具备慎独意识。

知识目标：

（1）掌握老年高血压患者的主要护理问题、主要护理措施。

（2）熟悉老年高血压患者的护理效果评价。

（3）了解老年高血压患者的护理评估、老年高血压的基本知识。

能力目标：

（1）能告知患者口服给药的目的、方法及注意事项。

（2）能根据患者的情况选择合适的服药方式。

（3）能严格遵守查对制度，按操作流程完成口服给药，并根据具体情况进行用药疗效观察和用药指导。

导学情景

情景描述：患者，男性，62岁。高血压病史15年，吸烟史20余年，身体肥胖，BMI指数30，间断服降压药，血压波动在140～170/90～100mmHg之间，近日来诉劳累，感剧烈头痛，头晕，血压190/110mmHg，由家属急送入院。入院诊断：高血压3级（很高危）。入院后医嘱为口服硝苯地平10mg bid，卡托普利（国产）25mg，qd。

情景分析：结合患者的症状及既往病史等，患者诊断为高血压。老年高血压是一种慢性疾病，遵医嘱定时、定量地规律服药，可以有效控制血压，使血压维持在稳定的状态并减少并发症的发生。

讨论：请问患者存在哪些主要的护理问题？应采取哪些有针对性的护理措施？

学前导语：老年高血压是指在未服用降压药的情况下，老年人的血压3次以上或持续非同日收缩压≥140mmHg和（或）舒张压≥90mmHg，且排除假性或继发性高血压的全身性疾病。老年高血压患者血压应降至150/90mmHg以下，降压治疗时应强调收缩压达标，同时应避免过度降低血压。口服降压药是常见的高血压治疗方法，护士应如何进行口服药发放？

一、完成任务

（一）任务一

请对患者进行护理评估，提出主要的护理问题，制定有针对性的护理措施，并评估护理措施的有效性。

（二）任务二

请遵医嘱为患者进行口服药的发放。

二、实施条件

类型	基本实施条件	备注
场地	①模拟病房；②模拟治疗室；③处置室	—
资源	①病床；②标准化患者；③处置室：设有洗手设备、生活垃圾桶、医用垃圾桶；④屏风	—
用物	①服药本；②药车或药盘；③小药卡；④药杯；⑤药匙（按需准备）；⑥量杯（按需准备）；⑦滴管（按需准备）；⑧研钵（按需准备）；⑨湿纱布（按需准备）；⑩治疗巾；⑪水壶内备温开水；⑫盛小药杯的小桶；⑬一次性水杯（按需准备）；⑭吸管（按需准备）；⑮笔；⑯纱布（鼻饲患者准备）；⑰橡胶圈（鼻饲患者准备）；⑱别针（鼻饲患者准备）；⑲注射器（鼻饲患者准备）；⑳手消毒剂	工作服、帽子、口罩、挂表
带教老师	每15名学生配备一名带教老师	—

三、考核时量

16分钟：其中用物准备8分钟，操作8分钟。

四、考核标准

（一）任务1考核标准

1. 护理评估　询问患者有无高血压家族史；询问生活习惯和饮食习惯；评估有无肥胖；询问用药情况；询问有无过敏史；询问有无长期精神压力大、工作过度劳累、情绪激动等高血压诱发因素。

2. 护理问题

（1）疼痛　头痛与血压升高有关。

（2）有跌倒的危险　与服用降压药及头晕症状等有关。

（3）知识缺乏　缺乏高血压的相关知识。

（4）潜在并发症　体位性低血压与服用降压药物有关。

3. 护理目标

（1）住院期间患者血压控制在适宜的范围内，头痛减轻。

（2）住院期间患者未发生跌倒。

（3）住院期间患者高血压相关知识增加。

（4）住院期间患者能有效预防体位性低血压。

4. 护理措施

（1）病情观察　评估患者头晕、头痛程度、持续时间，是否伴有眼花、耳鸣等症状。每天定时间、定部位监测血压，观察患者血压改变。注意防范诱发因素，预防高血压急症等并发症的发生。

（2）用药护理　告知患者保持用药依从性和控制好血压的重要性，督促患者坚持有规律地遵医嘱用药，平稳地控制血压。观察服用硝苯地平有无血压快速下降、心跳加速、面红等，观察服用卡托普利有无咳嗽发生。服药后半小时卧床或坐位休息，减少活动，减少体位性低血压的发生。

(3) 生活护理　保持病房安静，做到“四轻”。住院期间减少活动量，起身活动时动作宜慢而平稳，减少跌倒的发生，卧床患者每2小时翻身一次。合理膳食，肥胖者注意控制体重，限制钠盐的摄入，减少高脂肪、高胆固醇食物的摄入，适当补充蛋白质，多吃含钾丰富的食物及蔬菜。

(4) 心理护理　关爱患者，向患者解释头晕、头痛等症状发生的原因，减轻患者的心理负担，缓解焦虑心情。

5. 护理效果评价

(1) 住院期间血压控制在合理的范围内，头痛症状消失。

(2) 住院期间未发生跌倒。

(3) 住院期间知晓高血压相关知识，自我保健意识增强，能遵医嘱规律用药。

(4) 住院期间未发生体位性低血压。

(二) 任务2 考核标准

准备时间：8分钟；完成时间：8分钟（表4-1）。

表4-1　口服给药操作规范

考核内容		技术要求
评估及准备	患者	1. 核对医嘱、服药本
		2. 评估患者全身情况：年龄、体重、病情、意识状态、用药史、过敏史等
		3. 评估患者局部情况：是否留置鼻饲管，有无口腔、食道疾病，有无吞咽困难、呕吐及禁食等
		4. 评估患者心理状况，解释并取得合作
	环境	清洁、宽敞、明亮、安静，符合口服给药要求
	操作者	1. 衣帽整洁，洗手/消毒手方法正确，佩戴口罩
		2. 了解药物的性质、服药方法、注意事项及药物的副作用
	用物	用物准备齐全：①服药本；②药车或药盘；③小药卡；④药杯；⑤药匙（按需准备）；⑥量杯（按需准备）；⑦滴管（按需准备）；⑧研钵（按需准备）；⑨湿纱布（按需准备）；⑩治疗巾；⑪水壶内备温开水；⑫盛小药杯的小桶；⑬一次性水杯（按需准备）；⑭吸管（按需准备）；⑮笔；⑯纱布（鼻饲患者准备）；⑰橡胶圈（鼻饲患者准备）；⑱ 别针（鼻饲患者准备）；⑲ 注射器（鼻饲患者准备）；⑳ 手消毒剂
操作过程	取药与配药	1. 查对服药本、小药卡
		2. 小药卡按床号顺序插在药盘上，并核对无误
		3. 根据服药本配药：先配固体药，后配水剂和油剂
		4. 全部药物配完后，根据服药本核对后盖上治疗巾
	发药	1. 再次核对：在发药前请别人再核对一次，无误后方可发药
		2. 发药：按时发药，核对床号、姓名，同一患者的药一次取离药盘，发给患者
		3. 向患者交代服药注意事项，看服到口
		4. 耐心听取患者的疑问，解释清楚
		5. 患者不在或因故暂不能服药者，应将药物取回保管，并交班
	发药后的处理	1. 再次核对无误后收回药杯
		2. 药杯处理：先浸泡消毒，然后冲洗清洁，消毒待干后备用
		3. 整理：整理用物，清洁药盘
		4. 消毒双手，取下口罩，记录
		5. 观察患者服药效果，听取患者主诉，及时发现并处理用药后反应

续表

考核内容	技术要求
评价	1. 患者安全，能准时、按剂量口服药物
	2. 操作规范，坚持“三查八对”
	3. 护患沟通有效，患者合作
	4. 仪表举止大方得体，关爱患者，用药指导有效
	5. 在规定时间内完成

看一看

老年高血压的特点如下。

（1）以单纯收缩期高血压多见，对心脏危害大，更易发生心力衰竭等并发症。

（2）血压波动大，尤其是收缩压，1 天内波动可大于 40mmHg，容易发生体位性低血压。

（3）症状少，并发症多，在靶器官损害前，多数老人并没有明显的症状，随着病情的进展 ，可发生心、脑、肾等多器官损害。

练一练

下列关于老年高血压的描述，不正确的是

A. 以舒张期高血压多见　　B. 病因与遗传因素有关

C. 症状少，并发症多　　D. 患者的血压波动大

E. 容易发生体位性低血压

答案解析

想一想

老年高血压的病因是什么?

答案解析

护爱生命

高血压是一种世界性的常见病、多发病，严重威胁着人类健康。1978 年，世界卫生组织和国际心脏病学会联合会决定将 4 月 7 日定为“世界高血压日”，旨在引起人们对防治高血压的重视。世界高血压联盟自 2019 年起将每年的 5 月第二个周末（星期六）定为“世界高血压日”。我国从 1998 年开始，将每年的 10 月 8 号定为“全国高血压日”，显示了我国政府部门及医务界对预防及治疗高血压的重视。

目标检测

重点回顾

1. 发药时，如患者提出疑问，护士应

A. 重新核对无误后再发药　　B. 弃去药物，重新配药

C. 酌情使用　　D. 继续使用

E. 报告医生

2. 医嘱开出口服给药一天三次，简写字母为

A. qd B. bid C. tid D. qid E. qod

3. 下列给药途径中发挥药效最快的是

A. 直肠给药 B. 静脉给药 C. 舌下含服 D. 皮下注射 E. 口服给药

4. 老年高血压非药物治疗的方法不包括

A. 戒烟限酒 B. 进食油炸食品 C. 清淡饮食 D. 适当运动 E. 控制体重

5. 老年高血压患者常用的降压药主要包括

A. 利尿剂 B. 钙拮抗剂

C. 血管紧张素转换酶抑制剂 D. β 受体拮抗剂

E. 以上都是

第二节 老年人跌倒的预防

PPT

学习目标

素质目标：

（1）仪表举止端庄，操作规范，动作熟练、轻柔，方法正确。

（2）尊重与关爱患者，语言亲切，态度和蔼。

知识目标：

（1）掌握老年晚发型帕金森病患者的主要护理问题、主要护理措施。

（2）熟悉老年晚发型帕金森病患者的护理效果评价。

（3）了解老年晚发型帕金森病患者的护理评估、老年晚发型帕金森病的基本知识。

能力目标：

（1）能准确收集老年人相关信息，评估现存或潜在老年人跌倒的危险因素。

（2）能根据患者跌倒现状和危险因素的评估，制定预防跌倒干预的措施，并进行个性化的健康指导。

（3）能告知患者及家人预防跌倒的方法及注意事项；护患沟通有效，患者合作，愿意遵从其干预方法。

导学情景

情景描述：患者，男性，75 岁。右手震颤 5 年多，伴有半年左右的反应迟钝。患者就诊时右手不停震颤，平时不能持筷，起步困难，步态不稳，两年来逐渐加重。体格检查：T 36.5℃、P 68 次/分、R 20 次/分、BP 120/78mmHg，患者神志清醒，记忆力下降，慌张步态，四肢肌力 5 级，肌张力齿轮样增高，右上肢静止性震颤。入院后有焦虑情绪，大便 4 天一次，粪便干结。实验室检查无异常。诊断：晚发型帕金森病。

情景分析：结合体格检查和既往病史等，患者诊断为晚发型帕金森病。本病起病缓慢，逐渐进展，首发症状可以是震颤，也可以是运动障碍或强直，双侧肢体受累时，两侧严重程度并不完全一致。

讨论：请问患者存在哪些主要的护理问题？应采取哪些有针对性的护理措施？

学前导语：帕金森病是好发于老年人群的神经退行性疾病，临床上一般将发病年龄 <50 岁的帕金

森病称为早发型帕金森病，>50 岁称为晚发型帕金森病。帕金森病患者由于其基底核或黑质发生病变，以致负责运动的锥体外束发生功能障碍，患者运动的随意肌失去了协调与控制，因此容易发生跌倒，作为责任护士，应该怎样预防患者跌倒？

一、完成任务

（一）任务一

请对患者进行护理评估，提出主要的护理问题，制定有针对性的护理措施，并评估护理措施的有效性。

（二）任务二

请对患者进行跌倒预防护理。

二、实施条件

类型	基本实施条件	备注
场地	①模拟病房；②模拟治疗室；③处置室	—
资源	①病床；②标准化患者；③处置室：设有洗手设备、生活垃圾桶、医用垃圾桶	—
用物	①跌倒评估单、笔；②盛有消毒液的容器；③血压计；④听诊器；⑤表（有秒针）；⑥治疗盘、弯盘；⑦病历本、记录本；⑧手消毒剂（用物可按需准备）	工作服、帽子、口罩、挂表
带教老师	每 15 名学生配备一名带教老师	—

三、考核时量

20 分钟：其中用物准备 5 分钟，操作 15 分钟。

四、考核标准

（一）任务 1 考核标准

1. 护理评估　评估患者有无震颤、肌强直、随意运动、起步困难、步态不稳等症状，有无便秘、睡眠障碍等临床问题，有无焦虑不安、自我评估低等精神心理问题。

2. 护理问题

（1）躯体移动障碍　与黑质病变、椎体外系功能障碍所致震颤、肌强直、体位不稳、随意运动异常有关。

（2）自理缺陷　与神经－肌肉障碍，动作准确度下降，影响进食、穿衣等有关。

（3）便秘　与活动减少有关。

（4）焦虑　与病情进行性加重有关。

（5）知识缺乏　缺乏本病相关知识及药物治疗知识。

（6）有受伤的危险　与步态不稳、生活自理能力下降有关。

（7）有个人尊严受损的危险　与震颤、体位不稳导致身体形象改变，以及生活自理能力下降有关。

3. 护理目标

（1）住院期间患者躯体移动能力得到增强。

（2）住院期间患者能共同参与解决基本生活需求。

（3）住院期间患者不发生便秘或便秘能得到及时处理。

（4）住院期间患者的焦虑情绪能得到缓解，能维持自尊并积极配合治疗。

（5）出院时患者熟悉帕金森疾病的基本知识。

（6）住院期间患者不发生意外受伤情况。

（7）住院期间患者能适应身体形象的改变。

4. 护理措施

（1）安全护理　指导患者安全防范措施，如起床等改变体位时动作要慢，活动、外出需有人陪伴，并指导患者进行步态及平衡能力训练，起步困难者可以在患者脚前放一个障碍物作为视觉提示，也可以用节拍明显的音乐进行听觉提示，练习走路。

（2）生活护理　鼓励患者做力所能及的事情，提高自我照顾能力，对需要协助的患者，及时帮助其穿衣、吃饭、沐浴等日常活动。鼓励患者每天活动关节至少两次，加强主动活动，必要时协助进行被动活动，防止关节强直及肢体挛缩。指导患者多食水果、蔬菜，保持营养均衡，满足机体需求。养成良好的排便习惯，保持大便通畅，排便困难时，使用开塞露通便。

（3）心理护理　尊重患者，维护患者的自尊，鼓励患者表达并注意倾听他们的心理感受，及时给予支持和引导。指导患者保持着装整洁，维护良好的自我形象，指导患者及家属创造良好的家庭和社会关系，获得充分的情感支持。

（4）健康教育　采用适宜的健康教育方式，使患者掌握疾病和自我护理的相关知识，让患者了解什么是“开关”现象、“冻结”现象以及如何处理。告知患者必须要长期或终身服药，让患者了解常用药物的种类、用法、服药注意事项、疗效及不良反应的观察与处理方法。

5. 护理效果评价

（1）住院期间患者活动能力逐渐增强。

（2）住院期间患者主动参与解决基本生活需求。

（3）住院期间患者便秘得到及时处理。

（4）住院期间患者情绪稳定，能维持良好的自尊并积极配合治疗。

（5）出院时患者熟知帕金森疾病的基本知识。

（6）患者住院期间未发生受伤情况。

（7）患者能适应身体形象的改变。

（二）任务2 考核标准

准备时间：5分钟；完成时间：15分钟（表4－2）。

表4－2　老年人跌倒的预防操作规范

考核内容		技术要求
评估及准备	患者	1. 核对医嘱
		2. 核对患者
		3. 评估患者心理状况，解释并取得合作
	环境	清洁、宽敞、明亮、安静，符合操作要求
	操作者	1. 衣帽整洁，挂表
		2. 洗手、消毒手方法正确
	用物	用物准备齐全：①跌倒评估单、笔；②盛有消毒液的容器；③血压计；④听诊器；⑤表（有秒针）；⑥治疗盘、弯盘；⑦病历本、记录本；⑧手消毒剂（用物可按需准备）

续表

考核内容		技术要求
操作过程	跌倒评估	1. 再次核对个人信息并进行有效沟通，患者舒适放松
		2. 评估方法合适，指导正确，患者安全
		3. 评估内容全面（跌倒史，疾病诊断与症状、行走辅助、药物治疗、步态、精神状态与认知状况等）
		4. 记录评估结果
		5. 评估结果准确
	评估后处理	1. 告知评估结果，并合理解释
		2. 健康指导到位（环境、安全、生活、饮食、用药、疾病、检查、锻炼等）
评价		1. 患者安全、满意
		2. 操作规范，动作熟练、轻柔，评估结果准确
		3. 沟通有效，配合良好，健康指导内容和方式合适并有效
		4. 语言亲切，态度和蔼，关爱患者

看一看

帕金森的主要运动症状包括：静止性震颤（resting tremor）、强直（rigidity）、动作迟缓（akinesia）及姿势平衡障碍（postural reflex impairment），简称为 TRAP。

非运动症状包括：自主神经障碍、睡眠障碍、精神症状、感觉异常等。

练一练

下列症状中哪项不属于帕金森的运动症状

A. 强直　　B. 睡眠障碍

C. 静止性震颤　　D. 动作迟缓

E. 姿势平衡障碍

答案解析

想一想

帕金森病患者，在行走时如何注意跌倒？

答案解析

护爱生命

欧洲帕金森病联合会从 1997 年开始，将每年的 4 月 11 日定为“世界帕金森病日”。据统计，我国 60 岁以上的老年人超过 1% 患有帕金森病，70 岁以上患病率达 3% ~5%，而且每年新发病例近十万人。然而，帕金森病早期的行走缓慢常被认为是老化所致，从而被忽视，需要早发现，早治疗。

目标检测

重点回顾

1. 下列不是帕金森病临床表现的为

A. 写字过大症　B. 慌张步态　C. 运动减少　D. 肌强直　E. 静止性震颤

2. 关于帕金森病，以下表述不正确的是

A. 早期发现，早期治疗可治愈

B. 主要表现为静止性震颤、运动迟缓、肌强直

C. 常规辅助检查无特殊发现

D. 多在中老年期发病

E. 抗胆碱能药物适用于震颤明显的较年轻的患者

3. 关于帕金森病运动减少，下列说法不正确的是

A. 始动困难　　B. 精细动作尚可

C. 联带运动减少　　D. 随意运动缓慢

E. 站立不稳

4. 关于帕金森病的三个主要体征，正确的是

A. 震颤，肌张力增高，运动减少　　B. 震颤，肌张力增高，慌张步态

C. 运动减少，搓丸样动作，肌张力增高　　D. 震颤，面具脸，肌张力增高

E. 震颤，面具脸，运动减少

5. 帕金森病患者出现震颤麻痹是由于

A. 前庭小脑神经元病变所致　　B. 多巴胺神经递质系统功能受损

C. 纹状体神经元病变所致　　D. 红核神经元病变所致

E. 乙酰胆碱递质系统功能受损

PPT

第三节　压疮的预防

学习目标

素质目标：

（1）态度和蔼，语言亲切，耐心细致，沟通有效。

（2）尊重患者，保护患者的隐私；操作规范，动作熟练；有慎独精神。

知识目标：

（1）掌握老年期痴呆（中后期）患者的主要护理问题、主要护理措施。

（2）熟悉老年期痴呆（中后期）患者的护理效果评价。

（3）了解老年期痴呆（中后期）患者的护理评估、老年期痴呆的基本知识。

能力目标：

（1）能够对患者进行压疮危险因素及压疮风险的评估。

（2）能按照压疮预防的步骤进行正确操作，做好压疮的预防工作。

导学情景

情景描述：患者，女性，73岁，已婚，退休教师。8年前开始出现记忆力下降，经常出门忘记关门，重复买同样的物品。4年前症状逐渐加重，不知道今天是几月几日，出门找不到回家的路，不会使用筷子吃饭，交谈时答非所问，无法完成简单的计算。近2个月来，病情加重，卧床不起，四肢不能自主活动，大小便失禁，MMSE评分5分。家属送来医院，诊断为阿尔茨海默病。

情景分析：结合患者的症状及既往病史等，患者诊断为阿尔茨海默病（后期）。阿尔茨海默病的患

者中后期会出现严重的自理能力受损，多数患者需要长期卧床，针对此类患者采取压疮预防措施，避免进一步损害。

讨论： 请问患者存在哪些主要的护理问题？应采取哪些有针对性的护理措施？

学前导语： 老年期痴呆是发生于老年和老年前期、由多种因素导致大脑神经细胞病变而引发的大脑功能衰退的慢性进行性精神衰退疾病。阿尔茨海默病是老年期痴呆最常见的类型，约占老年期痴呆的50%～70%。阿尔茨海默病的发病率会随着年龄的增长而增长，中晚期的阿尔茨海默病患者常长期卧床，自理能力严重受损，应如何预防压疮的发生？

一、完成任务

（一）任务一

请对患者进行护理评估，提出主要的护理问题，制定有针对性的护理措施，并评估护理措施的有效性。

（二）任务二

请对患者进行压疮的预防。

二、实施条件

类型	基本实施条件	备注
场地	①模拟病房；②模拟治疗室；③处置室	—
资源	①病床；②标准化患者；③处置室：设有洗手设备、生活垃圾桶、医用垃圾桶；④屏风；⑤电源插头	—
用物	①毛巾；②浴巾；③按摩油/膏/乳；④脸盆（口述：内盛50～52℃的温水）；⑤弯盘；⑥翻身卡/单；⑦记录卡/单；⑧笔；⑨手消毒剂；⑩便盆及便盆布；⑪医用垃圾桶；⑫生活垃圾桶；⑬病历本；⑭必要时备清洁衣裤和（或）床单（口述）；⑮治疗车	工作服、帽子、口罩、挂表由主考学校准备
带教老师	每15名学生配备一名带教老师	—

三、考核时量

25分钟：其中用物准备10分钟，操作15分钟。

四、考核标准

（一）任务1考核标准

1. 护理评估 评估患者认知能力（如记忆、计算、思维能力等）；评估患者生命体征、吞咽功能与进食情况，营养状况、睡眠情况以及二便是否正常；评估患者生活自理能力。评估患者的意识是否清晰；观察有无幻觉、攻击行为、谵妄等精神行为症状。

2. 护理问题

（1）卫生、穿着、进食、如厕自理缺陷　与痴呆、认知功能严重受损有关。

（2）记忆功能障碍　与大脑神经细胞病变引起海马回功能损害等有关。

（3）语言沟通障碍　与大脑神经细胞病变引起语言功能障碍有关。

（4）有皮肤完整性受损的危险　与瘫痪长期卧床有关。

3. 护理目标

（1）住院期间患者的基本生活需求能得到满足。

（2）住院期间患者的记忆功能部分恢复。

（3）住院期间患者能与医务人员进行有效沟通。

（4）住院期间患者皮肤干净清洁，完整无破损。

4. 护理措施

（1）病情观察　观察患者认知功能情况，如记忆力、计算能力、判断力有无进一步下降；观察患者的精神行为症状，及时给予干预处理。观察生命体征变化，如体温升高，应注意是否合并感染的可能。

（2）生活护理　训练患者穿衣、吃饭、上厕所等日常生活基础活动，必要时协助患者个人卫生，包括洗脸、洗手、刷牙、梳头、洗澡等。应给予高营养、易消化的软质食物，如患者存在吞咽障碍，可以采用鼻饲或静脉输液的办法补充营养。定时协助排尿、排便，便后温水清洁皮肤。保持皮肤干净清洁完整，定时给予按摩，每2小时翻身1次。长期卧床患者协助进行肢体的被动和主动运动锻炼，防止肢体畸形和关节挛缩。创造安静、舒适的睡眠环境，陪伴安慰患者入睡。和患者保持良好的沟通，语言沟通时态度真诚、和蔼、有耐心，尽量用简洁易理解的短句交谈，充分应用面部表情、抚摸等非语言沟通的技巧。

（3）认知训练　引导患者进行拼图游戏、简单计算、回忆疗法及园艺活动等有助于改善认知功能的方法，制订日常的活动计划表，房间内挂日历和时钟，强化患者的定向能力。

（4）心理护理　尊重与爱护患者，保持和患者的有效沟通，在患者情绪低落时，轻轻抚摸患者，安慰陪伴患者。

5. 护理效果评价

（1）住院期间患者的基本生活需求得到满足。

（2）住院期间患者的记忆功能部分恢复。

（3）住院期间患者能与医务人员进行有效沟通。

（4）住院期间患者皮肤干净清洁，完整无破损。

（二）任务2 考核标准

准备时间：10分钟；完成时间：15分钟（表4－3）。

表4－3　压疮的预防操作规范

<table>
<tr><th colspan="2">考核内容</th><th>技术要求</th></tr>
<tr><td rowspan="7">评估及准备</td><td rowspan="4">患者</td><td>1. 全身情况：评估患者的年龄、体重、病情、卫生状况、营养、意识状态、自理能力等</td></tr>
<tr><td>2. 局部情况：评估患者有无活动障碍、大小便失禁、局部皮肤红肿和溃烂等</td></tr>
<tr><td>3. 心理状态</td></tr>
<tr><td>4. 向患者及（或）家属解释擦洗、翻身及按摩的目的、过程、方法及配合要点</td></tr>
<tr><td>环境</td><td>环境整洁、安静，温度适宜，光线充足，符合操作要求；必要时进行遮挡</td></tr>
<tr><td>操作者</td><td>着装整洁，洗手，戴口罩</td></tr>
<tr><td>用物</td><td>用物准备齐全：①毛巾；②浴巾；③按摩油/膏/乳；④脸盆（口述：内盛50～52℃的温水）；⑤弯盘；⑥翻身卡/单；⑦记录卡/单；⑧笔；⑨手消毒剂；⑩便盆及便盆布；⑪医用垃圾桶；⑫生活垃圾桶；⑬病历本；⑭必要时备清洁衣裤和（或）床单（口述）；⑮治疗车</td></tr>
</table>

续表

考核内容		技术要求
操作过程	核对、准备	1. 核对患者床号、姓名等信息（用2种以上的方法核对）
		2. 固定病床脚轮，拉起床档
		3. 将各种导管及输液管安置妥当，必要时将盖被折叠至床尾或一侧
		4. 放平支架，协助患者取平卧位，将两手放于腹部，两腿屈曲
	翻身	1. 先将患者双下肢移向靠近护士侧的床沿，再将患者肩、腰、臀部向护士侧移动
		2. 一手托肩，一手托腰部，轻轻将患者推向对侧，使其背向护士
	擦洗	1. 松开衣裤，露出颈部、肩部、背部和臀部
		2. 将浴巾一半铺在患者身下，一半盖在患者身上
		3. 用温热毛巾依次擦洗患者的颈部、肩部、背部及臀部
	按摩	1. 全背按摩：两手掌蘸少许按摩油、膏、乳，用手掌大、小鱼际肌以环形方式按摩。从骶尾部开始，沿脊柱两侧向上按摩至肩部，按摩肩胛部位时用力稍轻；再从上臂沿背部两侧向下按摩至髂嵴部位。如此有节律地持续按摩至少3分钟（口述）
		2. 脊柱按摩：用拇指指腹蘸按摩油、膏、乳，由骶尾部开始沿脊柱旁按摩至肩部、颈部，再继续向下按摩至骶尾部
		3. 骨突处按摩：用手掌大、小鱼际肌蘸按摩油、膏、乳紧贴皮肤按摩其他骨突受压处，按向心方向按摩，力度由轻至重，再由重至轻，按摩3分钟（口述）
		4. 协助患者转向另一侧卧位，按摩另一侧髋部（口述）
	叩背	按全背按摩的方向轻叩背部。时间3分钟（口述）
	观察	观察肩峰、肘部、足跟等受压和骨突部位的皮肤情况
	整理穿衣	撤去浴巾，协助患者穿衣，整理床铺。必要时更换衣服和（或）床单（口述）
	操作后处理	1. 协助患者取舒适体位，整理床单位
		2. 向患者或家属讲清“六勤”的内容及意义
		3. 整理用物，医用垃圾分类处理
		4. 洗手、摘口罩并记录
评价		1. 操作方法正确、熟练、动作轻稳
		2. 患者感觉舒适，并学会了压疮的预防知识
		3. 患者皮肤完好
		4. 沟通有效，解释合理
		5. 在规定时间内完成

看一看

阿尔茨海默病的常见症状如下。

（1）记忆力下降　尤其是近期遗忘，也是早期最突出的症状。

（2）认知障碍　表现为对日常生活的理解和判断发生困难。

（3）言语障碍　患者可表现出措辞困难、词汇量减少、词不达意等症状。

（4）定向力障碍　表现为时间、空间、人物定向受损。

（5）人格和行为的改变　患者的性格和病前判若两人，甚至出现行为退缩、情感淡漠等症状。

练一练

下列阿尔茨海默病特点中，哪项是最早出现的症状

A. 记忆力下降
B. 认知障碍
C. 言语障碍
D. 定向力障碍
E. 人格和行为的改变

答案解析

想一想

老年期痴呆不同临床分期中，患者的认知功能障碍程度有何区别？

答案解析

护爱生命

老年期痴呆患者的发病率随年龄增长而上升，每3秒将新增一位患者，引起了世界各国的重视。9月21日是“世界老年性痴呆宣传日”，每年都有多个国家和地区举办活动，使全社会重视并加强对老年期痴呆的预防。中国阿尔茨海默病协会（ADC）将每年的9月17日设定为“中华老年痴呆防治日”。老年期痴呆认知能力退化，伴发精神行为问题，到晚期甚至生活完全不能自理。医务人员需加强早期筛查与早期干预，使老年期痴呆能早发现、早治疗，提高患者的生活质量。

目标检测

重点回顾

1. 压疮形成的主要原因是
   A. 全身营养不良
   B. 年老体弱
   C. 理化刺激
   D. 局部长期受压
   E. 体形消瘦
2. 仰卧位最易发生压疮的部位是
   A. 肩胛部　B. 骶尾部　C. 肘部　D. 足跟部　E. 背部
3. 预防压疮不正确的是
   A. 患者不能直接卧于橡胶单上
   B. 温水擦背
   C. 骨隆突处用棉圈，可免去翻身
   D. 翻身时间不超过2小时
   E. 勤检查，勤更换
4. 阿尔茨海默病早期的记忆障碍表现为
   A. 错构或虚构
   B. 远事遗忘
   C. 近事遗忘
   D. 顺行性遗忘
   E. 逆行性遗忘
5. 患者，男性，70岁，诊断为阿尔茨海默病。对患者进行护理时，错误的做法是
   A. 鼓励患者多料理自己的生活
   B. 反复强化训练患者大脑
   C. 多鼓励患者回忆往事
   D. 患者外出时无需陪伴
   E. 保证夜间休息

第四节　徒手肌力评定

PPT

学习目标

素质目标：

（1）操作熟练、规范，评估结果准确。

（2）关爱患者，态度和蔼，语言亲切，能与患者（或家属）进行有效的沟通。

知识目标：

（1）掌握脑出血患者的主要护理问题、主要护理措施。

（2）熟悉脑出血患者的护理效果评价。

（3）了解脑出血患者的护理评估、脑出血的基本知识。

能力目标：

（1）能够准确对患者进行病情观察，依据病情变化给予针对性护理。

（2）能按照徒手肌力评定的步骤进行正确操作。

（3）准确评估肌力，做好记录。

导学情景

情景描述：患者，男性，63 岁，3 小时前因和老伴发生争吵后剧烈头痛，左侧肢体乏力由家人急送入院。患者有多年高血压病史，血压波动范围 140～190/70～105mmHg。体格检查：T 37℃，P 82 次/分，R 18 次/分，BP 160/70mmHg。意识清楚，情绪焦虑不安，双侧瞳孔等大等圆，直径为 3mm，对光反射灵敏。入院后初步诊断：脑出血。

情景分析：结合患者的症状及既往病史等，可初步判断患者为脑出血。脑出血属于脑卒中的一种疾病类型，脑出血后极易导致患者颅内压增高，进而引起脑疝或患者神志改变。脑出血患者常有肢体乏力或偏瘫、言语障碍等症状，需及时评估病情变化，给予相应护理措施。

讨论：请问患者存在哪些主要的护理问题？应采取哪些针对性的护理措施？

学前导语：脑出血是指非外伤性脑实质内血管破裂引起的出血，占全部脑卒中的 20%～30%，急性期病死率为 30%～40%。脑出血患者往往在情绪激动、费劲用力时突然发病，早期死亡率很高，幸存者中多数留有不同程度的运动障碍、认知障碍、言语吞咽障碍等后遗症。肌力的评估有助于了解其病情及康复进展，那么应如何进行肌力评定？

一、完成任务

（一）任务一

请对患者进行护理评估，提出主要的护理问题，制定有针对性的护理措施，并评估护理措施的有效性。

（二）任务二

请对患者进行肌力评定。

二、实施条件

类型	基本实施条件	备注
场地	①模拟病房；②模拟治疗室；③处置室	—
资源	①病床；②标准化患者；③处置室：设有洗手设备、生活垃圾桶、医用垃圾桶；④屏风	—
用物	①记录卡（单）；②笔	工作服、帽子、口罩、挂表
带教老师	每15名学生配备一名带教老师	—

三、考核时量

15分钟：其中用物准备5分钟，操作10分钟。

四、考核标准

（一）任务1考核标准

1. 护理评估 询问患者现在还有无头痛？判断有无意识改变？判断有无肌力异常？有无焦虑不安？询问是否了解疾病知识及康复护理措施？

2. 护理问题

（1）躯体移动障碍 与左侧肢体无力有关。

（2）有失用综合征的危险 与脑损伤后肢体功能障碍及长期卧床有关。

（3）焦虑 与担心预后有关。

3. 护理目标

（1）住院期间患者活动能力和耐力逐渐增强。

（2）住院期间患者未出现因活动受限引起的肌肉萎缩等并发症。

（3）住院期间患者情绪逐渐稳定，能够配合治疗。

4. 护理措施

（1）病情观察 严密监测意识、瞳孔、生命体征等变化，观察头痛、记忆力与定向力、肌力及肌张力等症状变化。注意观察有无剧烈头痛、喷射性呕吐、意识障碍进行性加重等脑疝症状。

（2）生活护理 急性期绝对卧床休息，抬高床头，预防脑水肿。每日可在床上进行肢体关节主动及被动活动，按摩理疗2～3次/日，保持肢体功能位，防止足下垂、肢体挛缩等并发症。嘱其进食高蛋白、高维生素、清淡易消化、营养丰富的流质或半流质饮食。

（3）康复护理 告知患者及家属早康复的重要性、训练的技巧，急性期包括抗痉挛体位的摆放、床上健侧或患侧卧位翻身等，恢复期康复训练主要包括转移动作训练、坐位训练、站立训练、步行训练、平衡训练和日常生活能力训练等。上肢功能训练一般采用运动疗法和作业疗法相结合；下肢功能训练主要以加强肌力，改善步态为主。

（4）心理护理 简要解释疾病过程，告知患者脑损伤后遗留的语言、运动、智力障碍，在伤后1～2年内可部分恢复，以提高患者信心，减轻其心理负担，缓解焦虑心情。

5. 护理效果评价

（1）住院期间患者活动能力逐渐增强。

（2）住院期间患者未因活动受限引起废用综合征。

（3）住院期间患者无焦虑情绪，能够配合治疗。

（二）任务2考核标准（肌力评估）

准备时间：5分钟；完成时间：10分钟（表4－4）。

表4－4　徒手肌力评定操作规范

考核内容		技术要求
评估及准备	患者	1. 充分暴露被检查部位，比较两侧肌肉形态的对称性，必要时测量两侧肢体的围度
		2. 正确摆放受检者体位，将被检查肢体摆放于抗重力位，有效固定肢体近端
	环境	现场环境符合评定要求
	操作者	着装整洁
	用物	用物准备齐全：①记录卡（单）；②笔
操作过程	徒手肌力评定	1. 向受检者解释并示范检查动作，可通过被动活动引导受检者完成一次检查动作
		2. 发出口令嘱受检者收缩肌肉并完成全关节范围活动，观察受检者的动作，必要时触诊受检肌肉
		3. 如果受检者能够完成抗重力位全关节范围活动，可进一步进行抗阻运动，将阻力施加于肢体远端，嘱受检者用最大力量抗阻完成动作；观察是否能对抗部分阻力或者充分阻力完成动作
		4. 如果受检者无法完成抗重力位活动，则须将被检查肢体摆放于减重体位，嘱受检者用最大力量收缩肌肉并完成全关节范围活动
		5. 如果受检查者无法完成关节活动，检查受检肌肉是否有收缩
		6. 记录徒手肌力等级、检查日期，并评估受检者表现
评价		1. 肌力评定步骤正确
		2. 动作流畅，操作规范
		3. 沟通有效，解释合理
		4. 在规定时间内完成

看一看

脑出血的常见临床表现如下。

（1）运动和语言障碍　运动障碍以偏瘫为多见；言语障碍主要表现为失语和言语含糊不清。

（2）呕吐　约一半的患者发生呕吐，可能与脑出血时颅内压增高、眩晕发作、脑膜受到血液刺激有关。

（3）意识障碍　表现为嗜睡或昏迷，程度与脑出血的部位、出血量和速度有关。

（4）眼部症状　瞳孔不等大常发生于颅内压增高出现脑疝的患者；还可以有偏盲和眼球活动障碍。脑出血患者在急性期常常两眼凝视大脑的出血侧（凝视麻痹）。

（5）头痛头晕　头痛是脑出血的首发症状，常常位于出血一侧的头部；颅内压力增高时，疼痛可以发展到整个头部。头晕常与头痛伴发，特别是在小脑和脑干出血时。

练一练

脑出血患者一般较少出现下列哪项临床表现

A. 头晕头痛　　B. 意识障碍

C. 瞳孔不等大　　D. 呕吐

E. 呕血

答案解析

想一想

脑出血的诱因是什么？

答案解析

护爱生命

脑卒中（stroke）是一种突然起病的脑血液循环障碍性疾病，包括缺血性中风（短暂性脑缺血发作、动脉粥样硬化性血栓性脑梗死、腔隙性脑梗死、脑栓塞）和出血性中风（脑出血、蛛网膜下腔出血）。脑卒中常被称为“人类健康的头号杀手”，是一类患病率、发病率、死亡率和致残率“四高”的疾病，给个人、家庭、社会带来沉重的负担。世界卒中组织（World Stroke Organization）将每年的10月29日定为“世界卒中日”，呼吁全球范围内加强对脑卒中的认识与重视。

目标检测

重点回顾

1. 患者，女性，55岁，四小时前头痛，说话不清楚，右侧肢体无力，继之昏迷，头颅CT示：左侧丘脑高密度出血影，血压24/16kPa（180/120mmHg），血糖7.5mmol/L，其病因应先考虑

A. 糖尿病　B. 血液病　C. 动脉粥样硬化　D. 脑出血　E. TIA

2. 一患者脑出血后不久，出现病灶侧瞳孔散大，昏迷加深提示最可能发生

A. 脑室出血　B. 枕骨大孔疝　C. 小脑幕裂孔病　D. 桥脑出血　E. 脑水肿

3. 患者，女性，56岁，打麻将时突然头昏头痛，呕吐一次来急诊。BP 189/ 113mmHg，神志清，左鼻唇沟浅，左上肢肌力2级、痛觉消失，下肢正常，右侧正常，最可能的诊断是

A. 蛛网膜下腔出血　B. 脑梗死

C. 脑出血　D. 高血压脑病

E. TIA

4. 患者，男性，61岁，有高血压病史，因情绪激动后头痛呕吐，言语不清，右侧肢体瘫痪已住院4周，经治疗基本痊愈，复查CT脑左基底节区高密度影已明显吸收，为防止本病再发，嘱患者出院后最应注意的是

A. 避免情绪激动　B. 建立合理的生活作息制度

C. 戒烟酒　D. 控制高血压

E. 经常服用维生素C

5. 以下关于肌力的描述哪项不正确

A. 0级：无肢体活动，也无肌肉收缩

B. 1级：可见肌肉收缩，但无肢体活动

C. 2级：肢体可在床面上水平移动，但不能抬离床面

D. 3级：能抵抗阻力，但较正常差

E. 5级：正常肌力

第五节　老年人饮食照护

PPT

学习目标

素质目标：

(1) 尊重患者的饮食与生活习惯，体现人性化护理。

(2) 关爱患者，行为端庄优美，操作规范，熟练。

知识目标：

(1) 掌握老年骨折患者的主要护理问题、主要护理措施。

(2) 熟悉老年骨折患者的护理效果评价。

(3) 了解老年骨折患者的护理评估、老年骨折的基本知识。

能力目标：

(1) 能够正确地对患者全身情况及进食能力进行准确评估。

(2) 能按照饮食照护的步骤进行正确操作。

导学情景

情景描述：患者，女性，75 岁，早上 7 点晨练时发生跌倒，跌倒时以右手掌撑地，感觉腕部剧烈疼痛，不敢活动，遂来院就诊。体格检查：T 36.5℃，P 88 次/分，R 24 次/分，BP 150/85mmHg。神志清楚，表情痛苦，大汗淋漓。右腕部明显肿胀和畸形，X 线显示桡骨远端向背侧和桡侧移位，诊断为桡骨远端伸直型骨折，入院后给予右腕部骨折复位及石膏绷带固定，遵医嘱给予药物止痛。

情景分析：结合患者的症状及检查结果等，患者诊断为桡骨远端伸直型骨折，主要临床表现为腕部肿胀、压痛明显，手和腕部活动受限，通常需要石膏固定，影响日常进食，需要他人给予协助。

讨论：请问患者存在哪些主要的护理问题？应采取哪些有针对性的护理措施？

学前导语：伸直型骨折（Colles 骨折）为老年人最常见的骨折，多发于跌倒时腕关节处于背伸及前臂旋前位、手掌着地，暴力集中于桡骨远端骨松质处而引起骨折。老年人由于骨质疏松，轻微外力即可造成骨折，且常为粉碎骨折。患者目前的右手已采取石膏固定，日常生活活动将会不同程度地依赖他人，那么如何对患者进行饮食照护？

一、完成任务

（一）任务一

请对患者进行护理评估，提出主要的护理问题，制定有针对性的护理措施，并评估护理措施的有效性

（二）任务二

请对患者进行饮食照护。

二、实施条件

类型	基本实施条件	备注
场地	①模拟病房；②模拟治疗室；③处置室	—

续表

类型	基本实施条件	备注
资源	①病床；②标准化患者；③处置室设有洗手设备、生活垃圾桶、医用垃圾桶；④屏风	—
用物	①餐桌板；②餐盘；③治疗巾；④毛巾；⑤盆内盛温水；⑥汤勺；⑦米饭及碗；⑧菜及碗；⑨筷子；⑩水杯内盛温水	工作服、帽子、口罩、挂表
带教老师	每15名学生配备一名带教老师	—

三、考核时量

30分钟：其中用物准备10分钟，操作20分钟。

四、考核标准

（一）任务1考核标准

1. 护理评估 观察患者有无出现手腕及手指肿胀，疼痛有无缓解，有无感觉异常。绷带及石膏固定后，观察固定的松紧度，从桡动脉搏动情况、皮肤温度与感觉等方面判断有无神经、血管受压。

2. 护理问题

（1）疼痛 与骨折、软组织水肿有关。

（2）肢体活动障碍 与桡骨骨折及疼痛导致活动受限有关。

（3）生活自理能力缺陷 与骨折后肢体活动障碍有关。

（4）潜在并发症 肌萎缩、关节僵硬。

3. 护理目标

（1）住院期间患者疼痛减轻，增加舒适感。

（2）住院期间患者肢体保持功能位，活动能力不断增加。

（3）住院期间在护理人员及家属的协助下，患者的日常生活需求能够得到满足。

（4）住院期间患者进行功能锻炼，未出现并发症。

4. 护理措施

（1）疼痛的护理 及时询问、准确评估患者疼痛情况，鼓励患者听音乐或看电视分散注意力，也可抬高患肢减轻水肿以缓解疼痛。疼痛严重时，及时遵医嘱予以药物，减少患者的痛苦。护理操作时，动作轻柔，严禁暴力搬动受伤部位。

（2）病情观察 观察患肢端有无剧痛、麻木、皮温降低、皮肤苍白或青紫、脉搏减弱或消失等表现，一旦发现异常及时报告医生并协助处理。患肢骨折采取有效固定后，积极进行功能锻炼，预防肌萎缩、关节僵硬等并发症的发生。

（3）生活护理 指导患者进食高蛋白、高维生素、高热量、高钙和高铁的饮食。对骨折引起上肢功能障碍的患者，协助其进行进食、洗漱、穿衣等日常生活活动。嘱患者多晒太阳增加钙和磷的吸收，促进骨折修复。

（4）心理护理 向患者及家属解释骨折的愈合是一个循序渐进的过程，指导患者及家属配合医务人员工作，进行正确的功能锻炼。关心、关爱患者，鼓励其表达内心的想法，并予以针对性的指导，减少患者的心理负担。

5. 护理效果评价

（1）住院期间患者疼痛减轻，舒适感增加。

（2）住院期间患者肢体活动障碍有改善。

（3）住院期间患者日常生活需求得到满足。

（4）住院期间患者无肌萎缩、关节僵硬并发症的发生。

（二）任务 2 考核标准（老年人饮食照护）

准备时间：10 分钟；完成时间：20 分钟（表 4 –5）。

表 4 –5　老年人饮食照护（为不能自理的老年人喂饭）操作规范

考核内容		技术要求
评估及准备	患者	1. 评估患者信息
		2. 评估是否需要排便，评估体位是否符合进餐要求
	环境	宽敞明亮；房间内无人打扫房间，无异味；温、湿度适宜
	操作者	着装整洁，清洁双手
	用物	用物准备齐全：①餐桌板；②餐盘；③治疗巾；④毛巾；⑤盆内盛温水；⑥汤勺；⑦米饭及碗；⑧菜及碗；⑨筷子；⑩水杯内盛温水
操作过程	喂食	1. 沟通，介绍食物，取得配合
		2. 协助患者洗手
		3. 协助患者半卧位，胸前放置小饭桌
		4. 胸前放置毛巾（治疗巾）
		5. 前臂内侧试水温，盛水 1/3 勺，先喂温开水
		6. 前臂内侧试盛饭菜的碗外侧温度
		7. 勺内盛 1/3 勺饭菜
		8. 食物送至患者口中，等待患者吃完咽下，询问口味是否合适
		9. 循环送食物，直到食物吃完
		10. 同法喂食汤汁食物
		11. 喂食毕，毛巾清洁唇周及双手
	整理	1. 撤出治疗巾，收拾餐具，取下餐桌板
		2. 30 分钟后协助患者取舒适体位
		3. 洗手并记录
评价		1. 沟通有效
		2. 安全意识强，动作轻松，操作规范
		3. 态度亲切，及时发现并处理异常情况
		4. 在规定时间内完成

看一看

老年常见骨折的骨折类型如下。

（1）桡骨远端骨折　老年人摔倒后手部着地，出现腕部变形、疼痛等症状。

（2）脊椎压缩性骨折　老年人不慎摔倒，臀部着地或过度负重，以及严重骨质疏松的老年人咳嗽、打喷嚏，易导致脊椎压缩性骨折，表现为腰痛，疼痛向两侧胸肋部放射。

（3）股骨近端骨折　如股骨粗隆间骨折、股骨颈骨折。

练一练

下列哪项不属于老年人常见的骨折类型

A. 股骨颈骨折
B. 股骨粗隆骨折
C. 脊椎压迫性骨折
D. 青枝骨折
E. 桡骨远端骨折

答案解析

想一想

老年人容易骨折的原因是什么？

答案解析

护爱生命

老年人容易在生理、病理及外力因素作用下发生骨折，可以采取以下预防措施来减少老年人骨折的发生率：①多食用含钙量比较丰富的食物，如奶类、豆制品、虾皮、坚果、排骨等食物；②注意保持充足的日晒，有助于促进钙类的吸收，对于预防骨质疏松能起到一定的作用；③进行走路、慢跑、游泳、太极等运动训练，增强骨骼的稳定性，提高身体灵活性和肌肉的力量；④防止意外跌倒发生，可以穿防滑鞋，必要的时候使用拐杖等辅助器具。

目标检测

重点回顾

1. 下列骨折中，属于不稳定性骨折的类型为
   A. 嵌插骨折　B. 青枝骨折　C. 横行骨折　D. 裂隙骨折　E. 斜行骨折
2. 下列哪一项不是导致骨折延迟愈合的因素
   A. 反复多次复位
   B. 不适当的切开复位
   C. 清创时丢失骨片
   D. 固定不确实
   E. 没有达到解剖复位
3. 老年人最常见的骨折为
   A. Colles 骨折　B. 腰椎骨折　C. 骶骨骨折　D. 髋部骨折　E. 踝部骨折
4. 饮食照护时，下列哪一项不正确
   A. 进食时采取半坐卧位
   B. 环境清洁、无异味
   C. 喂食时勺内盛 1/3 勺饭菜
   D. 喂温开水时，用手背试温
   E. 喂食前先介绍食物，取得配合
5. 下列不属于治疗饮食的是
   A. 高蛋白饮食
   B. 高纤维素饮食
   C. 低蛋白饮食
   D. 低胆固醇饮食
   E. 潜血试验饮食

第六节　拔罐疗法

PPT

学习目标

素质目标：

(1) 仪表举止优美，态度和蔼，语言亲切，沟通有效。

(2) 操作规范，动作熟练，双方配合良好，健康教育正确。

知识目标：

(1) 掌握肩周炎老年患者的主要护理问题、主要护理措施。

(2) 熟悉肩周炎老年患者的护理效果评价。

(3) 了解肩周炎老年患者的护理评估、肩周炎的基本知识。

能力目标：

(1) 能够对患者情况进行初步评估，把握拔罐技术的适应证。

(2) 能告知患者拔罐的目的、注意事项，取得患者的配合。

(3) 能够根据医嘱和病情娴熟制定拔罐技术方案，正确实施拔罐操作。

导学情景

情景描述： 患者，女性，77岁。半年前因受风寒后出现右肩部酸痛不适，活动受限，右上肢有放射痛及麻木症状、天气阴冷时疼痛麻木明显，休息后稍减轻，在当地社区医院治疗，症状时好时坏，今日来我院治疗。患者自诉感右肩部疼痛不适，心情焦虑。

情景分析： 结合临床表现及既往病史等，考虑患者为肩周炎。肩周炎多数为慢性疾病，主要症状表现为肩周疼痛，疼痛多为钝痛，可向颈、肩、臂部位发散。肩关节僵硬、向各个方向活动受限。

讨论： 请问患者存在哪些主要的护理问题？应采取哪些有针对性的护理措施？

学前导语： 肩周炎全称为肩关节周围炎，是指肩关节囊和周围组织的退行性改变和慢性非特异性炎症，导致肩部疼痛及活动受限的一组疾病，亦称粘连性关节囊炎，俗称凝肩、五十肩、冻结肩、漏肩风等。肩周炎好发于中老年人，女性高于男性。此病属自限性疾病，预后良好，但如能尽早接受治疗，可有效减轻肩部疼痛、从而保持肩关节活动度，加快该病的康复。中医疗法中的拔罐技术可以有效缓解肩周炎的发作，作为责任护士应该如何对患者进行拔罐护理？

一、完成任务

（一）任务一

请对患者进行护理评估，提出主要的护理问题，制定有针对性的护理措施，并评估护理措施的有效性。

（二）任务二

请对患者进行拔罐护理。

二、实施条件

类型	基本实施条件	备注
场地	①模拟病房；②模拟治疗室；③处置室	—

续表

类型	基本实施条件	备注
资源	①病床；②标准化患者；③处置室：设有洗手设备、生活垃圾桶、医用垃圾桶；④屏风	—
用物	①治疗盘；②已消毒不同型号火罐若干个；③乙醇棉球：点火用95%乙醇棉球，消毒用75%乙醇棉球；④打火机；⑤持火钳或止血钳；⑥弯盘；⑦盛水玻璃小瓶；⑧手消毒剂；⑨毛毯；⑩挂表；⑪盛有消毒液的消毒瓶；⑫注射器；⑬床单被盖；⑭龙胆紫药水	工作服、帽子、口罩、挂表
带教老师	每15名学生配备一名带教老师	—

三、考核时量

25分钟：其中用物准备10分钟，操作15分钟。

四、考核标准

（一）任务1考核标准

1. 护理评估 询问患者有无诱发因素，肩周炎的发病史与症状，疼痛的部位、性质及持续时间，肩部的活动情况，对日常生活有无影响，以及观察患者的情绪状态。

2. 护理问题

（1）疼痛 与肩关节周围的筋膜发生病变或者损伤有关。

（2）躯体活动障碍 肩关节活动受限，与肩关节的关节囊和软组织的粘连有关。

（3）舒适度改变 与肩关节疼痛、活动受限有关。

（4）焦虑 与对疾病的担忧有关。

3. 护理目标

（1）住院期间患者的疼痛减轻。

（2）住院期间患者肩关节的活动能力得到明显提升。

（3）住院期间患者自我感觉舒适度增加。

（4）住院期间患者的焦虑程度减轻，情绪平稳。

4. 护理措施

（1）生活护理 关心体贴患者，协助患者解除日常生活中的困难，协助患者穿衣、梳头、系腰带等。鼓励患者主动进行功能锻炼，尽早恢复生活自理能力。注意防寒保暖，避免过度劳累及提重物。

（2）疼痛护理 遵医嘱给予理疗、热敷、拔罐等对症治疗，缓解患者的疼痛不适，必要时给予药物治疗，注意观察药物的疗效及副作用。

（3）饮食护理 加强营养，适当多吃富含钙、磷、营养丰富的食物，平衡膳食，做到合理搭配，饮食有度，根据病情需要可考虑选用药膳、药酒等进行调理。

（4）心理护理 对患者进行疾病知识宣教，提高患者对疾病的认识，从心理上配合治疗与护理，减轻患者的心理负担，缓解焦虑心情。

5. 护理效果评价

（1）住院期间患者感到疼痛明显减轻或消除。

（2）住院期间患者肩关节的活动能力得到提升。

（3）住院期间患者的焦虑程度有所改善。

（4）住院期间患者的舒适程度有所提升。

（二）任务2考核标准（拔罐疗法）

准备时间：10分钟；完成时间：15分钟（表4－6）。

表4－6　拔罐疗法操作规范

考核内容		技术要求
评估及准备	患者	核对患者姓名、医嘱，熟悉病情
		评估患者病情、心理状况、拔罐部位皮肤情况，解释并取得合作
	环境	模拟病房清洁、宽敞、明亮、安静，操作台干净卫生，符合操作要求
	操作者	①衣帽整洁，挂表；②洗手、消毒手方法正确
	用物	①治疗盘；②已消毒不同型号火罐若干个；③乙醇棉球：点火用95%乙醇棉球，消毒用75%乙醇棉球；④打火机；⑤持火钳或止血钳；⑥弯盘；⑦盛水玻璃小瓶；⑧手消毒剂；⑨毛毯；⑩挂表；⑪盛有消毒液的消毒瓶；⑫注射器；⑬床单被盖；⑭龙胆紫药水
操作过程	拔罐术前操作	1. 再次核对个人信息并进行有效沟通，患者放松
		2. 遵医嘱选择拔火罐部位
		3. 嘱患者置于合适的体位（坐位、卧位、侧卧位）
		4. 检查罐口有无缺损裂缝，选择合适的火罐
		5. 暴露施术部位，施术部位消毒，注意保暖
	拔罐术中操作	1. 一手持火罐，罐口朝下
		2. 另一手持止血钳夹95%乙醇棉球，点火（注意酒精棉球不可滴乙醇、以免烫伤皮肤）
		3. 持止血钳夹点燃的95%乙醇棉球，在火罐中后部绕1～2周后迅速抽出
		4. 迅速将罐口扣在选定部位上不动，待吸牢后撒手（操作要稳、准、快）
		5. 根据医嘱实施闪罐或留罐及留罐的数量（留罐时间5～15分钟）
		6. 将未燃完火棉球稳妥投入备水小口瓶中熄灭
		7. 观察患者反应，疼痛、过紧，或晕罐应停止拔罐并及时起罐
		8. 随时检查罐口吸附情况，局部皮肤紫红色为度，其疗效最佳
		9. 起罐：手法轻，以一手按压罐边的皮肤，使空气进入罐内，即可将罐取下
	拔罐术后处理	1. 交代患者，皮肤局部可出现潮红、瘙痒，嘱咐患者不可乱抓，数小时后或数日即可消除；若出现水泡，小水泡无需处理，大水泡则用一次性注射器抽出液体，涂龙胆紫进行消毒处理
		2. 协助患者衣着，整理床单位，清理用物
		3. 详细记录治疗后的情况，并签名
评价		1. 患者安全、满意
		2. 操作规范，动作熟练
		3. 体位合理，操作熟练及局部皮肤吸附好，操作后局部皮肤情况；患者生理、心理感受以及目标达到程度
		4. 在规定的时间内完成

看一看

肩周炎的临床分期与临床表现如下。

（1）急性期　病程较短，一般为1个月。主要表现为肩部自觉疼痛，昼轻夜重，疼痛多发生在肩关节的最外侧，肩关节有相当大的活动范围，肩关节活动受限多是由于活动加重疼痛所致。

（2）粘连期　病程数月至半年。表现为肩关节活动功能明显受限。随着病情发展，肩部疼痛逐渐减轻或消失，肩关节周围肌肉、肌腱、滑囊和关节囊等软组织相继受累，出现慢性炎症，形成关节内外广泛粘连，严重可使肩关节活动范围明显缩小。

（3）缓解期　为本症的恢复期或治愈过程。肩痛已明显减轻或消失。肩关节活动功能也逐步改善。

活动范围有所加大，多数患者外旋活动首先恢复，继为外展、内旋活动，最后可基本或完全恢复。

练一练

肩周炎的主要临床特点是

A. 运动时易脱位　　B. 肩周疼痛，肩关节功能受限

C. 上肢麻痹　　D. 手臂套状麻木

E. 前臂放射痛

答案解析

想一想

肩周炎的诱发因素有哪些?

答案解析

护爱生命

肩周炎的预防如下。

（1）正确的坐姿和睡姿　坐时要挺胸抬头，睡觉时不要俯卧，侧卧时也要避免一侧肩膀的过度受压。

（2）避免受凉　冬天时一定要注意肩部的保暖，睡觉要盖住肩部；夏天时避免风扇或空调直吹肩部。

（3）注意劳逸结合　在工作生活中应注意劳逸结合，避免使肩膀过度劳累，可以预防肩周炎。

（4）平常多做运动　通过慢跑，散步等促进全身肌肉的血液循环；多做肩部运动，利于肩关节的血液循环，如手指爬墙运动、旋臂画圈运动、过头摸耳、展臂伸直等运动。

目标检测

重点回顾

1. 拔罐疗法的操作中，不正确的是
   A. 操作环境应宽敞、明亮　　B. 点火用 75% 的乙醇棉球
   C. 消毒用 75% 的乙醇棉球　　D. 留罐时间为 5～15 分钟
   E. 晕罐时应立即停止拔罐
2. 肩周炎的描述正确的是
   A. 发作时疼痛多为锐痛　　B. 是一种急性非特异性炎症
   C. 疼痛护理时可给予理疗、拔罐　　D. 可分为急性期和缓解期两个阶段
   E. 臂丛牵拉试验阳性
3. 肩周炎的俗称很多，以下不正确的是
   A. 漏肩风　　B. 五十肩　　C. 冷凝肩　　D. 肩痹　　E. 凝肩症
4. 下列关于肩周炎不正确的是
   A. 男性发病高于女性　　B. 肩关节活动受限
   C. 一般单侧发病　　D. 肩关节周围疼痛

E. 受寒和劳累后疼痛加重，并可向颈项及上肢扩散

5. 患者，女性，50 岁，右肩痛，右上肢上举、外展受限 8 个月，无肩周红、肿、热等表现，疼痛可向颈、耳、前臂及手放射。最可能的诊断是

A. 肩关节骨肿瘤　B. 肩周炎　C. 肩关节结核　D. 颈椎病　E. 类风湿关节炎

第七节 助行器的使用

PPT

学习目标

素质目标：

（1）操作规范，行为端庄优美，能熟练地协助患者进行助行器训练。

（2）尊重与关爱患者，态度和蔼，能与患者（或家属）进行有效的沟通。

知识目标：

（1）掌握骨质疏松患者的主要护理问题、主要护理措施。

（2）熟悉骨质疏松患者的护理效果评价。

（3）了解骨质疏松患者的护理评估、骨质疏松的基本知识。

能力目标：

（1）能够准确对患者情况进行评估，给予针对性的护理措施。

（2）能按照评估结果进行助行器选配，并指导患者正确使用。

导学情景

情景描述：患者，男性，67 岁，2 周前因下台阶时不慎摔倒，出现右下肢疼痛、肿胀入院。患者 5 年前开始驼背，背部成弓形，常感腰背疼痛不适。近 2 个月来经常感觉脚底无力，像踩了棉花的感觉。患者入院后完善相关检查，影像学检查提示骨质疏松，临床诊断：骨质疏松。入院治疗后，患者病情有所好转，打算出院，出院前患者希望学会用助行器行走。

情景分析：结合体格检查、影像学检查和既往病史等，患者诊断为骨质疏松。骨质疏松是老年人常见的疾病之一，常表现为骨痛、身长缩短和驼背、骨折等症状，医务人员需熟悉骨质疏松的临床表现，早发现、早诊断、早治疗，并对患者采取针对性的干预措施。

讨论：请问患者存在哪些主要的护理问题？应采取哪些有针对性的护理措施？

学前导语：骨质疏松症（OP）是一种以骨量降低和骨组织微结构破坏为特征，导致骨脆性增加和易于骨折的代谢性疾病。骨质疏松症是老年人常见的疾病之一，女性发病率高于男性。老年骨质疏松患者常出现肢体活动能力下降，严重时使用助行器以减少跌倒与骨折的发生。护理工作者如何对 OP 患者进行助行器的使用指导？

一、完成任务

（一）任务一

请对患者进行护理评估，提出主要的护理问题，制定有针对性的护理措施，并评估护理措施的有效性。

（二）任务二

请你对患者进行助行器：双腋杖摆至步、摆过步、四点步、三点步、二点步的应用训练。

二、实施条件

类型	基本实施条件	备注
场地	①模拟病房；②模拟治疗室	—
资源	①病床；②标准化患者；③生活垃圾桶、医用垃圾桶	—
用物	腋杖	工作服、帽子、口罩、挂表
带教老师	每15名学生配备一名带教老师	—

三、考核时量

30分钟：其中用物准备5分钟，操作25分钟。

四、考核标准

（一）任务1考核标准

1. 护理评估 询问患者有无身体疼痛，有无肢体乏力及关节僵硬，评估患者平时的营养状况与活动情况，评估患者的生活方式及有无吸烟、酗酒、饮浓茶和咖啡等不良嗜好，评估患者是否因疼痛引起焦虑不安及其他负性情绪。

2. 护理问题

（1）疼痛 与破骨细胞溶骨作用等导致骨组织微细结构破坏有关。

（2）躯体活动障碍 与疼痛或椎体骨质疏松压缩变形导致驼背等影响活动有关。

（3）潜在并发症 骨折与骨脆性增加有关。

3. 护理目标

（1）住院期间患者疼痛减轻。

（2）住院期间患者活动能力和耐力逐渐增强。

（3）住院期间患者未出现骨折并发症。

4. 护理措施

（1）生活护理 对于活动能力下降的老年人，指导其每天进行关节的活动训练，并进行肌肉的等张收缩训练，保持肌肉的力量，避免肌肉萎缩。对于能自主活动者，制订适宜的活动计划，每天可适当进行户外活动，多晒太阳，促进钙的吸收，增加骨密度。活动时动作宜慢，下肢肌力下降时可应用拐杖等辅具增加稳定性，避免发生跌倒。进食清淡易消化、富含钙质饮食，忌烟、忌酒，不喝过浓的咖啡等刺激性食物，保持大便通畅。

（2）疼痛护理 疼痛者可适当给予非甾体镇痛剂，如阿司匹林、吲哚美辛等，也可以应用按摩、热敷等非药物止痛法。

（3）用药护理 可服用补充维生素D及钙质药物，长时间使用钙与钙调节剂时，注意监测血钙浓度。女性应用雌激素治疗时，每半年进行1次妇科检查。

（4）心理护理 简要解释疾病过程，减轻患者的心理负担，缓解焦虑心情。

5. 护理效果评价

（1）住院期间患者疼痛缓解或消失。

（2）住院期间患者活动能力逐渐增强。

（3）住院期间患者未出现骨折并发症。

（二）任务2 考核标准

准备时间：5 分钟；完成时间：25 分钟（表4－7）。

表4－7　助行器的使用操作规范

考核内容		技术要求
评估及准备	患者	核对患者一般情况，包括姓名、年龄、病情
	环境	清洁、安静、明亮、温度适宜，符合助行器的应用操作要求
	操作者	着装整洁，仪表大方，态度有亲和力
	用物	腋杖：准备齐全，摆放有序
操作过程	与患者沟通	到患者身旁，解释双腋杖的应用目的、配合方法及注意事项
	双腋杖的佩戴	1. 患者呈站立位
		2. 双腋杖夹在腋窝和手臂之间
		3. 双腋杖顶部距离腋下5cm
		4. 双手支撑在腋杖手柄处
		5. 手柄平齐患者股骨大转子
	摆至步	1. 在开始进行步行训练时常使用这种方法
		2. 患者双侧手同时将腋杖伸出
		3. 通过手支撑腋杖手柄处，将双脚拖至腋杖前
		4. 双脚不超过腋杖底部的连线
		5. 连走三步
	摆过步	1. 多在摆至步成功后开始应用
		2. 患者双侧手同时将腋杖伸出
		3. 通过手支撑腋杖手柄处，将双脚拖至腋杖后
		4. 双脚每次都超过腋杖底部的连线
		5. 连走三步
	四点步	1. 步行稳定性好，但速度较慢，步态接近正常步行
		2. 患者先伸一侧腋杖，再迈对侧腿
		3. 患者伸另一侧腋杖，再迈对侧腿
		4. 行走轨迹例如：左腋杖—右腿—右腋杖—左腿
		5. 连走三步
	三点步	1. 步行速度快，稳定性良好
		2. 患者双侧手同时将腋杖伸出
		3. 患者迈一侧腿，再迈另一侧腿
		4. 行走轨迹例如：双腋杖—左腿—右腿
		5. 连走三步
	两点步	1. 口述：两点步需患者掌握四点步行后训练，稳定性不如四点步，但步行速度比四点步快
		2. 患者伸出一侧腋杖，同时迈另一侧的腿
		3. 患者再伸出另一侧腋杖，同时迈对侧的腿
		4. 行走轨迹正确：如左腋杖＋右腿—右拐杖＋左腿
		5. 连走三步

续表

考核内容	技术要求
评价	1. 操作规范，动作熟练
	2. 态度和蔼，关爱患者
	3. 注意保护患者安全
	4. 沟通良好，取得患者合作
	5. 在规定时间内完成

看一看

骨质疏松症分为原发性和继发性两大类。

（1）原发性骨质疏松症　①绝经后骨质疏松症（Ⅰ型）：主要发生在女性绝经后的5～10年内；②老年性骨质疏松症（Ⅱ型）：一般指70岁以后发生的骨质疏松；③特发性骨质疏松（包括青少年型）：主要发生在青少年。

（2）继发性骨质疏松症　常由内分泌代谢性疾病（如甲亢、甲旁亢、糖尿病等）或全身疾病引起。

练一练

骨质疏松症最典型的临床表现是

A. 疼痛、身高变矮和发生脆性骨折　　B. 畸形、疼痛、反常活动

C. 畸形、疼痛、弹性固定　　D. 高热、寒战、腹痛

E. 疼痛、功能障碍

答案解析

想一想

骨质疏松的诱发因素有哪些？

答案解析

护爱生命

骨质疏松会导致人的身体功能下降，体力下降，并容易引发骨折。为了引起对骨质疏松症防治的重视，1998年世界卫生组织（WHO）将每年10月20日定为“世界骨质疏松日”。骨质疏松应以预防为主，注意饮食与运动。老年人每天补钙量宜大于800mg，并保持低盐、低脂饮食，多吃奶制品、豆制品和鱼类，适当地进行户外运动预防骨质疏松。

目标检测

重点回顾

1. 骨质疏松可发生于不同性别和任何年龄人群，但多见于

A. 男性儿童和老年妇女　　B. 青年和男性成人

C. 儿童及妇女　　D. 绝经后妇女和老年男性

E. 育龄女性

2. 因骨质疏松所致压缩性骨折常见于

A. 股骨干骨折　　B. 肱骨干骨折

C. 椎体骨折　　D. 桡骨骨折

E. 肋骨骨折

3. 骨质疏松的病理基础是

A. 骨有机成分减少，钙盐增加　　B. 骨有机成分增加，钙盐减少

C. 骨有机成分正常，钙盐增加　　D. 骨有机成分正常，钙盐减少

E. 骨有机成分和钙盐均减少

4. 骨质疏松的危险因素中不包括

A. 长期卧床　　B. 户外运动较多

C. 营养不良　　D. 糖尿病患者

E. 长期嗜酒

5. 骨质疏松患者不宜食用的食物是

A. 牛奶　　B. 黄花菜　　C. 鸡蛋　　D. 浓茶　　E. 海带

第八节　卧床患者更换床单

PPT

学习目标

素质目标：

(1) 保护患者隐私，仪表举止优美，操作熟练，方法正确，促进患者舒适与安全。

(2) 尊重与关爱患者，密切观察病情，护患沟通有效。

知识目标：

(1) 掌握失能老年患者的主要护理问题、主要护理措施。

(2) 熟悉失能老年患者的护理效果评价。

(3) 了解失能老年患者的护理评估、失能的基本知识。

能力目标：

(1) 能正确判断患者病情，协助患者更换卧位，预防压疮及坠积性肺炎。

(2) 能独立给卧床患者更换床单；动作轻稳，符合节力原则；病床整洁美观无皱褶，患者舒适。

导学情景

情景描述： 患者，男性，86 岁，5 年前因急性脑出血导致右侧肢体偏瘫，近年来右侧肢体功能仍未恢复，在养老院生活已 3 年，进食、穿衣、如厕等基本日常活动需护理人员协助完成，外出活动等功能性日常活动基本不能完成，老年人生活活动能力量表评估为 43 分。患者每天大部分时间坐在床上看电视，因家人探视很少，常感情绪低落，有无望、无用感。

情景分析： 患者的功能状态结合日常生活活动能力评分，目前属于中度失能情况，进食、如厕、个人卫生这些基础的日常生活活动均需要他人协助。

讨论： 请问患者存在哪些主要的护理问题？应采取哪些有针对性的护理措施？

学前导语：失能老年人是指年龄在60岁以上，由于高龄、慢性病、外伤等各种原因导致日常生活能力部分或全部丧失，进食、沐浴、穿衣、如厕、室内走动等基本日常活动必须在他人的协助或完全依赖他人的情况下才能完成的老年人。失能老年人失能程度判定主要通过量表评定，对于失能老人，我们应依据失能程度的不同，协助或全面照顾其日常生活活动，并关注其心理需求。对于长期卧床的失能老人，应如何进行床单更换？

一、完成任务

（一）任务一

请对患者进行护理评估，提出主要的护理问题，制定有针对性的护理措施，并评估护理措施的有效性。

（二）任务二

患者今天上午喝水时，不小心把水洒在了床单上，请为其更换床单。

二、实施条件

类型	基本实施条件	备注
场地	①模拟病房；②模拟治疗室；③处置室	—
资源	①病床；②标准化患者；③处置室：设有洗手设备、生活垃圾桶、医用垃圾桶；④屏风	—
用物	晨间护理车上层置：①盖被（含棉胎）；②枕套；③一次性中单；④大单 中层置：①手消毒液；②一次性手套；③卫生纸；④弯盘；⑤床刷；⑥病历本及护理记录单（按需准备）；⑦刷套 下层置：①便盆；②便盆布	工作服、帽子、口罩、挂表
带教老师	每15名学生配备一名带教老师	—

三、考核时量

30分钟：其中用物准备10分钟，操作20分钟。

四、考核标准

（一）任务1考核标准

1. 护理评估 评估患者生活自理能力及失能等级；评估患者生命体征、营养状况、进食情况、睡眠情况以及二便是否正常；评估患者四肢肌力、肌张力是否正常；评估患者心理状况及家庭支持系统。

2. 护理问题

（1）卫生、穿着、进食、如厕自理缺陷　与脑出血后偏瘫，以及年纪较大、衰弱无力有关。

（2）躯体移动障碍　与脑出血后偏瘫未康复、衰弱无力有关。

（3）无望感　与长期疾病，自理能力下降，缺乏家人关爱导致孤独失落、无价值感有关。

3. 护理目标

（1）住院期间在护理人员协助下患者能完成基础日常生活活动，基本生活需求得到满足。

（2）住院期间在护理人员协助下患者进行活动，维持肢体功能。

（3）住院期间患者不良情绪得到缓解，树立生活的信心与希望。

4. 护理措施

（1）病情观察　定期评估患者的肌力情况，监测患者生命体征，观察营养状况、睡眠状态和心理状态，日常生活中注意是否出现其他不适。

（2）生活护理　给予高营养、易消化的软质食物，保证营养、水分和电解质的平衡。合理安排作息时间，保证充足的睡眠。中度失能的患者，护理人员可借助辅助器具，训练患者进食、更衣、如厕、保持个人卫生等日常生活能力训练，患者不能独立完成时，可以协助完成。重度失能的患者全面给予其生活照料；定时翻身预防皮肤损伤；进食时预防噎呛。

（3）康复护理　按照循序渐进的原则，协助患者进行肢体的被动和主动运动锻炼，防止肢体畸形和关节挛缩，最大限度地维持身体的功能。行动时动作要缓慢，可采用“三步起床法”。

（4）心理护理　安慰与陪伴患者，让患者感受到养老院是另一个温暖的家，重燃生活的希望。根据患者的兴趣、爱好安排一些患者喜欢的活动，活动时要观察患者的表现并询问感受，注意保护患者安全。跟家属沟通，建议家属尽量多抽出时间来陪伴患者，问候关怀患者，给予情感支持。

5. 护理效果评价

（1）住院期间患者的基本生活需求得到满足。

（2）住院期间患者的肢体功能得以维持。

（3）住院期间患者学会应对不良情绪，树立生活的信心与希望。

（二）任务 2 考核标准（为卧床患者更换床单位）

准备时间：10 分钟；完成时间：20 分钟（表 4－8）。

表 4－8　卧床患者更换床单操作规范

考核内容		技术要求
评估及准备	患者	1. 核对患者
		2. 评估全身情况：病情、治疗情况、意识、自理能力
		3. 评估局部情况：有无伤口，肢体功能障碍，活动受限，排便异常，局部皮肤红肿、溃烂等情况
		4. 评估患者心理状况，解释并取得合作
	环境	清洁、宽敞、明亮，关门窗，调节室温，根据情况遮挡患者，同病室内无患者治疗或进餐
	操作者	1. 洗手，戴口罩
		2. 着装整洁，端庄大方
	用物	用物准备齐全，晨间护理车上层置：①盖被（含棉胎）；②枕套；③一次性中单；④大单 中层置：①手消毒液；②一次性手套；③卫生纸；④弯盘；⑤床刷；⑥病历本及护理记录单（按需准备）；⑦刷套 下层置：①便盆；②便盆布

续表

考核内容		技术要求
操作过程	松单	1. 将用物带至患者床旁，核对床号、姓名、手腕带，解释目的
		2. 戴手套、移开床旁桌椅，根据情况放平床尾、床头支架，按需给便盆
		3. 松开床尾盖被，将患者枕头移向对侧，并将患者移向对侧，拉起床栏，翻身前后妥善安置各引流管，保证患者安全
	铺单	1. 松开近侧大单、一次性中单，将中单及大单分别卷起塞入患者身下，扫净床褥上渣屑
		2. 将清洁大单中线对齐床中线打开，对侧半幅内折卷好塞入患者身下，近侧半幅依大单铺法铺好
		3. 铺清洁中单，中线和床中线对齐，展开近侧半幅，对侧中单的半幅内折卷起塞入患者身下，近侧半幅中单塞入床垫下
	换对侧床单	1. 助患者侧卧或平卧于铺好的一侧，拉起床栏，转至床对侧松开底层各单
		2. 将污中单与污大单取出，扫尽褥上渣屑
		3. 依序将大单、中单各层展开铺好，助患者仰卧于床中间
	换被套、枕套	1. 协助患者平卧，松开污染盖被，将已套好的干净盖被铺于污盖被上，撤去污盖被，将干净盖被折成被筒，尾端内折与床尾平齐，拉平盖被，折成被筒，尾端内折与床尾平齐
		2. 一手托起患者头颈部，一手取出枕头，更换枕套，置于患者头下，协助患者取舒适体位
	处理	桌椅归位，脱手套、洗手、取下口罩
评价		1. 患者满意，感觉清洁、舒适、安全
		2. 护士操作规范，流程熟练，符合节力原则
		3. 护士仪表举止大方得体，关爱患者，体现整体护理理念
		4. 护患沟通有效，患者合作，并知道皮肤护理的保健知识
		5. 在规定的时间内完成

看一看

2021 年，我国出台《长期护理失能等级评估（试行）》，综合了日常生活活动能力、认知能力、感知觉与沟通能力 3 个一级指标，通过组合法对长期护理失能等级进行评估。长期护理失能等级分 0 级（基本正常）、1 级（轻度失能）、2 级（中度失能）、3 级（重度失能Ⅰ级）、4 级（重度失能Ⅱ级）、5 级（重度失能Ⅲ级）六个级别。

练一练

下列不属于基础日常生活活动的是

A. 吃饭　　B. 穿衣

C. 梳头　　D. 刷牙

E. 做家务

答案解析

想一想

适用于我国失能老人的长期照护模式有哪些？

答案解析

护爱生命

2020 年，我国人口普查数据显示，60 岁及以上人口为 26402 万人，占 18.70%（其中，65 岁及以上人口为 19064 万人，占 13.50%）。我国人口老龄化程度正在进一步加深，而失能老人是老龄人口中的特殊群体，可以预测，我国失能老人的规模将伴随人口老龄化及高龄化的趋势进一步扩大。目前，我国失能及半失能老人已达 4000 余万，长期医疗护理服务已成刚需。2021 年，我国出台了《长期护理失能等级评估（试行）》，旨在推进长期护理保险，促进养老服务体系的建设。

目标检测

重点回顾

1. 整理床铺时，将用物放于椅子上置于
   A. 操作一侧的床边　B. 床头
   C. 床尾　D. 床底
   E. 操作对侧的床旁
2. 及时给予老人更换清洁的床单位可以预防
   A. 水痘　B. 皮炎　C. 冻疮　D. 压疮　E. 水肿
3. 失能老人照护中，错误的是
   A. 注意维护口腔卫生
   B. 防止皮肤损伤
   C. 保护老人隐私
   D. 胃管等管路要妥善固定
   E. 一边喂食，一边交谈
4. 对于卧床的失能老人，护理方法正确的是
   A. 喂食时宜采取平卧位保持舒适
   B. 每 4 小时协助老人翻身一次
   C. 吞咽障碍者可用漱口水去除口腔异味
   D. 可用气垫床防压疮
   E. 半坐位进食后，应立即摇平床单位
5. （多选）卧床患者床更换床单、被套时应注意
   A. 意识不清患者设床栏
   B. 随时观察患者的面色、脉搏、呼吸情况
   C. 注意保暖
   D. 被筒不可过紧，避免足部受压
   E. 按需给便盆

第九节　老年人睡眠照护

PPT

学习目标

素质目标：

(1) 仪表举止优美，尊重患者的睡眠习惯。

(2) 关心患者，护患沟通有效，双方配合良好。

知识目标：

(1) 掌握老年焦虑症患者的主要护理问题、主要护理措施。

(2) 熟悉老年焦虑症患者的护理效果评价。

(3) 了解老年焦虑症患者的护理评估、焦虑症的基本知识。

能力目标：

(1) 能告知患者及家人睡眠照护的目的、方法及注意事项，使之理解睡眠促进的重要性和必要性，愿意遵从干预。

(2) 能准确收集老年人相关信息，评估患者的睡眠现状和现存或潜在影响睡眠的因素；制定促进其睡眠的措施。

导学情景

情景描述：患者，女性，83 岁，入住当地养老院 5 年。患者有高血压史 10 余年，能遵医嘱用药，血压控制良好。近半年时常感到心烦意乱，惊恐不安，总觉得自己可能患上了癌症。家属陪同去医院检查过几次，没有发现罹患癌症，但患者自己还是不放心，总还在担心与害怕，在养老院成天惶惶不可终日，坐卧不安，睡不好觉，出现大汗、心悸、便秘等症状。

情景分析：结合患者的症状体征等，考虑患者出现了焦虑症。焦虑症是老年常见的心理疾病，了解焦虑症的临床表现及发病诱因有助于护理人员对患者进行针对性的心理指导，达到缓解焦虑的目的。

讨论：请问患者存在哪些主要的护理问题？应采取哪些有针对性的护理措施？

学前导语：焦虑症是个体由于达不到目标或不能克服障碍的威胁，导致自尊心或信心受挫，或失败感、内疚感增加，所形成的一种紧张不安带有恐惧性的情绪状态。焦虑症的临床表现包括精神性、躯体性的焦虑，伴有睡眠障碍和过分警觉，甚至出现坐立不安。焦虑会导致睡眠障碍，而长期的睡眠障碍也会加重患者的焦虑情绪，作为护士应该如何对患者进行睡眠照护？

一、完成任务

（一）任务一

请对患者进行护理评估，提出主要的护理问题，制定有针对性的护理措施，并评估护理措施的有效性。

（二）任务二

请为患者布置睡眠环境，协助上床睡觉。

二、实施条件

类型	基本实施条件	备注
场地	①模拟病房；②模拟治疗室；③处置室	—
资源	①病床；②标准化患者；③处置室：设有洗手设备、生活垃圾桶、医用垃圾桶；④屏风	—
用物	①记录单；②手消毒液；③根据季节备床褥、棉被、毛毯等，必要时备软枕或体位垫	工作服、帽子、口罩、挂表
带教老师	每15名学生配备一名带教老师	—

三、考核时量

20分钟：其中用物准备5分钟，操作15分钟。

四、考核标准

（一）任务1考核标准

1. 护理评估　询问患者有无入睡困难、易醒、噩梦或夜惊，有无胸闷、呼吸困难，有无心悸、脉搏加快或血压升高，听诊心脏是否有杂音，心律是否整齐。观察患者有无腹胀、腹泻、便秘，有无对琐事过多担心或焦虑，以及由此引起的坐立不安等行为表现。

2. 护理问题

（1）焦虑　与担心、害怕、不愉快的观念反复出现等有关。

（2）睡眠型态改变　与焦虑引起的生理、心理症状有关。

（3）知识缺乏　缺乏减轻焦虑措施的知识。

（4）个人应对无效　与严重的焦虑、无力应对压力情境有关。

3. 护理目标

（1）住院期间患者的紧张、焦虑的情绪减轻或消失。

（2）住院期间患者自诉睡眠状态有所改善。

（3）住院期间患者能描述焦虑的常见原因和减轻焦虑的方法。

（4）住院期间患者能运用所学习的适应性行为控制或缓解焦虑，应对压力。

4. 护理措施

（1）生活护理　①协助照顾个人卫生：严重焦虑、恐惧可能导致患者生活自理能力减退，护士应耐心指导，协助患者做好更衣、沐浴、皮肤等的护理。②加强饮食和排泄的护理：患者可能出现胃肠道不适、食欲减退、腹胀便秘等症状。鼓励老年人进食易消化、营养丰富食物，多吃蔬菜，保持大便通畅；严重便秘者遵医嘱用药。③改善睡眠环境：睡眠障碍者保持环境安静、安全、舒适、整洁，调节卧室的光线和温度，保持空气清新，指导老年人穿着宽松舒适的衣服，以利于睡眠。④合理安排日间活动：指导合理作息，鼓励老年人做力所能及的事，充实生活。白天适当增加活动、避免日间睡眠太多以促进夜间睡眠。

（2）安全护理　对重度焦虑或急性惊恐发作的老年人，安排专人护理。密切观察有无自伤、自杀倾向，并采取相应的护理措施。

（3）心理护理　解释焦虑相关知识；建立良好护患关系；鼓励患者表达自己的焦虑和不愉快感受；帮助老年人重新正确认识自己，采取适宜的方式应对焦虑等负性情绪。

（4）用药护理　严重焦虑者遵医嘱用药，注意观察抗焦虑药物的不良反应，如耐受性、依赖性、戒断症状。

（5）健康指导　做好睡眠卫生指导，晚上不饮浓茶、咖啡、含乙醇类制品，不宜大量饮水，睡前避免进行剧烈、刺激的活动；可采用一些促进睡眠的辅助措施，如热水泡脚、听轻音乐等。

5. 护理效果评价

（1）住院期间患者感到焦虑明显减轻或消除。

（2）住院期间患者的睡眠状态有所改善。

（3）住院期间患者能描述焦虑的常见病因和减轻焦虑的方法。

（4）住院期间患者能应用所学习的适应性行为应对压力。

（二）任务 2 考核标准（为老年人布置睡眠环境并协助睡眠照护）

准备时间：5 分钟；完成时间：15 分钟（表 4－9）。

表 4－9　老年人睡眠照护操作规范

考核内容		技术要求
评估及准备	患者	1. 核对患者信息
		2. 解释操作的目的、方法，以及操作过程中的注意事项
		3. 评估患者有无睡前用药
		4. 评估患者身体有无不适
		5. 评估患者肢体活动度，身体有无置留管道
		6. 询问患者的睡眠习惯，评估对床铺，被褥及环境温、湿度有无特殊要求
		7. 评估环境是否存在影响睡眠的因素
	环境	室内整洁，温、湿度适宜；关闭门窗；空气清新
	操作者	1. 衣帽整洁，无戒指、长指甲，未涂指甲油
		2. 洗手、消毒手方法正确
	用物	用物准备齐全：记录单，手消毒液，根据季节备床褥、棉被、毛毯等，必要时备软枕或体位垫 3～5 个
实施	协助患者铺好被褥，调整舒适度	1. 关闭门窗，闭合窗帘
		2. 检查床铺有无渣屑，按压床铺硬度
		3. 检查被褥软硬度，展开被褥平铺
		4. 拍松枕头，枕头高度随老年人习惯适当调整
		5. 展开盖被，呈“S”型折叠对侧
	协助布置睡眠环境	1. 调节室内空调或暖气开关
		2. 调整适宜睡眠的温、湿度
		3. 物品布局合理
		4. 便器、水杯、拐杖置于触手可及之处
	床椅转移	1. 将轮椅与床呈 30°～45°角
		2. 将老年人健肢侧靠近床沿
		3. 固定刹车，脚踏板向上抬起
		4. 护理员的双膝抵住老年人的双膝，两手臂环抱老年人腰部夹紧
		5. 两人身体靠近，老年人身体前倾于护理员肩部
		6. 护理员以自己的身体为轴转动，将老年人移到床上

续表

考核内容		技术要求
实施	促进睡眠健康教育	1. 指导老年人睡前用热水泡脚，睡前不饮浓茶
		2. 指导老年人睡前勿进食、睡前排便、少饮水
		3. 指导老年人睡前不看刺激性的书或电视剧、白天适度运动
		4. 指导睡前穿纯棉宽松内衣等
		5. 指导老人加强安全防护，如夜间入厕时，要注意防跌倒、坠床等
	关门退出	1. 开启地灯，关闭大灯
		2. 轻步退出房间，轻手关门
	操作后处置	1. 夜间 2 小时查房一次，做到走路轻、关门轻
		2. 晨起巡视并询问老年人睡眠情况
		3. 发现老年人嗜睡或睡眠呼吸暂停的情况应及早汇报或建议老年人尽快就医
		4. 洗手
		5. 记录老年人睡眠时间、睡眠质量、有无异常睡眠
评价		1. 尊重老年人，沟通语言恰当，如老年人出现不良情绪及时给予心理疏导
		2. 最大限度做到老年人的安全防护及隐私保护
		3. 操作过程中勤观察、多询问，最大限度体现人文关怀
		4. 针对老年人的健康问题及可能发生的情况开展健康教育
		5. 护理员能最大限度进行实操，在操作中运用节力原则，注重自身防护

看一看

焦虑症可分为急性焦虑和慢性焦虑两种。

（1）急性焦虑　主要表现为急性惊恐发作，患者常突然感到内心焦灼、紧张、惊恐、激动或有一种不舒适感觉，由此而产生牵连观念、妄想和幻觉，有时有轻度意识迷惘。急性焦虑发作一般可以持续 5～20 分钟，一般不超过 1 小时，可自行缓解。

（2）慢性焦虑　焦虑情绪可以持续较长时间，其焦虑程度也时有波动。老年慢性焦虑症一般表现为平时比较敏感、易激怒，生活中稍有不如意的事就心烦意乱，注意力不集中，有时会生闷气、发脾气等。

练一练

下列哪项不属于急性焦虑的症状

A. 惊恐万分　　B. 长期紧张不安

C. 自觉呼吸困难　　D. 面部潮红或苍白

E. 过度换气

答案解析

想一想

老年焦虑症发生的原因有哪些？

答案解析

护爱生命

焦虑的自我管理如下。

（1）保持良好的心态　乐天知命，知足常乐。保持心理稳定，不可大喜大悲，遇事要心宽，凡事想得开，使自己的主观思想不断适应客观发展的现实。

（2）自我疏导　轻微焦虑可以自我调适，当出现焦虑时，要正视它，并树立消除焦虑心理的信心，充分调动主观能动性，及时消除焦虑。

（3）自我放松　当感到焦虑不安，可以运用自我意识放松的方法来进行调节，有意识地在行为上表现得轻松、快乐和自信，从而使焦虑心理可以慢慢得到平缓。

目标检测

重点回顾

1. 下列为老年人布置睡眠环境不正确的做法为
   A. 老年人睡前，卧室适当通风换气，避免空气混浊或异味影响睡眠
   B. 枕头不宜太高或太低，软硬度适中
   C. 加强巡视，每 4 小时巡视 1 次
   D. 被褥厚薄随季节调整
   E. 开关门时动作要轻
2. 下列不是老年人良好睡眠习惯的行为是
   A. 每天按时起床就寝（包括节假日）
   B. 睡前洗漱，热水泡脚
   C. 入睡前在床上读书、看报
   D. 按时进食，晚餐吃少，不宜过饱
   E. 穿宽松、舒适的睡衣
3. 记录老年人一般睡眠状况中不包括以下哪项内容
   A. 睡眠呼吸暂停
   B. 入睡时间
   C. 觉醒时间及次数
   D. 总睡眠时间
   E. 一般睡眠状况
4. 下列关于焦虑的认识错误的是
   A. 任何人都可能有焦虑情绪
   B. 焦虑是后天形成的，并非人的本能
   C. “焦虑”使得我们思虑周全
   D. 轻度的焦虑有助于提高工作效率
   E. 焦虑常伴有睡眠障碍和过分警觉
5. （多选）焦虑症的非药物治疗方法包括
   A. 认知疗法
   B. 放松疗法
   C. 行为疗法
   D. 支持疗法
   E. 音乐疗法

PPT

第十节　轮椅的使用

学习目标

素质目标：

（1）尊重与爱护患者，仪表举止优美，动作规范、熟练。

（2）态度和蔼，严格遵守操作原则，语言亲切，沟通有效。

知识目标：

（1）掌握脑梗死患者的主要护理问题、主要护理措施。

（2）熟悉脑梗死患者的护理效果评价。

（3）了解脑梗死患者的护理评估、脑梗死的基本知识。

能力目标：

（1）能在轮椅使用中保障患者的安全与舒适。

（2）能根据患者的功能障碍情况，正确使用轮椅。

（3）能告知患者及家属轮椅使用的配合方法及注意事项。

导学情景

情景描述： 患者，男性，68岁，高血压史8年，平时服用降压药不规律，血压控制不佳，血压最高时达198/117mmHg。1个月前患者清晨醒来发现左侧肢体不能移动，来院急查颅脑CT后以“脑梗死”收入院。患者在神经内科住院治疗后症状较前改善，左上肢机体肌力3级，左下肢机体肌力2级，拟转入康复科继续治疗。

情景分析： 结合体格检查、辅助检查和既往病史等，患者诊断为脑梗死。老年人的脑梗死在安静与活动时均可发病，急性期应进行综合治疗，尽可能恢复脑部血液循环；在恢复期应进行康复治疗。护理的重点是针对躯体移动功能进行护理，使患者逐渐恢复日常生活能力，并避免各种并发症的发生。

讨论： 请问患者存在哪些主要的护理问题？应采取哪些有针对性的护理措施？

学前导语： 脑梗死（CI）又称缺血性脑卒中，是各种原因引起脑部血液循环障碍，缺血、缺氧所致的局限性脑组织缺血性坏死软化。脑梗死约占全部脑卒中的60%～80%，临床最常见的类型是脑血栓形成和脑栓塞。脑梗死患者常因运动中枢损害导致偏瘫，需使用轮椅等辅助工具，护理工作人员应如何正确地使用轮椅？

一、完成任务

（一）任务一

请对患者进行护理评估，提出主要的护理问题，制定有针对性的护理措施，并评估护理措施的有效性。

（二）任务二

请对患者安全地使用轮椅。

二、实施条件

类型	基本实施条件	备注
场地	①模拟病房；②模拟治疗室；③处置室	—
资源	①病床；②标准化患者；③处置室：设有洗手设备、生活垃圾桶、医用垃圾桶；④屏风	—
用物	①轮椅；②毛毯（必要时备）	工作服、帽子、口罩、挂表
带教老师	每15名学生配备一名带教老师	—

三、考核时量

15分钟：其中用物准备5分钟，操作10分钟。

四、考核标准

（一）任务1 考核标准

1. 护理评估 评估患者有无前驱症状；评估患者有无头痛及意识障碍，是否有躯体功能障碍、吞咽功能障碍、失语及感觉障碍；评估患者生活自理能力；评估患者心理状况，有无因疾病引起的焦虑等心理问题；评估患者的家庭经济情况及社会支持系统。

2. 护理问题

（1）躯体移动障碍　与运动中枢损害导致肢体偏瘫有关。

（2）卫生、穿着、进食、如厕自理缺陷　与肌力下降、肢体偏瘫有关。

（3）皮肤完整性受损的危险　与偏瘫长期卧床有关。

（4）潜在并发症　坠积性肺炎、尿路感染与长期卧床、留置导尿有关。

3. 护理目标

（1）住院期间患者在护理人员协助下进行活动，维持肢体功能。

（2）住院期间患者在护理人员协助下能完成日常生活，基本生活需求能得到满足。

（3）住院期间患者未发生皮肤压力性损伤。

（4）住院期间患者未发生坠积性肺炎与尿路感染。

4. 护理措施

（1）病情观察　监测患者生命体征、意识、肌力、肌张力的变化，必要时给予心电监护，观察患者营养状况、心理状态。

（2）生活护理　给予高营养、易消化的软质食物，保证营养、水分和电解质的平衡。吞咽功能障碍的患者评估是否能经口进食及进食的种类，选择合适的进食方式与体位。合理安排作息时间，保证充足的睡眠。护理人员可借助辅助器具，训练患者进食、更衣、如厕，保持个人卫生等日常生活能力训练，患者不能独立完成时，可以协助完成。保持床单位的干净、整洁，偏瘫的患者每2小时翻身一次，预防皮肤压力性损伤。

（3）轮椅使用与运动康复　按照循序渐进的原则，活动量由少到多，时间由短到长，协助患者进行肢体的被动和主动运动锻炼，防止肢体畸形和关节挛缩。护理人员用轮椅推患者进行户外活动，注意平稳均速推行。上坡道手握椅背把手均匀用力，两臂保持屈曲，身体前倾，平稳向上推行。下坡道采用倒退下坡的方法，叮嘱老年人抓紧轮椅扶手，身体靠近椅背，护理人员握住椅背把手，缓慢倒退行走。上台阶时脚踩踏轮椅后侧的杠杆，抬起前轮，以两后轮为支点，使前轮翘起移上台阶，再以两前轮为支点，双手抬车把带起后轮，平稳地移上台阶。下台阶时采用倒退下台阶的方法，叮嘱老年人抓紧扶手，提起车把，缓慢地将后轮移至台阶下，再以两后轮为支点，稍稍翘起前轮，轻拖轮椅至前轮移到台阶下。上电梯时护理人员在前，轮椅在后，即轮椅以倒退形式进入电梯，及时原地掉头并刹车，老年人和护理人员背对电梯门；下电梯时确认电梯停稳，松开刹车，仍然以倒退形式退出电梯。

（4）心理护理　观察患者的情绪变化，评估患者有无焦虑等心理问题。加强跟家属沟通，鼓励家属多抽出时间来陪伴患者，问候关怀患者，给予充分的家庭支持。

（5）健康教育　保持呼吸道通畅，勤翻身叩背，鼓励患者自主咳嗽；指导患者足量饮水，勤排尿，以防尿路感染；保持大便通畅，避免过于用力排便、咳嗽，以免栓子脱落引起栓塞。

5. 护理效果评价

（1）住院期间患者肢体功能得到维持，主动运动能力加强。

（2）住院期间患者基本生活需求得到满足。

（3）住院期间患者未发生皮肤压力性损伤。

（4）住院期间患者未发生坠积性肺炎与尿路感染。

（二）任务 2 考核标准

准备时间：5 分钟；完成时间：10 分钟（表 4－10）。

表 4－10　轮椅的使用操作规范

考核内容		考核点及评分要求
评估及准备	患者	1. 评估患者四肢肌力、肢体活动度
		2. 向患者解释（使用轮椅的目的、方法及配合）并取得合作
	环境	周围环境（安全、地面无湿滑、无障碍物）
	操作者	着装整洁
	用物	用物准备齐全：轮椅，必要时备毛毯
实施	固定轮椅	1. 检查轮椅的性能：刹车是否灵敏，坐垫、靠背、把手是否完好，车轮充气是否充足，脚踏板是否完好，安全带是否完好
		2. 将轮椅推至患者健侧合适位置
		3. 拉起车闸，固定轮椅
		4. 收起踏脚板
	协助坐椅	1. 用膝关节内侧抵住患者膝关节的外侧
		2. 嘱患者将手放置于护士肩上
		3. 两手臂穿过患者腋下，环抱其腰部夹紧，两人身体靠近
		4. 屈膝并嘱患者抬臀、伸膝时同时站起
		5. 以自己的身体为轴转动，将患者移至轮椅上
		6. 放下脚踏板，将患者脚放于脚踏板上，确保患者患肢放置合理
		7. 用束腰带保护患者安全；根据季节采取保暖措施（口述）
	保证安全	1. 嘱患者扶稳轮椅的扶手，尽量靠后坐，系好安全带
		2. 勿向前倾身或自行下车，以免跌倒
	松闸推车	确定患者无不适后，松开车闸（口述）
	推至目的地	推患者至目的地，运送途中，随时观察、询问患者，确保安全（口述）

续表

考核内容	考核点及评分要求
评价	1. 操作熟练、动作轻柔
	2. 患者肢体放置合理，注意保护患者安全
	3. 注意遵循节力原则，注意职业防护
	4. 沟通有效，解释合理，充分体现人文关怀
	5. 在规定时间内完成

看一看

脑卒中社区康复技术进展如下。

（1）虚拟现实技术　通过科技设备将患者置身于视、触、听三位一体的虚拟环境中，使患者以现实的方式与虚拟空间的人物进行互动，主要用于脑卒中患者的运动障碍训练。

（2）辅助机器人康复技术　主要分为训练脑卒中后功能障碍的机器人和补偿丧失功能的机器人。可以辅助患者克服因平衡不良、下肢无力、关节不稳定和肌张力异常引起的运动效能减低和步态异常问题。

（3）远程通信康复技术　①电话：因其成本低与易用性而最早被利用在社区对居家脑卒中患者进行康复训练指导与管理。②在线平台：用装有智能康复软件的电脑、手机实现患者在家中进行康复训练，而治疗师在客户远端进行监督与指导的目标。

练一练

老年人脑血栓形成易发生在夜间休息状态下的主要原因是

A. 气温较低　　B. 晚餐过饱

C. 低枕平卧　　D. 血糖过低

E. 血压低，血液黏稠

答案解析

想一想

脑血管疾病的早期鉴别哪项影像学检查比较重要？

答案解析

护爱生命

脑卒中单元（stroke unit）是以患者为中心，多学科医务人员共同参与，形成一个新的脑卒中医疗小组，将脑卒中的医疗、急救和康复结合为一体的管理模式。脑卒中单元分为急性脑卒中单元，急性与康复混合性脑卒中单元，康复脑卒中单元及脑卒中小组。脑卒中单元的建立方便患者发病后能得到及时的、规范的诊疗、康复与护理，有利于降低死亡与致残率，提高患者的生活质量。

目标检测

重点回顾

1. 脑血栓形成最主要的原因是
   A. 高血压　B. 糖尿病
   C. 高血脂　D. 动脉粥样硬化
   E. 真性红细胞增多症
2. 使用轮椅时，不正确的是
   A. 上坡道时，平稳向上推行　B. 下坡道时，缓慢倒退行走
   C. 下台阶时倒退下台阶　D. 进入电梯时轮椅在前
   E. 出电梯时以倒退形式退出电梯
3. 脑血栓形成溶栓治疗的最佳时间是
   A. 6 小时内　B. 9 小时内　C. 12 小时内　D. 48 小时内　E. 24 小时内
4. 脑梗死患者最危险的并发症是
   A. 肺部感染　B. 脑水肿及脑疝
   C. 电解质紊乱　D. 尿路感染
   E. 废用综合征
5. 一侧面瘫及上、下肢瘫痪称为
   A. 截瘫　B. 偏瘫　C. 交叉性瘫痪　D. 单瘫　E. 四肢瘫

第十一节　肩关节被动运动训练

PPT

学习目标

素质目标：

（1）尊重与爱护患者，仪表举止优美。

（2）动作规范、熟练，态度和蔼，语言亲切，沟通有效。

知识目标：

（1）掌握脑出血患者的主要护理问题、主要护理措施。

（2）熟悉脑出血患者的护理效果评价。

（3）了解脑出血患者的护理评估、脑出血的基本知识。

能力目标：

（1）能根据患者的功能障碍情况，正确进行肩关节被动运动训练。

（2）能告知患者及家属肩关节被动运动训练的目的、配合方法及注意事项。

（3）能依据患者的病情进行针对性的健康指导。

导学情景

情景描述：患者，男性，68 岁，因左侧肢体乏力、言语含糊半天由家属推轮椅运送入院。患者高血压病史 15 年，血压波动范围 145～186/72～103mmHg。入院时神志清楚，体温：36.5℃，脉搏：77 次/分，呼吸：20 次/分，血压：175/89mmHg。患者急性病容，双侧瞳孔等大正圆，对光反射灵敏，

眼睛向右凝视，不能向左转，口角向右歪斜。左上/下肢肌力 1 +/1 级，右侧上下肢肌力 5 +/5 级。头颅 CT 显示头颅右侧外囊出血。

情景分析： 结合体格检查、辅助检查和既往病史等，患者诊断为脑出血。脑出血是中老年高血压患者常见的严重并发症，起病急骤、病情凶险，是病死率最高的脑卒中类型。脑出血患者常发生运动、言语等功能障碍，需进行合理的康复训练。

讨论： 请问患者存在哪些主要的护理问题？应采取哪些有针对性的护理措施？

学前导语： 脑出血属于出血性脑卒中，易发生脑水肿及脑疝。脑出血最严重、最常见的功能障碍是运动功能障碍，运动功能恢复一般经过软瘫期、痉挛期与恢复期。目前，患者正处于软瘫期，护士应怎样为其进行肩关节被动运动训练？

一、完成任务

（一）任务一

请对患者进行护理评估，提出主要的护理问题，制定有针对性的护理措施，并评估护理措施的有效性。

（二）任务二

请对患者进行肩关节被动运动训练。

二、实施条件

类型	基本实施条件	备注
场地	①模拟病房；②模拟治疗室；③处置室	—
资源	①病床；②处置室：设有洗手设备、生活垃圾桶、医用垃圾桶；③屏风	—
用物	①记录单；②笔；③手消毒剂	工作服、帽子、口罩、挂表
带教老师	每 15 名学生配备一名带教老师	—

三、考核时量

25 分钟：其中用物准备 5 分钟，操作 20 分钟。

四、考核标准

（一）任务 1 考核标准

1. 护理评估 评估患者的生命体征，注意血压升高的程度；观察患者是否有意识障碍，瞳孔是否等大等圆，对光反射是否灵敏；以及是否存在躯体功能障碍、吞咽功能障碍、言语功能障碍及感觉障碍；评估患者的生活自理能力；了解患者心理状态、家庭与社会支持情况。

2. 护理问题

（1）躯体移动障碍 与运动中枢损害导致肢体偏瘫有关。

（2）语言沟通障碍 与语言中枢损害有关。

（3）卫生、穿着、进食、如厕自理缺陷 与肢体偏瘫有关。

（4）有失用综合征的危险 与脑损伤后肢体功能障碍及长期卧床有关。

3. 护理目标

（1）住院期间患者在护理人员协助下进行活动，维持肢体功能。

（2）住院期间患者能最大限度地保持沟通能力，积极配合语言康复训练。

（3）住院期间患者在护理人员协助下能完成日常生活，基本生活需求得到满足。

（4）住院期间患者未出现因活动受限引起的肌肉萎缩等并发症。

4. 护理措施

（1）病情观察　了解患者的起病经过，运动障碍的性质与程度，以及是否有伴发症状。加强对意识障碍程度的观察，注意瞳孔、对光反射的变化，监测患者生命体征。

（2）生活护理　床单位保持整洁干净、无渣屑，减少对皮肤的刺激，可给予气垫床，必要时骶尾部等易受压部位应用减压贴，每 2 小时翻身一次，每天温水擦浴 1 ~ 2 次，促进局部血液循环，预防皮肤压力性损伤。做好大小便护理，患者需要在床上大小便时，为其提供方便的条件和隐蔽的环境，指导患者和家属正确使用便盆，便盆放置和取出时动作轻柔，避免拖拉。注意口腔卫生，每天口腔护理 2 ~ 3次。鼓励患者摄入充足水分和均衡的营养。待患者病情好转后，逐渐对患者进行进食、更衣、如厕等日常生活能力训练。

（3）康复训练　康复训练有利于缓解痉挛和改善已经形成的异常运动模式。可以指导患者进行床上运动，如 Bobath 握手放松上肢和肩胛的痉挛；训练桥式运动伸展患侧髋部；进行良肢位的摆放，采用患侧卧位、健侧卧位、仰卧位，从而抑制痉挛，保护肩关节和髋关节。一般仰卧位为过渡性体位，要尽量少用。进行关节被动运动，使每个关节进行各个方位的被动运动，维持关节活动度，预防关节僵硬和肢体挛缩畸形。关节被动运动时一般从健侧开始，再做患侧，从大关节到小关节循序渐进，动作轻柔缓慢。言语功能障碍的患者，可以借助画板、手势、图卡等用非语言交流等方法促进患者的交流，构音障碍的康复以发音训练为主，可进行唇、舌、咽、喉等肌群运动训练，发音及复述训练等。

（4）心理护理　关心与尊重患者，向患者主动介绍疾病的相关知识及治疗和预后，鼓励患者表达自己的情绪和感受，指导患者适应患者角色的改变，在患者无法完成日常生活活动时，理解并及时协助患者，避免任何不良的刺激性言行，在康复训练时，保持耐心，帮助患者克服困难。指导家属给予患者充分的情感与经济支持。

5. 护理效果评价

（1）住院期间患者在护理人员协助下进行活动，维持肢体功能。

（2）住院期间患者能最大限度地保持沟通能力，积极配合语言康复训练。

（3）住院期间患者在护理人员协助下能完成日常生活，基本生活需求得到满足。

（4）住院期间患者未出现因活动受限引起的肌肉萎缩等并发症。

（二）任务 2 考核标准

准备时间：5 分钟；操作时间：20 分钟（表 4 – 11）。

表 4 – 11　肩关节被动运动训练操作规范

考核内容		考核点及评分要求
评估及准备	患者	1. 评估患者全身情况：年龄、病情、意识状态、影响因素
		2. 评估患者功能障碍情况：肢体肌力、关节活动度等
		3. 评估患者心理状况，解释并取得合作
		4. 评估患者对康复知识的了解情况
	环境	清洁、宽敞、明亮、安静，符合肩关节被动训练的要求
	操作者	1. 衣帽整洁，挂表
		2. 洗手、消毒手方法正确，戴口罩
	用物	用物准备齐全：①治疗台；②床；③手消毒剂

续表

考核内容		考核点及评分要求
操作过程	肩关节屈伸运动练习	1. 核对患者信息并进行有效沟通
		2. 肩关节屈曲：患者取仰卧位，两臂自然置于体侧，操作者站在患肢侧
		3. 操作者一手握住患肢肘关节稍上方，一手握住患肢腕部，将患肢经矢状面慢慢举过头部即为屈曲
		4. 肩关节伸展：患者取健侧卧位，操作者立于患侧
		5. 操作者一手握住肘关节稍上方，一手固定肩胛骨，慢慢将患肢沿矢状面向后伸展
	肩关节外展、内收运动练习	1. 肩关节外展与内收：患者取仰卧位，操作者站在患肢侧
		2. 操作者一手握住患肢肘关节稍上方，一手握住患肢腕部，将患肢沿额状面慢慢外展
		3. 当患肢达到外展90°时，将上肢外旋后继续移动，直至接近患者同侧耳部为外展，恢复原位为内收
	肩关节水平外展与内收运动练习	1. 肩关节水平外展与内收：患者取仰卧位（肩位于床沿），操作者立于患侧身体与外展的上肢之间，面向患者头部
		2. 操作者一手握住患肢肘关节稍上方，一手握住患肢腕部，将患侧上肢以水平面移向外侧为外展，移向患者身体内侧超过身体中线为内收
	肩关节内外旋运动练习	1. 患者取仰卧位，患侧肩外展90°、肘关节屈曲90°
		2. 操作者立于患侧，一手握住患肢肘关节稍上方，一手握住患肢腕部
		3. 以肘关节为轴，将患者前臂沿肱骨干轴线向足方向运动为外旋，向头方向运动为内旋
		4. 及时记录肩关节活动情况
	操作后处理	1. 及时查看床单位安全情况
		2. 健康指导到位
		3. 及时消毒双手，方法正确；取下口罩
评价		1. 患者安全、满意
		2. 操作规范，动作熟练、轻柔，体位摆放正确
		3. 沟通有效，配合良好，健康指导内容和方式合适
		4. 语言亲切，态度和蔼，关爱患者
		5. 在规定时间内完成

看一看

机器人辅助脑卒中患者上肢功能训练：上肢功能康复一直是脑卒中康复的重点和难点，运用机器人上肢康复系统有被动和主动两种训练模式，主动模式有辅助主动运动、无辅助主动运动和抗阻运动三种模式。可以根据患者不同功能状态选择运动模式，如伸肌/屈肌连带运动模式、分离运动模式等。系统能提供虚拟环境进行具有功能性和趣味性的游戏训练，患者产生的实时运动信息由传感器记录，进行视觉、语音实时反馈，在保证训练质量的同时使患者感受到训练的乐趣。机器人辅助训练对脑卒中患者上肢运动功能和日常生活活动能力有明显的提升效果。

练一练

关于脑卒中的描述，错误的是

A. 脑栓塞属于缺血性脑卒中　　B. 脑血栓形成属于缺血性脑卒中

C. 中风是缺血性脑卒中　　D. 脑出血是出血性脑卒中

E. 脑出血为非外伤性脑实质出血

答案解析

想一想

脑出血患者可能有哪些方面的功能障碍？

答案解析

护爱生命

研究表明，我国脑卒中患者的照顾者身心健康普遍处于较低水平。由于照顾者身心健康影响照顾质量，因此其身心健康应得到重视。脑卒中患者主要照顾者身心健康的影响因素来源于患者、照顾者自身及社会多个层面，可以从生理健康、心理健康及生活质量量表等多维度评估主要照顾者的健康状况，并应用心理干预、支持性干预等照顾者健康促进措施促进其身心健康。

目标检测

重点回顾

1. 肩关节屈伸运动训练时，不正确的做法是
   A. 操作者立于患侧
   B. 操作者一手握住患肢肘关节稍上方
   C. 将患肢举过头部即为屈曲
   D. 肩关节伸展时患者取患侧卧位
   E. 肩关节屈曲时患者取仰卧位
2. 肩关节外展、内收运动练习时，不正确的做法是
   A. 患者取仰卧位
   B. 操作者立于患侧
   C. 当患肢达到外展90°时，将上肢外旋后继续移动
   D. 操作者一手握住患肢腕部
   E. 将患侧上肢以水平面移向外侧为内收
3. 肩关节内外旋运动练习时，不正确的做法是
   A. 操作者立于患侧
   B. 将患者前臂沿肱骨干轴线向足方向运动为内旋
   C. 将患者前臂沿肱骨干轴线向头方向运动为内旋
   D. 患侧肩外展90°
   E. 肘关节屈曲90°
4. 内囊出血的典型表现是
   A. 进行性头痛加剧　　B. 三偏征
   C. 频繁呕吐　　D. 大小便失禁
   E. 呼吸深沉有鼾声

第十二节　良肢位的摆放

微课

PPT

学习目标

素质目标：

（1）尊重与爱护患者，仪表举止优美。

（2）动作规范、熟练，态度和蔼，语言亲切，沟通有效。

知识目标：

（1）掌握脑栓塞患者的主要护理问题、主要护理措施。

（2）熟悉脑栓塞患者的护理效果评价。

（3）了解脑栓塞患者的护理评估、颅脑外伤的基本知识。

能力目标：

（1）能根据患者的功能障碍情况，正确进行良肢位的摆放。

（2）能告知患者及家属良肢位摆放的目的、配合方法及注意事项。

（3）能依据患者的病情进行针对性的健康指导。

导学情景

情景描述：患者，女性，65 岁，高血压病史 10 余年，冠心病病史 5 年，早上晨练时突然倒地，昏迷，由路人立即送医院急救，CT 检查后初步诊断为脑栓塞。体格检查：体温：36.0℃，脉搏：78 次/分，呼吸：20 次/分，血压：177/83 mmHg。患者神志不清，急性病容，营养中等，失语，双侧瞳孔等大等圆，对光反射灵敏。右上/下肢肌力 $1/1^{+}$ 级，左侧上下肢肌力 5/5 级。入院后已查明栓子来源于冠状动脉并给予相应的处理。

情景分析：结合体格检查、辅助检查和既往病史等，患者诊断为脑栓塞。脑栓塞起病急，症状常在数秒至数分钟内达高峰，与脑血栓形成相比，脑栓塞更易导致多发性梗死，并易复发和出血，病情波动较大。

讨论：请问患者存在哪些主要的护理问题？应采取哪些有针对性的护理措施？

学前导语：脑栓塞属于缺血性脑卒中的一种类型，从急性期开始，当患者生命体征稳定，病情不再进展，应尽早进行肢体、语言功能和心理的康复治疗，以恢复神经功能，提升生活质量。良肢位的摆放有利于防止与对抗痉挛姿势的出现，早期诱发分离运动。护士应怎样针对患者的情况进行良肢位的摆放？

一、完成任务

（一）任务一

请对患者进行护理评估，提出主要的护理问题，制定有针对性的护理措施，并评估护理措施的有效性。

（二）任务二

请对患者进行良肢位的摆放。

二、实施条件

类型	基本实施条件	备注
场地	①模拟病房；②模拟治疗室；③处置室	—
资源	①病床；②标准化患者；③处置室：设有洗手设备、生活垃圾桶、医用垃圾桶；④屏风	—
用物	软枕四个	工作服、帽子、口罩、挂表
带教老师	每15名学生配备一名带教老师	—

三、考核时量

30分钟：其中用物准备10分钟，操作20分钟。

四、考核标准

（一）任务1考核标准

1. 护理评估　评估患者意识障碍的程度，以及躯体功能障碍、吞咽功能障碍、言语功能障碍及感觉障碍；评估患者的认知能力与生活自理能力；评估患者心理状态、家庭与社会支持情况。

2. 护理问题

（1）急性意识障碍　与脑栓塞导致大脑功能损害有关。

（2）躯体移动障碍　与运动中枢损害导致肢体偏瘫有关。

（3）语言沟通障碍　与语言中枢损害有关。

（4）卫生、穿着、进食、如厕自理缺陷　与意识障碍、肢体偏瘫有关。

（5）皮肤完整性受损的危险　与偏瘫长期卧床有关。

3. 护理目标

（1）住院期间患者未因意识障碍发生误吸、受伤等情况。

（2）住院期间患者在护理人员协助下进行活动，维持肢体功能。

（3）住院期间患者能最大限度地保持沟通能力，积极配合语言康复训练。

（4）住院期间患者在护理人员协助下能完成日常生活，基本生活需求得到满足。

（5）住院期间患者未发生皮肤压力性损伤。

4. 护理措施

（1）病情观察　监测患者生命体征，必要时给予心电监护；加强对意识障碍程度的观察，注意瞳孔大小、对光反射、呼吸频率等变化，及时评估肌力、肌张力的变化。

（2）生活护理　瘫痪的患者可给予气垫床，保持床单位的整洁，减少对皮肤的刺激，每2小时翻身一次，预防皮肤压力性损伤。做好大小便护理，保持会阴部清洁，预防尿路感染。意识障碍者加床栏，以免坠床。给予高热量、易消化的食物，保证营养、水分和电解质的平衡。鼻饲患者定时喂食，进食后30分钟抬高床头以防食物反流。对于进食、更衣、如厕等日常生活活动不能自理的患者，协助或照顾完成，待病情好转后逐渐进行个人卫生等日常生活能力训练。

（3）康复训练　在软瘫期可以进行良肢位的摆放、肢体被动活动，以及翻身训练等体位变换训练、桥式运动。在痉挛期可以进行卧位抗痉挛训练、被动活动肩关节及下肢控制能力训练和坐位训练。在恢复期可进行平衡训练、步行训练、上肢控制能力训练等。言语功能障碍的患者，可以用非语言交流等方法促进患者的交流，言语康复训练亦需通过认知刺激法等方法及早开始。

（4）心理护理　建立良好的护患关系，帮助患者建立正常的情绪反应模式，教会患者放松情绪的技巧，指导家属给予患者充分的情感与经济支持。

5. 护理效果评价

（1）住院期间患者未因意识障碍发生误吸、受伤等情况。

（2）住院期间患者在护理人员协助下进行活动，维持肢体功能。

（3）住院期间患者能最大限度地保持沟通能力，积极配合语言康复训练。

（4）住院期间患者在护理人员协助下能完成日常生活，基本生活需求得到满足。

（5）住院期间患者未发生皮肤压力性损伤。

（二）任务2 考核标准

准备时间：10分钟；操作时间：20分钟（表4－12）。

表4－12　良肢位摆放操作规范

考核内容		考核点及评分要求
评估及准备	患者	1. 评估患者全身情况：年龄、病情、意识状态、影响因素
		2. 评估患者功能障碍情况：肢体肌力、关节活动度等
		3. 评估患者心理状况，解释并取得合作
		4. 评估患者对康复知识的了解情况
	环境	清洁、宽敞、明亮、安静，符合良肢位摆放要求
	操作者	1. 衣帽整洁，挂表
		2. 洗手、消毒手方法正确，戴口罩
	用物	用物准备齐全：①软枕4个；②手消毒剂；③翻身卡
操作过程	仰卧位	1. 再次核对患者信息并进行有效沟通
		2. 头部垫枕高度适中，头部位置摆放正确
		3. 患侧上肢肢体摆放正确：患肩下垫薄枕，保持肩关节上抬，上臂外旋稍外展，肘、腕均伸直，掌心向上，手指伸直并分开，枕头位置放置正确
		4. 患侧下肢肢体摆放正确：髋关节稍向内旋，膝关节呈轻度屈曲位，枕头位置放置正确
		5. 脚底未放置物品
		6. 及时记录体位摆放时间
	健侧卧位	1. 沟通有效，患者放松
		2. 体位转换方法正确
		3. 患侧上肢体位摆放正确：保持患肩前伸，屈曲90°，置于高于心脏位置，前臂旋前，腕关节背伸，指关节伸展，掌心向下，枕头位置放置正确
		4. 患侧下肢体位摆放正确：患侧髋、膝关节屈曲，患侧踝关节尽量保持背屈90°，枕头位置放置正确
		5. 健侧肢体自然放置
		6. 及时记录体位摆放时间
	患侧卧位	1. 沟通有效，患者放松
		2. 体位转换方法正确
		3. 患者背部垫枕，以保持躯干后仰
		4. 患侧上肢体位摆放正确：肩和肩胛骨向前伸，前臂后旋，肘和腕伸展，掌心向上，手指伸直
		5. 健侧上肢放在躯干上，位置舒适
		6. 健侧下肢体位摆放正确：健侧下肢髋、膝关节屈曲，用一枕头支撑，未压迫患侧下肢
		7. 患侧下肢髋、膝关节稍屈曲，踝关节背屈，体位摆放正确
		8. 及时记录体位摆放时间
	测量后处理	1. 及时查看床单位安全情况
		2. 健康指导到位
		3. 及时消毒双手，方法正确；取下口罩

续表

考核内容	考核点及评分要求
评价	1. 患者安全、满意
	2. 操作规范，动作熟练、轻柔，体位摆放正确
	3. 沟通有效，配合良好，健康指导内容和方式合适
	4. 语言亲切，态度和蔼，关爱患者
	5. 在规定时间内完成

看一看

偏瘫患者的运动康复训练应考虑患者的年龄、性别、体能、疾病性质等选择合适的运动方式、运动强度和持续时间及运动频率。肌力训练一般从助力活动开始，鼓励主动活动，逐步训练阻抗运动。当肌力小于2级时，一般选择助力活动；当肌力大于3级时，训练患肢独立完成全范围关节活动；当肌力达到4级时，应给予渐进抗阻运动。

练一练

关于老年人脑栓塞常见病因的描述，正确的是

A. 高血压　　B. 风湿性心脏病二尖瓣狭窄

C. 脑动脉硬化　　D. 先天性脑动脉瘤

E. TIA

答案解析

想一想

偏瘫患者的典型痉挛姿势有哪些表现？

答案解析

护爱生命

中医康复讲究整体观、辩证观，其中外治法是重要的中医康复疗法。针刺疗法作为一种较早用于脑卒中康复的外治法，其通过刺激相应穴位来调节脏腑、疏通经络、舒展筋膜，改善患者的肢体功能。目前针刺疗法有电针法、火针法、毫针法等。我国有必要将传统中医康复与现代康复技术联合，形成中国特色社区康复，促进患者的功能恢复，降低伤残率。

目标检测

重点回顾

1. 良肢位摆放时，不正确的做法是

   A. 仰卧位时患侧肩关节下沉后缩　　B. 仰卧位时患侧髋、膝关节屈曲

   C. 仰卧位时患侧上臂外旋稍外展　　D. 患侧卧位时肘和腕伸展

   E. 健侧卧位时患足与小腿尽量保持垂直位

2. 健侧卧位时，保持患肩前伸，屈曲

   A. 30°　　B. 60°　　C. 70°　　D. 80°　　E. 90°

3. 患肢宜保持功能位，下列错误的是

A. 膝关节伸直　B. 腕关节稍背屈　C. 肘关节屈曲　D. 踝关节垂直　E. 手指伸开

4. 下列哪项是最轻程度的意识障碍

A. 缄默　B. 嗜睡　C. 昏睡　D. 浅昏迷　E. 深昏迷

书网融合……

微课　习题

参考文献

[1] 李乐之，路潜. 外科护理学[M]. 6版. 北京：人民卫生出版社，2017.

[2] 尤黎明，吴瑛. 内科护理学[M]. 6版. 北京：人民卫生出版社，2017.

[3] 李小寒，尚少梅. 基础护理学[M]. 6版. 北京：人民卫生出版社，2017.

[4] 罗先武，王冉. 全国护士执业资格考试轻松过[M]. 北京：人民卫生出版社，2020.

[5] 曲桂玉，丁建萍. 儿科护理学[M]. 武汉：华中科技大学出版社，2017.

[6] 张秀平. 妇产科护理学[M]. 3版. 北京：人民卫生出版社，2018.

[7] 王雪梅. 不同蓝光疗法在新生儿黄疸治疗中的临床对比[J]. 临床研究，2021，29（7）：63－65.

[8] 崖娇练，许泽辉，蔡稔，等. 柳州地区21047例无创产前检测结果回顾性研究[J]. 中国优生与遗传杂志，2021，29（2）：212－216.

[9] 刘乐桐，李玲. 关于妊娠期糖尿病指南的思考[J]. 中国实用内科杂志，2018，38（6）：519－522.

[10] 李延. 无创助产技术促进自然分娩及降低会阴侧切率的效果观察[J]. 中国妇幼保健，2019，34（3）：490－492

[11] 黄春丽. 早产儿住院期间低体温干预的研究进展分析[J]. 中外女性健康研究，2018，（11）：18－19，25.

[12] 胡洋，宇翔，陶茜，等. 江西省基层医疗机构新生儿复苏技术推广及效果评价[J]. 江西医药，2021，56（6）：714－715

[13] 丁淑贞，丁全峰. 神经内科临床护理[M]. 北京：中国协和医科大学出版社，2016.

[14] 赵志荣，全小明，陈捷. 骨科护理健康教育[M]. 北京：科学出版社，2016.

[15] 孙玉梅，张立力. 健康评估[M]. 4版. 北京：人民卫生出版社，2017.

[16] 严红萍，王燕婷，程燕春，等. 梅毒患者吉海反应研究进展[J]. 中国皮肤性病学杂志，2020，34（11）：125－128.

[17] 中国医学救援协会. 外伤后破伤风预防规范（T/CADERM3001—2019）[J]. 创伤外科杂志，2020，22（01）：7－10.

[18] 常卫，聂含竹，吴文科，等. 金玉漱口液联合组合吸痰管口腔护理对口腔癌术后患者疗效的观察[J]. 湖南中医药大学学报，2021，41（09）：1452－1455.

[19] 王帅颖，刘琴，栾涛. 移动技术在肠造口患者延续性护理中的应用进展[J]. 中国医药导报，2020，17（34）：68－70，90.

[20] 黎柳莲，韦素惠. 以家庭为中心的协同护理模式在肠造口患者中的应用研究进展[J]. 中西医结合护理（中英文），2020，6（05）：279－281.

[21] 许文馨，曹松梅，肖明朝，等. 失能老人居家护理安全的研究进展[J]. 护理研究，2020，34（21）：3839－3843.

[22] 林琳，魏保生，吕美玲，等. 老年常见病护理手册[M]. 北京：中国医药科技出版社，2018.

[23] 何艳，张通. 机器人辅助训练对脑卒中患者上肢功能的效果[J]. 中国康复理论与实践，2021，27

(07)：797 -801.
[24] 梁津，李鸿艳.脑卒中主要照顾者身心健康研究进展[J]. 循证护理，2021，7（07）：906 -910.
[25] 汤龙，郑拯，饶阿敏，等.脑卒中社区康复管理模式与技术探讨[J]. 中国全科医学，2021，24（15）：1932 -1937.
[26] 郭宏，尹安春.老年护理学[M]. 北京：科学出版社，2017.